超声危急值相关疾病诊断与鉴别

主 编：张文徽 向 铁 王 凯 王 丽 于海龙 王 晗

天津出版传媒集团
天津科学技术出版社

图书在版编目（CIP）数据

超声危急值相关疾病诊断与鉴别 / 张文徽等主编.
天津：天津科学技术出版社，2024.9. -- ISBN 978-7
-5742-2435-3

Ⅰ. R445.1

中国国家版本馆CIP数据核字 20247PH317号

超声危急值相关疾病诊断与鉴别
CHAOSHENG WEIJIZHI XIANGGUANJIBING ZHENDUAN YU JIANBIE
责任编辑：张卓
责任印制：兰毅
出版：天津出版传媒集团
　　　天津科学技术出版社
地址：天津市西康路35号　邮编 300051
电话：（022）23332377
网址：www.tjkjcbs.com.cn
发行：新华书店经销
印刷：天津涵峰印刷有限责任公司

开本 787×1092 1/16　印张 16.5　字数 360 000
2024 年 9 月第 1 版第 1 次印刷
定价：60.00 元

编委名单

主编

张文徽　向铁　王凯　王丽　于海龙　王晗

副主编

王旭　理新开　刘颖　汪勇　王飞

前 言

超声危急值（ultrasonic critical value）是指在超声检查中发现的可能会对患者生命造成威胁的临界状态，要求检查结束并出具报告后，10分钟内将检查结果通报给临床医师。超声危急值是医院临床危急值的重要组成部分，正受到超声医学界和整个医疗专业的重视。2022年国家卫生健康委发布《超声诊断专业医疗质量控制指标》，明确将"超声危急值10分钟内通报完成率"作为超声诊断专业医疗质量控制指标的重要指标之一。

本书是论述超声危急值相关疾病诊断和鉴别诊断的专业著作，包括：第一章超声危急值概述；第二章超声危急值报告制度；第三章超声危急值与急诊超声；第四章腹部超声危急值的诊断与鉴别诊断；第五章妇产科超声危急值诊断与鉴别诊断；第六章心血管超声危急值诊断与鉴别诊断；第七章儿科超声危急值诊断与鉴别诊断；第八章浅表器官超声危急值诊断与鉴别诊断。书后附有超声诊断专业医疗质量控制指标（2022年版）、超声医学专业质量管理控制指标专家共识（2018年版）、超声医学常用术语、常用超声正常值和超声术语缩略语中英文对照表。本书适合临床超声医学工作者阅读，也适合相关专业的临床人员和医学院校师生阅读。

本书编写过程中，得到了多位同道的支持和关怀，他们在繁忙的医疗、教学和科研工作之余参与撰写，在此表示衷心的感谢。

由于时间仓促，专业水平有限，书中难免存在不妥之处，敬请广大读者和同道批评指正。

编 者

2024年9月

目 录

第一章 超声危急值概述 (1)
- 第一节 医疗危急值与超声危急值 (1)
- 第二节 医疗危急值的发展历程 (1)
- 第三节 超声危急值报告在医疗安全中的作用 (3)
- 第四节 超声危急值的新技术发展 (4)

第二章 超声危急值报告制度 (9)
- 第一节 超声危急值报告制度的开展 (9)
- 第二节 超声危急值报告制度及管理 (10)
- 第三节 超声危急值分类列表（参考） (13)
- 第四节 超声危急值报告制度的质量控制与持续改进 (17)

第三章 超声危急值与急诊超声 (19)
- 第一节 急诊超声的发展史 (19)
- 第二节 急诊超声检查的应用范围 (22)
- 第三节 急诊超声检查的特点及分析 (25)

第四章 腹部超声危急值的诊断与鉴别诊断 (32)
- 第一节 肝破裂 (32)
- 第二节 脾破裂 (36)
- 第三节 胰腺损伤 (39)
- 第四节 肾外伤 (42)
- 第五节 急性胆囊炎并发胆囊穿孔 (46)
- 第六节 急性胰腺炎 (49)
- 第七节 急性胃肠道穿孔 (53)
- 第八节 急性肾动脉血栓或栓塞 (56)

  第九节　急性肠梗阻 (59)

  第十节　膀胱破裂 (62)

  第十一节　急性胃肠道扭转 (65)

  第十二节　急性肠系膜缺血 (70)

第五章　妇产科超声危急值诊断与鉴别诊断 (74)

  第一节　输卵管异位妊娠 (74)

  第二节　胎盘早剥 (79)

  第三节　外伤性子宫破裂及医源性子宫穿孔 (83)

  第四节　前置胎盘 (85)

  第五节　胎盘植入 (89)

  第六节　妊娠合并子宫破裂 (92)

  第七节　动脉导管早闭或收缩——妊娠晚期胎儿水肿 (95)

  第八节　卵圆孔早闭——妊娠晚期胎儿水肿 (97)

  第九节　胎儿心律失常 (100)

  第十节　胎儿心力衰竭 (103)

  第十一节　附件扭转 (107)

  第十二节　卵巢破裂 (110)

第六章　心血管超声危急值诊断与鉴别诊断 (113)

  第一节　心脏扩大并急性心力衰竭 (113)

  第二节　急性大面积心肌梗死 (117)

  第三节　大量心包积液合并心脏压塞 (121)

  第四节　心腔游离血栓 (124)

  第五节　急性二尖瓣腱索断裂 (128)

  第六节　人工瓣膜卡瓣 (131)

  第七节　急性主动脉夹层 (135)

  第八节　心脏破裂及假性室壁瘤形成 (138)

  第九节　急性肺栓塞 (142)

  第十节　急性下肢动脉栓塞 (146)

  第十一节　腹主动脉瘤破裂 (149)

  第十二节　下肢深静脉血栓形成 (153)

第七章　儿科超声危急值诊断与鉴别诊断 （160）

第一节　小儿出血性休克 （160）

第二节　小儿急性阑尾炎 （163）

第三节　小儿绞窄性肠梗阻 （166）

第四节　小儿消化道穿孔 （170）

第五节　新生儿颅内出血 （174）

第六节　小儿卵巢畸胎瘤合并蒂扭转 （179）

第七节　小儿先天性胆总管囊肿合并破裂 （181）

第八节　新生儿危重先天性心脏病 （184）

第八章　浅表器官超声危急值诊断与鉴别诊断 （196）

第一节　急性睾丸扭转 （196）

第二节　睾丸破裂 （201）

第三节　坏死性筋膜炎 （205）

第四节　横纹肌溶解综合征 （207）

附录 （212）

超声诊断专业医疗质量控制指标（2022年版） （212）

超声医学专业质量管理控制指标专家共识（2018年版） （219）

超声医学常用术语 （227）

常用超声正常值 （235）

超声术语缩略语中英文对照表 （241）

参考文献 （251）

第一章 超声危急值概述

第一节 医疗危急值与超声危急值

医疗危急值（medical critical value）是指某项或某类实验室或影像检查结果出现异常，此异常表明患者正处于生命危险的临界状态，临床医生需要及时得到这种信息，并迅速给予患者有效的医学干预或治疗，从而避免出现严重后果及丧失最佳治疗时机，这类实验室检查和影像学检查的结果称为临床危急值。

超声危急值（ultrasonic critical value）是指在超声检查中发现的危急值信息，要求检查结束并出具报告后，10分钟内将检查结果通报给临床医师。超声危急值是医院临床危急值的重要组成部分，其他如临床检验危急值、医学影像危急值、心电图危急值、药物监测危急值等，也是医疗危急值的重要监测目标

医疗危急值报告制度的制订和实施，可以有效地增强实验室和影像诊断等科室工作人员的主动性和责任心，促进临床科室与实验室和影像科室之间的有效沟通与合作。实现首诊负责，做到精准诊断和精准治疗，最大限度地保证患者的生命安全。

第二节 医疗危急值的发展历程

"危急值"这一概念最早出现于1972年，美国洛杉矶南加州大学医学中心检验科的伦德伯格（George Lundberg）教授及其同事一起创建了一个系统性的方法，用来报告和交流危险的异常实验室检查结果，并在此后的临床医疗实践中，使用了这项"危急值"报告体系，此报告系统要求实验室人员认识危急值，并在核实后，积极寻找一位临床医生确保其采取有效的行动。此报告系统在临床日常工作中取得了良好的效果，并受到了广泛的赞誉。他们最初使用的术语是"临界恐慌值"（critical panic value），定义为"一种与正常值相差很大的病理生理状态，但可以采取纠正措施，如若不及时采取措施则会危及生命"。"危急值"这术语属于中文翻译的结果，"critical"有危急的意思，也有临界的

意思。以检验学的数据，使用"临界恐慌值"可能更加贴切，但由于"危急值"这一翻译术语已经使用几十年，已被众多医务工作者所接受，成为一个专业的共识名词。

国际标准化组织 ISO15189：2012 第 5.8.7 条规定，当检测出危急值时，实验室应通过相关程序，在规定的时间内通知负责相关临床人员；第 5.8.8 条规定，实验室应该和临床医生讨论危急值项目并规定通知的时间间隔；第 5.8.10 条规定，要对通知的危急值结果进行记录。美国《临床实验室改进修正案》中关于危急值的报告是：要求在实验室手册中涉及危急值内容，当患者出现危急值，需立即通知相关负责人，该建议被实验室认证机构广泛采用，如美国病理学家学院（college of american pathologists，CAP）；英国临床病例学认证机构根据 ISO15189 颁布了本国的医学实验室认证标准，第 3.1 条中提到危急值电话报告的一般程序，要求制定危急值报告的发出者和接收者，并且确认患者信息，同时必须确保传输的信息的保密性；澳大利亚国家病理鉴定咨询委员会（NPAAC）向实验室和一些认证机构发布了指导意见，并制定了实验室实践的最低标准，该标准中提到"实验室的任何电话或口头交流的危急值都要进行记录"，实验室需记录相关报告的报告者和接收者、处理时长等；新西兰除了遵循 ISO15189 国际标准外，新西兰国际认证机构还提出了具体要求，医院和社区的可以为病人分别设定危急值。虽然国家制定了危急值管理相关规定，但是由于本国实际情况的不同，各个国家危急值管理在各环节上均有差异。

随着检验科"危急值"报告在临床中的应用，其对临床诊治所带来的价值越来越受到临床医生的重视。因此，其他医技诊断科室也逐渐引入了"危急值"的概念，建立各自相应的危急值报告系统，如超声危急值、X线危急值、CT危急值、内镜危急值及心电图危急值等报告体系。

医疗危急值的概念于 20 世纪末期传入我国。目前国内医疗机构关于危急值管理研究的文献资料从 2002 年开始逐步增加，根据国家出台的相关政策以及发文量大致可以分为三个阶段：

第一阶段是引入和探索时期：2000—2006 年危急值管理理念从从国外引入国内，此阶段国内有些医院展开了与危急值管理相关工作。济南军区总医院 2003 年建立了危急值报告制度，首都医科大学附属医院 2004 年实施了实验室管理系统，加强了对实验室危急值的管理。有学者在 2005 年后相继发文对危急值管理理念、危急值报告制度建立的重要性等进行了阐述。这一阶段医院开始认识和探索危急值报告制度，对危急值管理制度还不完善，相关实践工作也不够深入。

第二阶段是发展起步时期：从 2007—2010 年，各个医院受中国医师协会《患者十大安全目标》的影响，对危急值的管理越来越重视。这一阶段，国内医院开始建立并应用危急值报告制度，以及开始探索危急值信息化管理的办法。有学者提出了医院依托医学检验信息网络系统（LIS）建立危急值报告的办法，以减轻医护负担，并对医院危急值项目进行了探讨。这一阶段的学术讨论逐渐增多，围绕对医疗危急值管理制度的制定、应用、存在问题的解决等展开。危急值管理在医院受到重视，逐步强化，尽最大限度确保患者安全。

第三阶段发展深入阶段：从2011年开始，国家政策开始变化，原卫生部出台了《三级综合医院评审标准（2011年版）》，其中第三章患者安全第六项内容即为"临床危急值"报告制度，并且说明应根据医院的实际情况确定"危急值"项目，建立相关的危急值管理制度和工作流程。医技科室（含临床实验室、病理、医学影像、电生理检查和内镜、血药浓度监测等）均有相应的危急值列表。因此，我国早期危急值报告制度集中在临床检验领域，随后逐渐推广至其他医技科室。在国外，超声检查危急值归类于医学影像危急值的范畴之内，而国内则倾向于超声科单独建立超声危急值项目。

第三节　超声危急值报告在医疗安全中的作用

随着超声医学的蓬勃发展，超声科已不再是传统意义上的辅助科室，对临床诊断越来越重要，尤其是关系到患者生命安全的超声检查危急诊断结果。将超声危急诊断结果纳入"危急值"报告制度进行规范管理，可有效降低涉及"危急值"的医疗风险，切实保障医疗安全

超声危急值报告的应用明显提高了超声医生的安全意识和责任感，增进了超声科和临床科室的团结协作，促进了超声科对危急患者快速、精准判断水平的提高。及时、准确的超声危急值报告，为危急患者积极救治赢得了宝贵时间，有效保证了危急患者的及时救治率，大大提高了危急患者救治成功率，明显减少了不良医疗结果的发生，有效保证了患者生命健康安全。

超声危急值报告有一定的风险预见性，可及时告知患者或家属病情的危险性、医院采用何种方案进行处理以及可能会出现哪些本院目前医疗条件无法救治的不良结果，争取得到患者或家属的认可，并积极配合救治，进而有效降低危急患者医疗纠纷发生率。

目前危急值报告制度在急诊、手术、ＩＵＣ等的应用较多，而在超声科应用较少，但随着超声设备和技术的快速发展，其在疑难危重疾病的临床检查和诊断方面的优势越来越突出，已不再是单纯的辅助科室，特别在与危急重症患者生命安全息息相关的临床诊断方面具有不可替代的作用。因此，将超声危急诊断的检验结果纳入危急值报告制度，并进行规范化管理，可明显降低医疗风险，确保患者生命安全。

中国医院协会在《2007年患者安全目标》"关于建立临床实验室危急值的报告制度"中指出：

危急值项目要根据医院的实际情况决定，即危急值的确定必须从医疗机构实际需求出发，以患者为中心、确保医疗安全为最终目的。因此，医院根据实际情况制定超声危急值报告制度，会取得了满意的临床效果。

超声危急值报告在医疗安全中的的作用，包括以下几个方面：

（1）超声危急值报告能够第一时间通知至相关科室，从而为患者争取了宝贵的抢救时间。

（2）超声危急值报告制度能够降低患者在超声科检查及途中出现病情恶化的风险，避免患者发生意外时无医生、护士急救的局面，从而提高医院服务质量与患者满意度。

（3）超声危急值报告制度可以强化医务人员的安全意识和责任感，提高超声科对危急重症患者突发情况的应急处置能力，增进临床与超声科之间的沟通与协作。

（4）及时、准确的超声危急值报告可以提高危急重症患者的及时救治率和救治成功率，降低不良医疗结果率，确保患者生命健康安全。

（5）超声危急值报告具有一定的风险预见性，可以及时告知患者及其家属病情的危险性，并为相关科室制定抢救方案提供参考。

综上所述，超声危急值报告制度在临床医疗安全中具有十分重要的作用。因此，超声科必须严格执行危急值报告制度，以提高急救的时效性和成功率，降低医疗风险和医患纠纷，保障患者生命安全。

第四节　超声危急值的新技术发展

医疗危急值及超声危急值管理概念和方法引入我国已有 20 多年的历史，对患者安全和提高临床医疗质量起到了重要作用。很多医疗机构和专家学者对超声危急值的管理也进行了积极的探索，并结合现代新技术进行有益的尝试，进一步推进了医疗危急值及超声危急值管理在临床实践中的应用。

一、临床危急值预警系统

传统危急值报告有两种方式，一是医技科室电话通知临床护士，临床护士再根据电话内容手工记录；二是医技科室发布危急值，通过危急值消息平台弹窗提醒临床护士，临床护士确认接收再通知责任医师。这两种危急值报告方式在实际工作中都或多或少存在一些问题：①手工方式花费了大量的人力和时间成本，但存在不少人工差错，难以保证危急值报告的准确性和时效性；②手工登记方式难以在大量数据中发现危急值，普遍存在遗漏现象，质控部门也要花大量的人力和时间来检查，且不利于数据的统计和分析；③危急值消息平台弹窗提醒方式存在因为护士接瓶、抢救、为患者服务等离开电脑而无法及时接收信息，从而无法通知相关责任医师，临床急危值分级管理也无法落到实处。

临床危急值预警系统，是依托集成平台打通医院信息系统（HIS）、实验室（检验科）信息系统（LIS）、影像信息管理系统（RIS）、电子病历系统（EMR）、超声、心电等众多系统，并结合"掌上宝"医护版APP实施的契机，设计了全新的危急值预警系统，实现从危急值发现、确认、报告到危急值处理、反馈等全流程闭环管理，确保危急信息能第一时间通知到责任医师。

该系统的特点如下：

1.实时发现危急值

危急值预警系统实时监测仪器双工结果及Worklist传输的项目结果信息，一旦发现危急值信息，系统则自动弹出窗口提醒检验/检查科室工作人员，工作人员根据提示进行复核确认并发布危急值。这种模式能及时发现危急值信息并通知相关技师，改变以往到报告审核发布阶段才知道项目危急值的情况，大大缩短了危急值发现及报告时间。

2.全方位的危急信息通知

在传统电话通知和护士站消息平台弹窗提醒的基础上，危急值预警系统与移动技术相结合，加入了手机短信实时通知、手机APP医护版实时通知、电子病历系统质控提醒等通知途径。医技科室在发布危急值后，系统会自动发送手机短信、对相关医师进行APP消息提醒、护士站弹窗提醒、通过集成平台将危机信息发送至电子病历系统进行提醒等，实现全方位、多层次的危急消息通知，在危急值发布超过规定时间后临床科室仍未接收时，医技科室则电话通知临床，确保临床医生能及时收到危急值信息，杜绝危急消息接收不及时或遗漏的现象。

3.危急值的接收与处置

危急值发布后，预警系统自动以短信、APP消息的方式发送到开单医师的手机上，提醒临床医师确认、处理，临床医护士工作站也会同步自动弹出预警窗口，显示危急值预警信息内容，该窗口无法强制关闭，必须由医生或护士点击"确定接收"后才能关闭，而此时系统会自动记录医生或护士的名字以及处理时间，方便日后进行统计分析。同时医生电子病历系统会强制医师按时书写危急病程，否则不能书写其他病程。此外，还取消了以往的纸质危急值登记本，在医护工作站可进行历史危急值统计、打印、导出等，充分减轻医护人员工作负担。

4.临床危急值的监管

依托BI（商业智能）系统搭建危急值统计分析平台，对危急值处置情况，如危急值发现至发布时间、危急值确认消息超时质控、电子病历危急任务提醒、危急病程超时质控、危急值按时回报情况等进行深入分析，为质控部门督导、检查、总结、反馈及持续改进提供技术支持，确保将危急值分级管理落到实处。

临床危急值预警系统需要院内各医技系统紧密配合，对医院信息化和各业务系统的要求较高，医院需要提高信息化管理水平，充分整合现有的信息化资源，才能实现大量数据的高速处理和快速传输，确保诊疗活动的高效开展。其次，危急值管理制度在执行过程中，需要医技科室、临床科室以及职能科室等多个部门的参与，各部门之间既有分工又相互联系，一定要有主管部门牵头，加强协调沟通，共同发挥作用。另外，医务管理部门也要加强危急值分析和监管，对危急值进行统计分析，并不断评估和调整，完善危急值管理制度，以适应新形势新任务的要求。

二、信息化在超声危急值报告管理中的应用

随着计算机技术的发展和完善，将信息化技术应用于超声危急值报告管理中有助于提高效率、杜绝延迟上报、落实及时干预，从而实现精准管理。实践证明，信息化在超声危急值报告精准管理中具有广阔的应用价值。

1. 建立危急值信息管理小组

由护士长、安全管理员和信息技术员组成，回顾性分析近年的超声危急值事件的处理过程和结果，对超声科医师、临床医师、药剂科医师和患者进行问卷调查，收集危急值假阳性报告事件、漏报事件和医疗事故纠纷事件，运用鱼骨图等工具分析管理不良事件的发生原因，探讨相关整改措施，制定新的管理制度。

2. 设置若干项危急值内容和上下极值边界

将危急值内容和上下极值边界引入报警装置，当超声监测出现危急值后能实时引发警报，生成危急值报告，并通知值班护士及时上报和超声科医师复核结果。若超过 5min 未能上报或完成复核，触发偏差警报，生成偏差报告，由安全管理员上报至护士长，记录偏差事件当事人、未能按规定上报的原因等。上报后，若在 30min 未能得到临床医师反馈或接到患者投诉和纠纷信息，触发处置不良报告，由护士长亲自通过电话联系药剂师、超声科医师和临床医师，调查原因。

3. 利用计算机技术建立危急值信息数据库

将生成的超声影像资料和数据、危急值记录、偏差记录、纠纷记录和处置信息以电子档案形式归档至数据库中，与患者电子病历一一对应，可用于调阅管理和检查回溯。

4.及时总结经验

每周召开例会，总结危急值随访、上报、处理问题，针对偏差事件、处置不良事件探讨相应的整

改措施并生成报告一同归档至数据库。

研究结果表明，信息化管理在超声危急值管理中具有如下不可替代的优点：①信息化管理模式建立了数据库管理体系和电子操作界面，一方面值班人员仅需填写重要信息变可自动生成记录，节约了工作效率。另一方面电子档案可长期贮存在数据库中，有利于后续的追溯检查；②信息化管理模式设置了警报模式，在危急值界限值、上报时间、反馈时间超越规定范围后立即给予声控预警，并在处置不当发生后生成偏差报告，充分调动了值班人员、超声科医师和临床医师的警觉性和积极性，实现精准化预警管理。③运用信息技术，如鱼骨图对偏差事件的原因进行分析，并落实整改措施，生成偏差追踪及整改情况报告，减少了处置不当事件的漏报以及可能造成的医疗纠纷，实现持续性质量改进。

三、人工智能辅助超声危急值临床诊断

我国超声诊疗人才分布不均衡，基层医疗卫生机构缺乏技术精湛的医生，漏诊、误诊发生率比大型医院高。部分基层医生对超声危急值的识别能力差，易导致医患矛盾，发生医疗纠纷。因此，如何辅助超声医生特别是基层医生更快更好地完成准确的诊断，提高诊疗效率，已成为临床亟待解决的重要问题。

随着互联网技术的发展和智能化水平的不断提高，人工智能（artificial intelligence，AI）已经成为医疗创新的前沿领域，新药研发、疾病预测、高级成像、医疗管理等环节，均离不开 AI 技术的支持，AI 已成为医疗行业的有力辅助和支撑。因此，探索如何应用 AI 技术更好地协同医生判读超声报告，优化超声危急值诊断流程，提高超声危急值诊断的时效性显得尤为重要。

超声危急值智能系统采用了管道—过滤器的架构模式完成系统的架构设计，利用视频图像特征，从连续得到的视频流中提取动态目标信息进行识别并预警（最低可以使用480×800像素），医生可实时通过微信或电脑将视频发送给上级医疗机构的超声医生，上级医疗机构专家可实时查阅超声视频，进行结果审核或会诊回复。反馈的数据集中于中心数据库，为以后的大数据分析提供数据资源。医生亦可通过互联网进行资源共享，用于学习培训。

基层医疗机构（下级医疗机构）超声医生通过微信平台将疑似危急值超声视频上传至智能系统进行 AI 智能分析，若符合超声危急值，视频图像自动传输至上级医疗机构专家组，并以危急值符合进行预警。若不符合超声危急值，将诊断报告返回基层医疗机构医生，若医生存在疑虑，可自行手动上传至上级医疗机构专家组，由专家组进行在线诊断复核后将超声诊断结果回传至基层医疗机构。

AI 超声智能系统的搭建，可对海量数据快速完成识别，给予客观的结论。临床中可充分利用 AI 对超声报告进行初步处理，特别是对超声危急值的及时准确识别，可在提高超声诊断质量的同时有效缩

短诊断时间。AI 辅助超声医生如能及时、准确地报告危急值则有助于临床医生迅速做出判断，给予有效的干预措施，从而使患者最大限度地获得救治机会。

超声作为临床危急值的重要检查方式，可有效检出病变，但其结果受经验差异、主观意识影响较大。人工智能可有效弥补上述不足，自动检出病变，通过图像处理对病变进行客观量化分析，减少漏、误诊，从而有效提高诊断准确率，有助于基层医疗卫生机构对危急重患者的救治。超声危急值智能系统仍处于不断研究探索中，将不断扩展超声危急值数据库，将典型病例视频录入学习版块，供基层医院医生学习，进行互动教学，以便进一步提高基层超声医生的临床诊断能力。

第二章 超声危急值报告制度

第一节 超声危急值报告制度的开展

20 世纪 70 年代，美国洛杉矶南加州大学医学中心检验科的伦德伯格（George Lundberg）教授及其同事一起创建了一个系统性的方法，用来报告和交流危险的异常实验室检查结果。并在此后的临床医疗实践中，使用了这项"危急值"报告体系，此报告系统要求实验室人员认识危急值，并在核实后，积极寻找一位临床医生确保其采取有效的行动。此报告系统在临床日常工作中取得了良好的效果，并受到了广泛的赞誉。伦德伯格"危急值"报告系统包括建立实验室危急值列表，实验室检查人员识别危急值实验室检查人员将危急值结果即刻报告给临床接收人员，临床责任人需要及时采取干预措施以挽救患者的生命，整个过程需要全程记录和存档等一系列制度和政策。如今，美国多个医疗行业协会，如美国医疗机构认证联合委员会（Joint Commissionon Accreditation of Health Care Organizations，JCAHO）、美国病理学家协会（College of American Pathologists，CAP）、国际标准化组织 ISO15189：2007、美国医疗机构评审联合委员会（The Joint Commission，TJC）发布的国家患者安全目标（National Patients Safety Goals，NPSG）均要求临床实验室建立规范化的危急值报告制度。

我国于 2007 年开始明确建立危急值报告制度。2007 年召开的中国医院质量评价标准论坛上，中国医院协会发布了《2007 年度患者安全目标》，目的是有效防止和减少医疗不良事件、医疗纠纷和医疗事故的发生，保证患者的医疗质量和医疗安全的需要。目标的内容包括 8 个重点目标和 28 项主要措施，其中与危急值制度相关的重点目标为第 4 点和第 8 点，即建立临床实验室"危急值"报告制和鼓励主动报告不良事件。

2011 年开始实施的《三级综合医院评审标准实施细则》第三章患者安全第六项内容为临床"危急值"报告制度，并且说明应根据医院的实际情况确定"危急值"项目，建立相关的危急值管理制度和工作流程。医技科室（含临床实验室、病理、医学影像、电生理检查和内镜、血药浓度监测等）均有相应的危急值列。2015 年卫生部"患者十大安全目标"的第六项，再次提出要建立临床实验室危急值报告制度"危急值"项目，至少要包括血钙、血钾、血糖、血气、白细胞计数、凝血酶原时间、活化部分凝血活酶时间等。因此，我国早期危急值报告制度集中在临床检验领域，随后逐渐推广至其他医技科室。

2018年为加强超声医学专业医疗质量管理，进一步完善适合我国国情的医疗质量管理与质控体系，实现超声医学专业医疗质量和服务水平的持续改进，根据国家卫生计生委司（局）便函（国卫医质量便函［2017］237号），国家超声医学质量控制中心，中华医学会超声医学分会制定并发布了《超声医学专业质量管理控制指标专家共识（2018年版）》。在参考国内外质量控制指标的基础之上，结合我国超声医学专业的情况，制定了超声医学专业的质量控制指标（简称质量指标）。质量指标从结构、过程、结果三个方面，设置7个超声医学专业质量指标，其中指标五为"危急值通报例数"，指出"危急值通报例数是指超声检查发现危急值并通报的例数。危急值指当出现某种结果时，患者有可能正处于危险的临界状态，如此时临床医师能准确获知信息快速为患者进行有效干预或治疗，就有可能使患者生命得到挽救，否则会因错过宝贵治疗时机而危及患者医疗安全。"

至此，我国超声危急值报告制度历经近二十年，从引进概念、基本理论，到制订规范、完善制度，目前已成为是超声科质量与安全管理的重要组成部分，是医院临床降低医疗风险、保证医疗安全的重要措施，并在医疗实践中不断发展和完善。

第二节　超声危急值报告制度及管理

一、超声危急值的报告制度的内容

我国危急值报告建立的原则，是需由医技科室与相应的临床科室共同制订检查的危急值，各医疗单位需要根据服务对象及救治的需要，结合本单位的检查设备和检查能力，辩证地判断和分析，制订适合本单位的危急值检查项目和结果。危急值指当出现某种结果时，患者有可能正处于危险的临界状态，如此时临床医师能准确获知信息，并快速为患者进行有效干预或治疗，就有可能使患者生命得到挽救，否则会因错过宝贵治疗时机而危及患者医疗安全。超声危急值是在超声检查中发现的危急值信息，要求检查结束并出具报告后，10分钟内将检查结果通报给临床医师。

根据国家《超声医学专业质量管理控制指标专家共识（2018年版）》，超声检查危急值是指超声检查影像提示以下超声诊断。

（1）外伤见腹腔积液，疑似肝脏、脾、肾等内脏器官破裂出血的危重患者。

（2）急性胆囊炎考虑胆囊化脓并急性穿孔。

（3）考虑急性坏死性胰腺炎。

（4）怀疑宫外孕破裂并腹腔内出血。

（5）晚期妊娠出现羊水过少并胎儿心率过快（＞160次/min）或过慢（＜110次/min）。

（6）子宫破裂。

（7）胎盘早剥、前置胎盘并活动性出血。

（8）心脏普大合并急性心衰。

（9）首次发现心功能减退（LVEF＜45%）。

（10）大量心包积液合并心包填塞。

（11）主动脉夹层动脉瘤。

（12）心脏破裂。

（13）室间隔穿孔。

（14）心脏游离血栓。

（15）急性上下肢动脉栓塞。

（16）瓣膜换瓣后卡瓣。

在发现符合以上超声诊断的检查结果后，需将危急值检查结果10分钟内通报给临床医生，以反映超声危急值通报的及时性。国家卫生健康委员会2022年《超声诊断专业医疗质量控制指标》，进一步明确了危急值的定义和通报要求，并将"提高超声危急值10分钟内通报完成率"作为超声医学专业质控工作改进目标。超声危急值10分钟内通报完成率（US-CV-01）的定义为：单位时间内，10分钟内完成通报的超声危急值例数占同期超声危急值总例数的比例。计算公式：

超声危急值10分钟内通报完成率

＝单位时间内10分钟内完成通报的超声危急值例数/同期超声危急值总例数×100%

超声危急值10分钟内通报完成率需要重点关注。超声检查对于脏器破裂出血、急性胆囊炎合并穿孔、胎盘早剥等临床危重情况均有重要的检查能力。超声检查作为最常用和最便捷的影像学检查方法之一，在临床诊断的优势日益突出，对协助临床医师迅速制定诊疗策略有着不可替代的作用。及时通报超声检查危急值能提高超声医师的医疗安全意识及责任感，加强超声科与临床科室的沟通及协作，促进超声科对危急患者精准诊断水平及应急处理能力的提升，降低不良结局及医疗纠纷发生率，对挽救患者生命、保障医疗质量安全具有重要意义。

二、超声危急值报告内容和流程

对提示患者处于生命危急状态的超声检查结果（超声危急值），建立复核、报告、记录以及质量控制等管理机制，以保障患者生命安全。

当发现超声危急值时，应重复检查并予以确认后即刻出具报告，必要时双人核对并签名确认。检查结束后 10 分钟内通过相关有效渠道，包括电话联系、影像存储与传输系统（PACS）上传，告知临床医师检查结果（图 2-1）。超声科在上报临床后，还应及时详细记录患者姓名、病案号/门诊号、病区床号、检查时间、检查结果、检查医师姓名、出具报告时间（检查结束即刻书写并出具报告）、向临床科室报告时间、报告接收人员姓名等。以上各项时间均精确到分钟。

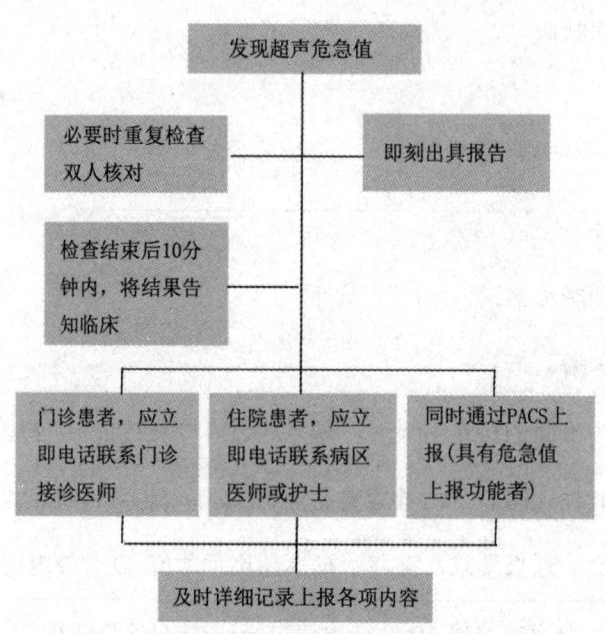

图 2-1　超声危急值报告流程图

危急值报告制度建立的原则是需由医技科室与相应的临床科室共同制订检查的危急值，各医疗单位需要根据服务对象及救治的需要，结合本单位的检查设备和检查能力，辩证地判断和分析，制订适合本单位的危急值检查项目和结果。

三、危急值报告制度的管理

危急值报告制度的管理，要求医院的行政和管理部门建立和完善危急值报告的制度和各种相关的文件。危急值管理的制度包括危急值教育制度、危急值培训制度、危急值记录存档制度和危急值检查制度。具体要求如下：

（1）科室设立专人负责本制度各环节实施情况的督查，确保制度落实到位。

（2）超声危急值报告单必须由具备相应资质的超声专业医师签发。

（3）危急值名称必须规范、统一，加强与医务部门及临床相关科室的沟通，定期更新并确认"超声危急值"项目、内容报告项目数不少于国家超声质控中心的相关要求。

（4）危急值报告单按规范书写，上报及记录的危急值名称必须与报告单、PACS 中的名称相一致。

（5）坚持"谁发现、谁报告、谁记录"的原则，从检查到报告各环节要做到无缝衔接、记录完整并可追溯。

（6）做好危急值病例符合率的随访工作，对每个月病例的临床诊断、处理结果进行分析总结，及时发现存在的问题，包括漏诊、误诊等，并提出具体整改措施，以体现危急值诊断质量的持续改进。

（7）每个月检查一次报告单、报告记录本以及 PACS 中的各项信息规范性、完整性、准确性，核对 PACS 中危急值病例数与报告记录本上报例数是否一致，及时反馈检查结果，并循璧担环追踪管理。

（8）超声危急值 10 分钟内通报完成率要求达到 100%。

危急值报告的工作流程遵循全程负责制，即谁检查、谁报告、谁记录的原则。检查人员发现患者的检查结果属于危急值列表范畴时，首先要确定检查设备、检查过程、操作是否正常，必要时进行再次检查确认；核实检查结果是危急值后，应立即将结果传达给临床相关的医务人员，通常采用电话通知的方式，然后再发出正式的检查结果。电话传达时，一定要记录报告的时间、报告人姓名、患者的姓名、检查的项目、接收报告人的姓名等，并要求接听者复述检查结果，防止发生错误。并在本科室的危急值登记本上详细地记录。临床医生在接到危急值电话报告后，需要复述报告结果，并认真记录报告时间、检查结果、报告人姓名等，如果需要通知上级医生，同时需要记录汇报时间和汇报医生姓名。责任医生需根据患者的病情，结合危急值报告结果对患者进行进一步的评估，并采取相应的抢救措施，随后需在病程记录中详细地记录危急值报告的结果、主治医生分析、处理的情况和处理的时间。当前各家医院都有自己的医院信息管理系统（hospital information system，即 HIS 系统），危急值信息可以通过 HIS 系统进行报告，但最可靠的报告途径是口头报告和电话通知。

第三节　超声危急值分类列表（参考）

国外有临床危急值列表，并以颜色编码分类来区分不同严重程度的危急值。而国内并没有按照此方法分类，通常给出了各自医疗机构的超声危急值项目和范围，且不同级别的医院，以及综合和专科医院的项目都不相同。因此，给出一个内容相对完整的、覆盖各级与各类医疗机构的危急值列表，对完善超声危急值报告制度具有重要意义。

本项目列表依据国内医疗机构危急值项目和范围制订的惯例，没有采用国外的分类方式，而是根据我国多数机构超声检查后即刻出具报告特点，参考《超声诊断专业医疗质量控制指标（2022年版）》相关规定，取消了黄色危急值分类（24小时或第二天报告），只选择了红色和橙色两种危急值分类，并尽量全面地整合了不同医疗机构的不同危急值列表的项目，以便各单位在此列表中只进行删减即可生成自己的危急值范围，减少工作的复杂性。表2-1是推荐的超声危急值详细列表。

红色危急值：需出具报告后10分钟内通报临床医生。

橙色危急值：需出具报告后尽快通报临床医生。

表2-1 超声危急值分类列表

临床科室	超声危急值	
	红色	橙色
心脏血管	急性大面积心肌梗死 急性二尖瓣腱索断裂 心脏破裂及假性室壁瘤形成 人工瓣膜卡瓣 心腔内部血栓 ·心腔游离血栓 心脏扩大并急性心力衰竭 大量心包积液合并心脏压塞 急性肺栓塞 急性主动脉夹层 假性动脉瘤伴游离液体 腹主动脉瘤破裂 急性主动脉综合征 ·夹层、壁内血肿、穿通性溃疡、动脉瘤破裂 移植肝动静脉血栓 移植肾动静脉血栓 急性下肢动脉栓塞	室间隔穿孔 心腔内部血栓 ·心脏附壁血栓 急性主动脉综合征 ·动脉瘤破裂风险
妇产科	输卵管异位妊娠(破裂、盆腔积血) 宫颈妊娠 特殊部位及类型的妊娠(破裂征象、盆腹腔积血、失血性休克)	输卵管异位妊娠(无破裂、盆腔积血征象) 特殊部位及类型的妊娠(无破裂征象、盆腹腔积血、失血性休克)

续表

妇产科	·盆腹腔妊娠 ·子宫肌壁间妊娠 ·残角子宫妊娠 ·剖宫产瘢痕妊娠 ·宫内外复合妊娠 附件扭转 卵巢破裂（出血量大、休克、贫血） 积脓性盆腔炎性疾病 外伤性子宫破裂及医源性子宫穿孔 剖宫产子宫切口出血 子宫内翻 脐带血肿 脐带脱垂 胎盘早剥	·盆腹腔妊娠 ·子宫肌壁间妊娠 ·残角子宫妊娠 ·剖宫产瘢痕妊娠 ·宫内外复合妊娠 卵巢破裂（卵泡、黄体破裂）胎盘植入
	前置胎盘 血管前置（合并以下几种情形之一时： ①妊娠≥37周；②阴道流血；③先兆早产；④胎膜破裂） 妊娠中期宫颈管长度缩短、宫颈管全程开放（外口已开） 妊娠合并子宫破裂 卵圆孔早闭－妊娠晚期胎儿水肿 动脉导管早闭或收缩－妊娠晚期胎儿水肿 胎儿心律失常 胎儿心力衰竭	妊娠中期宫颈管长度缩短、宫颈管全程开放（内口开放外口未开）
腹部	肝破裂 脾破裂 胰腺损伤 急性胆囊炎并发胆囊穿孔 急性胰腺炎 急性梗阻性化脓性胆管炎 胆道蛔虫 急性胃肠道穿孔	

续表

腹部	急性肠梗阻 肝内门静脉积气 急性胃肠道扭转 肾外伤 膀胱破裂 急性肾动脉血栓或栓塞 胃肠道嵌顿性疝和绞窄性疝 急性肠系膜缺血	
儿科	小儿出血性休克 小儿消化道穿孔 小儿绞窄性肠梗阻 小儿先天性胆总管囊肿合并破裂 小儿卵巢畸胎瘤合并蒂扭转 小儿黄体破裂(腹腔大量积血或活动性出血) 小儿睾丸扭转 新生儿心脏病危急值 ·室间隔完整型肺动脉闭锁 ·主动脉弓离断 ·完全型肺静脉异位引流 ·完全型大动脉转位 新生儿颅脑超声危急值 ·新生儿Ⅲ、Ⅳ级脑室出血	小儿急性胰腺炎 小儿急性阑尾炎
浅表	急性睾丸扭转 睾丸破裂 坏死性筋膜炎 横纹肌溶解综合征	

注：红色危急值：需出具报告后 10 分钟内通报临床医生；橙色危急值：需出具报告后尽快通报临床医生。

第四节 超声危急值报告制度的质量控制与持续改进

国家超声医学质量控制中心于2018年11月发布了《超声医学专业质量管理控制指标专家共识（2018年版）》。"共识"明确指出：制定适合我国国情的超声医学专业质量管理控制指标，是为了实现超声医学专业医疗质量和服务水平的持续改进。国家超声医学质量控制中心所制定的超声医学专业质量控制指标（简称质控指标），适用于设有超声医学专业的各级医疗机构。质控指标由结构指标、过程指标和结果指标构成，共有7个专项指标。

质控指标的过程质量分析指标的目标是评估医疗服务过程中的表现，也是对超声检查过程质量的监控。危急值概念，是指"出现某种结果时，患者有可能正处于危险的临界状态，如此时临床医师能准确获知此结果、并快速为患者进行有效治疗，就有可能使患者生命得到挽救，否则会因错过治疗时机而危及患者医疗安全。"其中，关键环节是超声科所提供的结果能够得到临床医师的认可、并采取了"快速为患者进行有效治疗"。"共识"中的16项危急值大多数是定性结果，临床医师较难把握。因而，每个医院还应该结合各自学科的特点，联合超声、医务及相关临床科室共同协商，在16项危急值基础上，细化各项相关指征，以利于危急值制度的有效执行。

超声危急值10分钟内通报完成率要求达到100%。但是，实际情况并非如此。主要的原因是危急值上报率的统计方法错误，存在的问题包括：①只根据危急值上报表内所填写的病例数进行计算，而不是按医疗影像归档和通信系统（Picture Archiving and Communication System，PACS）内实际所报告危急值的例数进行计算；②PACS内危急值项目名称与危急值上报表内所填写的病名不一致。因此，做好超声科危急值上报工作的基本要求：①危急值项目名称规范、并获得临床认可；②PACS内危急值项目名称与上报记录本内所填写的必须一致。

提高超声危急值报告质量的改进措施：

（1）制定超声科"危急值"报告内容，加强超声科医护人员的认识及相关理论知识。完善超声危急值管理制度，规范危急值报告登记本的填写要求及操作流程。有专人管理危急值登记本，并成立危急值管理小组，定期对本科室进行督导检查危急值登记的执行情况，对出现的问题科内及时纠正并讨论，使大家深刻认识存在的问题，避免再次出现类似情况。

（2）加强教育培训，使超声科医护人员了解危急值报告对确保患者安全的意义，提高认识，自觉履行职责，让临床医师及护士了解超声危急值，使患者及时得到处理，减少不良事件的发生。

（3）加强信息化建设，超声危急值项目在电脑医护工作站界面上采用特殊信号提示，加之危急值出现后的电话通知，更进一步提高了超声危急值报告的准确性，减少超声危急值处理时间。

（4）制定相关应急预案，降低风险的发生，

（5）加强医技与临床的有效沟通和合作，做好危急值报告登记工作，为临床医师及时准确地提供超声危急值影像资料。

第三章　超声危急值与急诊超声

急诊超声是针对急诊患者进行的超声检查，而超声危急值是在超声检查（包括急诊超声）中发现的严重异常、危及患者生命安全或需紧急临床干预的情况。在急诊超声检查中可能会出现超声危急值。当急诊超声检查出危急值时，超声医生必须迅速与临床医生沟通，让患者能及时得到相应的紧急救治。所以，急诊超声是发现超声危急值的一个重要场景，二者紧密相关。急诊超声是超声危急值检出及相关疾病诊断和鉴别诊断的重要基础。

第一节　急诊超声的发展史

在美国，急诊超声是急诊医师的一项基本技能，已经在急诊专业的住院医师中进行讲授，是急诊医师资格考试的内容，也得到急诊医学专业学会的认同。急诊医师自己进行超声检查，在检查的同时解读影像信息，可以马上做出诊断或者引导各种操作，这与传统的会诊式的超声检查有明显的区别。床旁急诊超声检查是超声技术合理的新应用，已被证实可以加快救治的速度、增强患者的安全性和挽救生命。

一、急诊超声的历史

20世纪60年代，超声在经过10多年的研究后才应用到临床。超声检查最初只在专门的影像科室开展。然而到了20世纪70年代，超声已经被许多临床专科用于各种情况的检查。超声的技术和设备发展很快，在20世纪80年代早期出现了实时超声技术。由于超声的信号发射和图像显现之间没有明显的时间间隔，使得超声检查实时可见。另外，实时超声产生足够多的图像，这使观察连续运动的目标成为可能。在实时超声出现前，获取图像的复杂性，阻碍了超声在绝大多数急诊患者中的应用，也成为床旁应用的根本障碍。实时超声检查改变了超声如何使用，由谁使用及在什么地方使用的状况。

在20世纪80年代和90年代间，超声设备得到持续发展，出现了更小巧、更快、更便携的超声机器，并伴随着出现经阴道探头、多频探头、彩色多普勒等技术进步。这些技术上的进步，加快了超声检查从传统的超声科向在急诊患者床旁应用的转移。

超声的临床应用伴随着技术的进步而增多。早在20世纪70年代，德国的外科医生就率先应用超声来检测腹腔积液。1997年，1名美国外科医生应用超声诊断脾脏损伤，并进行损伤程度的分级。急诊医生在80年代末开始将超声运用于临床，最早的报道是1988年急诊医生进行的心脏超声检查。从80年代末到90年代中期，美国和德国的研究者对应用超声检测创伤患者腹腔和心包腔的积血进行深入的研究，并最终形成"针对创伤的有重点的超声评估"（FAST）的概念。除小部分患者外，FAST检查可以取代诊断性腹腔灌洗，并已经被列入高级创伤生命支持（ATLS）的培训项目中。FAST检查是急诊和创伤外科医师对创伤患者进行初始超声检查的标准，通常被等同于"急诊超声"。

1990年美国急诊医师学会（ACEP）最早发展了急诊超声应用的培训课程。在1991年，ACEP和急诊医学学会（SAEM）都发布有关超声在急诊患者中使用的意见文件。这些文件强调不仅要将超声应用于急诊临床，也要开展相应的研究和教育。根据SAEM的政策，住院医师应接受超声检查操作和解读的培训。1994年，SAEM出台了"急诊超声培训的规范课程"，提出急诊专业住院医师进行超声培训的建议性标准。在该课程出台后不久的1995年，出版了第一本关于急诊超声的教科书。

2001年ACEP发布了"急诊超声指南"，更新了急诊超声检查的范围和临床指征。指南对急诊超声认证、质量保证和档案记录等方面提出更高的建议，也代表了当时急诊医师进行超声检查的最好的实践和标准。

在过去的10年中，急诊医师完成的超声检查在多种临床情况下得到验证，包括腹主动脉瘤、异位妊娠、胸腹联合创伤、心包积液、检测有无心脏活动、胆道疾病、尿路疾病、引导操作等。现在所有这些都成为急诊超声检查的主要指征。正在进行中的研究将验证急诊超声新的应用效能，如评估不能鉴别原因的低血压、床旁检测深静脉血栓以及在软组织和肌肉骨骼系统中的多种应用。

二、急诊超声的发展

多种因素推动了急诊超声的发展，包括对利用超声信息的认识增加、及时得到诊断性影像检查的需求、获得影像专科超声检查的机会减少、超声技术的进步、急诊医学专业组织对急诊超声的推动和努力等。

1.对超声价值的认识

推动急诊超声发展的一个关键因素是对超声临床应用的认可越来越多。目前已经很好地确定了诊断性急诊超声检查的主要指征。在有条件做急诊超声检查的部门，有必要以此取代有创性的操作，如腹腔灌洗和后穹窿穿刺，以及可以避免盲目的心包穿刺。应用超声引导某些操作也逐渐成为诊疗的规范，如引导中心静脉穿刺。应用超声协助处理心搏骤停和评估非创伤性低血压的患者，是急诊超声发展以前没有预计到而应用的范例。

2.要求及时进行超声检查

很多急诊病例需要获得立即的超声检查。"立即"是指在患者到达后数分钟之内完成。这样的例子包括对低血压患者进行超声引导下的中心静脉置管，对血流动力学不稳定而怀疑存在主动脉瘤或钝性外伤的患者进行诊断性检查。还有，对伴有穿透性胸部创伤或心搏骤停的患者、原因不明的低血压患者都应立即行床旁超声检查。这些超声检查有很强的时间依赖性，即使是实力雄厚的影像学专科或者超声心动图室，也很难在有效的临床时间窗内完成这样的检查。在上述的某些情况下，一个患者可能同时需要一般的超声检查（如腹部）和心脏超声检查，但这两项检查在大多数医院是由独立的专门人员来进行。因此，经过超声培训的急诊医师在很多紧急情况时便成为进行超声检查的最佳人选。

3.超声检查的可获得性

患者随时都有可能到达急诊室，其中的一部分需要进行超声检查。一方面，人们对超声检查能够提高患者诊疗水平的认识越来越多；而另一方面，影像专科的超声检查却越来越不能满足急诊患者的需求，特别是在晚上和周末。这其中的主要原因包括"下班"时间内超声检查的代价高，以及缺少足够的超声医师等。结果是急诊医师不得不将患者留到第二天再做超声检查，或者在没有诊断性检查前就处理患者，或者冒着可能的生命风险让患者先回家再来门诊排队等候。常见的例子包括留住诊断不明的腹痛患者等待右上腹超声检查，在未做深静脉超声检查前就行抗凝治疗，或对怀疑异位妊娠的患者未做盆腔超声就让其回家。

获得影像专科超声检查的机会减少或者被迫推迟，增加了患者的危险性，造成急诊室人满为患，还可能加重急诊医师的负担。急诊医师进行的紧急的超声检查可提供急需的信息，大大降低对影像专科超声检查的需求及费用，并避免了检查的延误。

4.技术的进步

超声设备的技术进步为急诊超声的发展做出了重要的贡献。以往超声检查所使用的固定的、操作复杂的设备已经被各种便携、直观的机器所代替。硬件的进步伴随着软件功能的提升，使超声检查变得迅速、灵活、图像佳且操作简易。这些技术的进步增强了超声的实用性，也使超声检查能从超声室转移到床旁应用。

5.急诊医学专业的认可

急诊医学的专业组织如 ACEP 和 SAEM 都已经认可了急诊超声的应用。这些认可是基于急诊医师最能了解急诊患者的需要，且最有责任利用可改善患者诊疗效果的技术手段。最后，既然超声检查已被列入住院医师培训的范围，急诊医师现在就可以合情合理地在临床实践中应用这项技能。

第二节　急诊超声检查的应用范围

急诊科医师每天都要面临众多急、危、重症患者，若不及时给予正确诊断及处理，常可危及患者生命。因超声诊断技术具有非创伤性，便携性，随时、随地对患者皆可进行检查，从而使其成为急诊环境中一项理想的辅助检查方法。经过培训的急诊医师对目标患者行床旁超声检查，能及时地发现和确定病源，缩短对患者的临床评估时间，为医师提供有重要参考价值的诊断依据并制订合理治疗方案，使抢救成功率明显提高，并有利于急诊患者的分流。可见，床旁超声检查对急诊医学是一项非常有价值的辅助检查手段，对促进医疗急救提速有着重要的意义，在急诊医学中备受重视。

一、急诊医师行腹部床旁超声检查

鉴于腹部 CT 检查花费高，结果回报时间长，存在辐射危害等因素，急诊内科医师对非创伤性腹痛患者行床旁超声检查，可为选择诊治方案提供正确思路，尤其是一时不能确诊的患者。

1. 胆囊超声检查

急诊内科医师在健康志愿者胆囊超声检查中，无论受试者空腹与否，皆能够 100% 看到胆囊影像。进食后，胆囊面积减少 20%（$P=0.0009$）。检查耗时未见明显变化（$P=0.153$）。对临床可疑急性胆囊炎患者应用床旁超声检查，前瞻性研究表明，急诊医师的诊断敏感性及特异性分别为 84% 和 86%。另一项在急诊科进行的为期近 2 年的前瞻性观察性研究显示，急诊内科住院及主治医师的诊断敏感性及特异性分别为 87%、82%，阳性预测值 44%，阴性预测值 97%，而超声专科医师分别为 83%、86%、59% 及 95%。由此可见，急诊医师检查结果与超声科结果一致，诊断准确率高。也意味着，急诊床旁超声结果阴性的患者，一般不需手术治疗，近 2 周内也不会因胆囊炎而住院治疗。进一步检索 MEDLINE、EMBASE、Cochrane 图书馆等数据库发现，急诊内科医师行胆囊床旁超声检查，诊断胆石症的敏感性及特异性分别为 88.0% 和 89.8%。

2. 泌尿系超声检查

一项有 23 例急诊住院医师参与的前瞻性队列研究表明，临床表现怀疑肾绞痛的患者，行腹部 CT 检查前，先由急诊内科医师给予患者床旁超声检查，并将检查结果与影像科专家组读片结果比较。急诊床旁超声对于尿路结石诊断的敏感性及特异性分别为 82% 和 88%。而因肾绞痛就诊急诊科而怀疑泌尿系结石的患者，若超声检查结果阴性，在随后的 3 个月内因泌尿系结石需进一步治疗的可能性很低（0.6%）。

3.肠梗阻超声检查

立位腹平片被认为是可疑肠梗阻患者首选、快速检查方法。由急诊内科医师给予患者床旁超声检查，肠梗阻患者超声表现为肠腔扩张的诊断敏感性为91%，特异性84%。反之，肠蠕动减弱的敏感性为27%，特异性98%。然而，立位腹平片的敏感性为46.2%，特异性66.7%，而且，36%的肠梗阻患者立位腹平片未见异常。与超声专科医师比较，急诊内科医师应用床旁超声诊断肠梗阻具有很高的准确性。急诊内科医师经过6小时床旁超声培训，与超声科医师的诊断准确性没有统计学差异。小肠肠腔扩张（空肠＞25mm或回肠＞15mm）是小肠梗阻最敏感（94%）和最特异（94%）的超声表现。同样，一项在儿童医院急诊科完成的前瞻性、观察性研究表明，无肠道超声检查经验的儿科急诊医师，经过1小时培训课程后能够应用床旁超声准确诊断儿童回结肠套叠。可见，急诊内科医师行床旁超声检查较立位腹平片更有利于肠梗阻患者诊断，是急诊科诊断肠梗阻的一项新技术。

二、急诊医师行盆腔超声检查

异位妊娠是急诊科的常见急症之一，也是妊娠患者前3个月死亡的首要原因。急诊住院医师经过理论培训、胜任能力考试及教师指导下10次经阴道超声检查后，能够独立完成该项检查，准确判断患者是否早孕（13周内）。对异位妊娠的诊断准确率与指导教师基本一致。Meta分析表明，由急诊内科医师对存在异位妊娠风险的患者行床旁妇科超声评估，总体敏感性99.3%，阴性预测值99.96%。急诊医师观察到宫内妊娠即可排除异位妊娠可能。研究发现，当患者下腹痛及盆腔炎症性疾病临床表现不典型时，单纯依靠临床表现诊断卵巢输卵管脓肿有其局限性。应用床旁超声有助于急诊内科医师进一步明确诊断。该类患者70%超声表现为附件区包块，25%为液性回声，15%表现为输卵管积脓。

三、急诊医师行胸部超声检查

胸部超声在各种急性肺部、胸膜、心脏及纵隔疾病的临床诊断中具有重要意义。Reissig等检索1988—2010年MEDLINE数据库中关于经胸超声/胸部超声和肺栓塞、气胸、肺炎、胸腔积液、肺水肿及肺挫伤的研究文献。结果表明，超声检查能够对肺栓塞、气胸、肺炎、胸腔积液及肋骨骨折做出迅速诊断，为尽快制订合理治疗方案打下了良好基础。对临床表现为急性呼吸困难患者，由受过培训的急诊内科医师行床旁超声检查，在绝大多数肺部疾病，尤其肺水肿，超声与X线具有很高的一致性，而后者结果回报平均时间为95分钟。尤为重要的是，与胸部X线相比，超声检查发现胸腔积液的敏感性更高（$P<0.0001$）。Cortellaro等在急诊科完成的前瞻性临床研究评价了床旁肺部超声及胸部X线对拟诊肺炎患者的诊断精确性。床旁超声敏感性98%，特异性95%，而胸部X线敏感性及特异性分别为67%和85%。值得说明的是，床旁超声检查的可行性达100%，在5分钟内即可完成该项检查。

而且,床旁超声诊断肺部感染,患者舒适度高,用时短(平均9分钟)。诊断敏感性94.1%,特异性为84.8%,典型超声表现为间质综合征或肺实变。尤为值得提出的是,胸部X线阴性的甲型H1N1流感并发肺炎患者,床旁超声表现为间质综合征,从而可提供准确早期诊断。由此可见,胸部床旁超声检查应作为一项常规影像学检查方法,有助于患者快速诊断、及时治疗。

四、急诊医师行心血管超声检查

美国心脏超声学会与急诊医学会联合发表共识意见,认为随着探头微型化和技术改进,以及住院医师培训和专科医师培训课程的实施,使急诊医学专业医师亦可对有临床症状的心脏疾病患者进行心脏超声检查。①急性肺动脉栓塞是罕见的、死亡率高的急症,应引起我们的警惕;②症状与体征怀疑肺动脉栓塞的血流动力学稳定的患者,应用"加压式超声"检查深静脉血栓形成与否;③急诊内科医师应用"2点加压式"超声检查探测深静脉血栓形成的敏感性和特异性分别为100%和99%;④当患者病史及体格检查可疑时,利用床旁超声可对患者迅速确诊;⑤选择性对患者行肺动脉增强CT扫描(CTA)策略是更具效价比的检查方法;⑥可减少CTA次数,降低相关不良反应。Burnside等系统回顾6篇论著包括936例患者结果显示,对于深静脉血栓形成患者,急诊内科医师能够通过超声检查确诊,与超声科医师检查结果比较无统计学差异。下腔静脉床旁超声检查是评估血容量状态的一种非侵入性检查方法。预先进行5次实践操作培训后,急诊内科医师应用床旁超声对下腔静脉直径进行测量,结果具有很高的可靠性。

对于外周静脉穿刺困难的急危重症患者,中心静脉穿刺置管是必要的治疗与监测手段。但传统的依靠解剖定位穿刺失败率及并发症出现率高。床旁超声使颈内静脉置管变得异常容易,然而,在澳大利亚,仅37%急诊医师常规应用超声引导下行深静脉置管,究其原因是没有进行超声培训及超声引导下置管耗时较长。相反,完成超声课程培训,深静脉置管>11人次/年对于促进常规应用超声引导深静脉置管有益。对于肥胖患者行超声引导下颈静脉穿刺置管,从开始定位到穿刺置管成功所用时间(6.0±0.6)分钟,与传统解剖标志定位方法比较,尽管用时没有统计学差异,但一次穿刺置管成功率以及总成功率明显提高(P<0.05),且传统解剖标志定位穿刺失败者改用超声定位后全部成功。经超声引导,尽管相当于在直视下操作,许多意外事件仍旧发生。与操作有关不良事件包括局部血肿、进入动脉、气胸及穿刺失败等。Theodoro等认为,超声引导下颈内静脉置管并发症发生率为19.7%。尿毒症患者及操作者经验不足时更易出现并发症。之前被认为的风险因素如体重指数、血凝异常及肺气肿在其研究中未见影响。

五、急诊医师床旁超声在软组织检查中应用

睾丸急症时,超声检查是首选影像学检查方法。急诊内科医师对急性阴囊痛患者行床旁超声检查,睾丸疾病诊断的总体敏感性及特异性分别为97%及100%,从而为患者进一步治疗提供可靠依据。常见睾丸急症疾病可分为四大类,即睾丸扭转、外伤、感染及肿瘤。当行急诊超声检查时,一些非急性疾病也能够被发现,例如解剖变异、阴囊积水、阴囊疝、有临床表现的精索静脉曲张、钙化等。

六、床旁超声在急诊外科应用

应用床旁超声对躯体创伤患者检查,与对照组比较,由急诊科进入手术室的时间缩短64%,减少了患者CT扫描次数及住院天数,减少了并发症,节省住院费用35%。并且,超声检查在静止或行进中的救护车内即可完成,结果与院内急诊科超声结果一致。胸部创伤患者,无须变换体位即可完成超声检查,诊断效率优于查体联合胸部X线检查,与CT扫描相似,尤其对于气胸及肺挫伤患者。多中心、前瞻性研究表明,急诊医师应用手提式超声对多发伤患者行腹部超声检查,评估是否存在非包裹性积液,敏感性88.9%,特异性97.6%,阴性预测值99.5%,阳性预测值61.5%。对于四肢肌腱损伤或断裂患者,急诊医师床旁超声诊断敏感性、特异性及准确率分别为100%、95%及97%,查体分别为100%、76%及85%。可见,对于肌腱损伤,床旁超声较传统手术探查或MRI敏感性及特异性更高。

综上所述,急性疾病患者临床表现多种多样,超声检查在急诊医学中作为一种便于携带、应用广泛、安全无创、经济实用、迅速准确的检查手段,为临床医师提供可靠的影像学依据,可作为体格检查的一项有益补充,有非常重要的实用价值。今后床旁超声将如同医师的听诊器一样,在评估创伤及其他急诊患者时成为一项必不可少的工具。然而,急诊超声检查往往又是在要求条件未准备充分的情况下进行的,对医师提出了更高要求。不仅要求急诊医师要掌握好相关解剖知识及检查方法、熟悉正常脏器声像图,并且要在操作过程中快速了解患者病史及实验室检查结果,这样才能为临床提供有价值的影像学资料,为患者正确的诊疗赢得宝贵时间。

第三节 急诊超声检查的特点及分析

一、急诊超声检查的特点

急诊超声医学研究多种疾病的病因、病理生理、临床表现、诊断与鉴别诊断,然而它最关注的是急危重症,这是一大类起病急骤、病情多变、预后难测的临床综合征。了解病史是急诊诊断步骤,有些急性疾病的病史比检查更重要。询问病史应抓住主要症状,从发病开始按时间顺序详询其起病的缓

急、发展、变化及轻重程度。如有伴随症状应按时序插入，并询问其与主症相互之间的影响关系。如有体征出现，应详询其演变情况及与主症之间的关系。如在就诊前曾进行过诊疗，须详询经过情况及诊疗结果、用药情况与效果。

1.年龄与性别

（1）老年人：老年人的急诊具有特殊性，认识老年人的生理特征，对疾病做出早期诊断是提高疗效、降低病死率的关键；其次，老年人各脏器、功能均有不同程度的退化，往往同一病例有多个脏器的病变，而同一脏器中又可兼有几种不同的病变。老年人各脏器功能减低，感受性减低，对疼痛、发热等反应性较低，某一脏器的功能失常，常可造成其他脏器的连锁反应，往往掩盖了原发病的症状和体征，构成了相互重叠、错综复杂的特殊临床表现，给诊断带来一定的困难。例如：一老年女性，腹痛、腹胀2天，临床触及腹部一肿块，行急诊超声检查，发现膀胱高度充盈，临床给予导尿后"肿块消失"，诊断为"尿潴留"。因此，检查者必须熟悉老年人疾病的特点，在综合分析的基础上，根据声像图变化，做出早期诊断。另外，老年人还应注意腹部血管疾病的发生，如腹主动脉瘤、肠系膜上动脉栓塞等。总之，对待老年患者，既要考虑到常见的脏器炎症性疾患，也要想到不多见的脏器缺血性疾病或腹腔血管性疾病。

（2）中青年：是参与社会活动的主要群体。腹部外伤性疾患、急性胃肠、消化系统疾病相对较多，如胃十二指肠穿孔、急性胰腺炎、急性胆囊炎、急性阑尾炎等。

（3）婴幼儿：急诊超声以肠套叠、阑尾炎最常见，其次是腹部肿块引起的腹部不适，因小儿腹部肿块早期无特殊症状，常因肿块并发急腹症就诊。加之小儿常因生理紊乱，如便秘、肠痉挛等引起腹部功能性肿块，应与病理性肿块鉴别。超声检查者除详细询问病史外，还应反复检查肿块有无变化，必要时行灌肠或导尿后再查。

（4）女性：女性患者急诊超声检查时，除考虑到一般急腹症外，还应考虑到各种妇科肿瘤及与妊娠有关的急腹症。尤其是非典型宫外孕，因其起病急、病情进展快，很易发生误诊，延误治疗，造成生命危险。如一青年女性，既往月经不规则，突然右下腹疼痛1天，就诊时面色苍白，下腹部压痛、反跳痛明显，临床怀疑阑尾炎穿孔，急诊超声检查显示腹腔内中等量液性暗区及不规则包块，诊断宫外孕破裂，经手术证实。因此，检查者除详细询问月经史外，对下腹部肿块的原因要根据患者的年龄、超声图像特点，做出正确的分析与判断。

2.部位

（1）急性右上腹疼痛：常见有急性胆囊炎、胆石症、胆道蛔虫病、肝右叶脓肿、肝癌破裂。

（2）急性左上腹疼痛：脾破裂、脾扭转、脾梗死、结肠脾曲或降结肠癌梗阻、左侧膈下脓肿以及罕见的急性脾周围炎与脾脓肿等。

（3）急性右下腹疼痛：急性阑尾炎、胃十二指肠溃疡穿孔、右侧髂窝脓肿、急性结肠炎、急性右侧输卵管炎、宫外孕破裂、右侧卵巢囊肿扭转、右侧卵巢滤泡或黄体囊肿破裂、右侧输尿管周围炎和输尿管结石等。

（4）急性左下腹疼痛：急性结肠炎、左侧髂窝脓肿、乙状结肠扭转、急性左侧输卵管炎、左侧卵巢滤泡或黄体囊肿破裂、左侧卵巢囊肿扭转、宫外孕破裂等。

3.注意事项

（1）超声检查报告一定要注明超声检查的时间，因为急诊患者一般其病情随时都可能发生变化，有条件时病变处一定要拍片或行图像存档，这对于追踪观察病情发展及转归等方面都具有重要意义。

（2）急诊患者来院时首遇急诊科或外科医师，无论哪个专业医师首诊，都应立即查明生命体征，在做超声检查时若患者出现病情恶化，应尽快协助临床医师实行抢救，待病情稳定后再做超声检查。

（3）对于腹腔内有明显游离液性无回声区的患者，尤其是非外伤患者，不能武断报告"出血"或"腹腔积血"，而报告为腹腔或盆腔积液为妥。因积液的性质只有经穿刺后确定方为准确。

（4）对于血管栓塞患者（主要指新鲜栓子），当检查中患者变换体位时，动作一定要缓慢，在检查部位放置探头一定要轻柔，以免因挤压血管使血栓脱落。

（5）超声诊断结论要根据具体病例的不同，尽可能把对鉴别诊断有利的阴性和阳性征象写清楚，内容和描述要求准确、精练，以争取尽早发出检查报告。

二、超声检查的方法与分析原则

（一）腹部常用的解剖标志和断面

超声图像是人体沿扫查方向的断面图。为描述和记录病灶在体表的投影方法与距离，常以下列解剖标志为基准：

1.腹侧

腹部正中线、脐平面、髂嵴平面、剑突、肋缘、髂前上棘、耻骨联合。

2.背侧

脊柱棘突、肩胛骨、第12肋骨下缘、髂嵴上缘。

通过上述参考点、参考线以确定成像平面的方法与距离。

取得图像的常用扫查断面有：

（1）横向扫查（横断面、水平断面）：检查面与人体长轴垂直。

（2）斜向扫查（斜断面）：扫查面与人体的长轴成一定角度。

（3）冠状面扫查（额状断面、纵断面一种）：扫查面与腹壁或背部平行或与人体的额状面平行。

在各种断面扫查时，患者可根据不同要求采取不同的体位，如仰卧位，左、右侧卧位，半卧位和站立位等。

（二）扫查方法与技巧

超声显示的扫查方式有直接探测法和间接探测法两种。直接探测是探头与受检者皮肤或黏膜等直接接触，是常规采用的探测方法，间接探测法主要用于表浅器官的探测，在探头与人体之间加以水囊、耦合块等，或使表面不平整的被检部位得到良好耦合，以及保护某些被检组织（如角膜）不受擦伤。在扫查中，应注意利用患者呼吸等某些生理特点，适当转换体位，通过不同断面的全面观察，获得一个完整的立体概念。

扫查的主要技巧如下：

1.连续滑行扫查

在选定的检查部位做纵向、横向或任意方向的连续平移扫查，使检查者快速初步确定被检查目标的轮廓形态和边界，明确其毗邻关系，以建立初步的立体概念。

2.立体扇形扫查

在固定的检查部位连续侧动探头，使声束平面做扇形扫查，可在一个主体的扇形范围内，观察脏器及病灶的整体情况。

3.十字交叉扫查

用于鉴别病灶形状或做中心定位。探头在相互垂直的两个方向上连续滑行扫查，通过两次扫查所获得一系列图像，可以确定检查目标的整体空间定位。

4.加压扫查

对探头适当加压。一方面可以排开肠气干扰，同时可以控制探头与检查目标之间的距离和声束入射角度，使检查目标处于最佳聚焦区，改善图像质量。

三、图像分析原则

1.位置、外形、结构

脏器位置外形的改变与疾病有较大关系，如肝脾等脏器的损伤，各种先天性疾病、肿瘤、炎症等均可造成脏器位置外形的改变。超声图像分析为超声诊断中最为重要的环节，分析各层次的厚度、排列、有无占位等做出各种疾病的诊断。高频超声可用于体表检查，显示皮肤及皮下肌层与排列改变。

2.液性暗区

游离液积聚成为无回声暗区。如液性暗区中不含微粒，则其声阻抗完全均匀，声束在声阻抗差别为"0"的液区中无任何界面散射或反射，故呈现无回声区；液性暗区中含少量微粒时，则出现散射微粒点，在分析判断时，不致发生困难；暗区中含多量微粒时，其浓度高，分布至全区时，则病变区中充满散射光点，稍一不慎，可将此误认为"实质性病灶"。鉴别方法：①液性暗区的后壁回声明显增强；②液性暗区的后方呈明显增高片条状回声；③体位改变可显示该区中散射光点游动；④压放试验可显示该区中散射光点游动。

组织间积液可呈规则的圆球体形、椭圆球体形，还可呈梭形；脏器间积液多呈圆球体形、椭圆球体形；含液脏器间液量增加初始其液区外形类似于圆形，但往往在短轴方向增加的比例远较长轴方向明显，如胆囊肿大、肾盂积液等；体腔积液量少时先沿该腔的最低位及腔间隙形态分布，如胸腔积液先见于肋膈角，腹腔积液在侧卧位时先见于下方一侧的侧腹部，盆腔积液先见于膀胱（子宫）直肠窝及膀胱上三角区。积液量多时随其分布而发生形态改变。潜在间隙内的积液一般按该间隙的解剖形态分布，但在胰腺炎后腹膜后间隙积液，则无定态，可在腹膜后占据很大范围，亦可进入大网膜、肠系膜内，甚至可达胸腔。

3.出血

出血区在声像图上的表现因其出血量的多少、超声检查距出血时间的长短、出血的部位等可显著不同。在组织内、实质性脏器内的出血小点（直径为2mm以下）于出血后 2～3 周呈现较高回声光点；组织内、实质性脏器内的出血小区，在1周内多为不均匀低回声区，3～4 周呈现圆形或不规则高回声区，此高回声的后方无声影存在。出血在液腔或管道内，呈现腔道内回声模糊、透声性下降；而膀胱血块，平卧位时呈现附壁高回声"团块状"反射，令患者迅速来回转体，可显示其为无定形体且在尿液中游动。多量出血形成血肿者（如脾包膜下血肿），早期表现上层为清液、底部具有条带形或块状高回声体，略转体位则见沉淀的条块状物浮起。胸腔积血由于心搏与呼吸的"去纤维作用"，很少显示血块沉淀。

4.炎症

急性炎症病理特征为血管扩张及通透性增加。以血管通透性增加为著者的表现有：

（1）脏器局部或全部肿胀。

（2）低回声型水肿：如急性胰尾部炎症常呈低回声肿胀区，急性胆囊炎胆囊壁水肿增厚。

（3）高回声型水肿：急性炎症区波及周围结缔组织，或结缔组织本身水肿时产生。表现为结缔组织的明显增厚及弥漫性回声增高。此种回声增高的声学解释为，大量弥漫小水肿点（区）与脂肪结缔组织的声阻抗差别较大，故散射回声功率较高。急性炎症的高回声型水肿最近引起人们注意，如急性憩室炎中结肠系膜及结肠周围脂肪组织水肿，胰腺炎中胰周脂肪水肿，阑尾炎中的阑尾系膜与周围脂肪水肿等。

（4）静脉血栓形成：浅部组织炎症可在其深部或周围静脉呈现血栓形成。用 10～12MHz 或以上的高频超声探头可显示炎症区周围静脉小管腔。血栓形成则管腔封闭。

（5）脏器活动受限。

5.肿块

囊性肿块内含液体，与实性肿块在声像图上有一定的差别，但是，单凭外形（圆、椭圆）、内部回声、有无后方回声增强和侧边声影其中之一来加以鉴别，均不可靠。应根据外形、边界回声、后方回声等进行综合分析。如有不少囊性肿块合并感染或出血，内部可以出现强回声；有的淋巴瘤呈圆形、椭圆形，边界清晰、光滑、整齐，内部几乎呈无回声，有时酷似囊性肿块；又如部分小肝癌（≤3cm）因有假包膜，其边界清晰、光滑，呈圆形，可有轻度后方回声增强等。总之，根据若干声像图及彩色多普勒综合分析才比较可靠。

6.气体

气体的声阻抗极低，其与软组织间的声阻抗差最大，达 4100 倍以上。与软组织间的振幅反射系数约为 99.97%，可称强反射。气体的超声表现如下：

（1）明亮光带：于肺表面、胃腔前壁均可见极为明亮的光带，此种明亮光带只能存在于上述脏器内。如明亮光带内容外溢至肝、脾前方，应立即想到胃、肠穿孔的可能。外加光带指示该区存在不正常气体。括约肌切开术、胆管-肠道吻合术或胆管产气细菌感染可显示外加明亮光带。此外，胆囊内产气菌感染、胆囊-肠腔内瘘、肾盂产气菌感染、膀胱产气菌感染等，均可出现有关各脏器内的明亮光带。

（2）振铃状伪差：薄层液面下的气体最易发生振铃状伪差。声像图上为明亮光带的下方长条状反复叠置的明亮光带，延伸极深。

（3）自行移位：属于抗重力性移位。例如肝管内积气时，左侧卧位可使亮带向右侧肝管方向移位变化。

（4）随呼吸或胃肠道运动而活动：指在正常肺及胃肠道中的气体。根据气体的表面分布，可鉴别其处于小肠或结肠内。小肠内气体呈平线状或浅弧状，变动较频繁；结肠内气体呈分散小堆状，表面带圆弧形，变动较少。

（5）近年发展的超声造影剂：绝大部分属微气泡型，注入静脉后使血管腔显示清晰；少数则在内脏实质或心肌肌层内应用，亦可注入腔道内造影。

7.活动、蠕动

（1）活动：如胎动、胎心搏动、蛔虫扭动、横膈呼吸运动等。

（2）蠕动：如胃、肠道蠕动均具有规律性。蠕动过强者可由于部分梗阻所致；蠕动过少者可因肠麻痹、肿瘤、完全性梗阻所致。

8.结石

结石声阻抗甚高，其与软组织间振幅反射系数超过50%，具有强反射回声，其声衰减较软组织大6～15倍。

（1）表面：强回声弧状面由高反射系数所致。其两个侧面隐约可见但无明显线条，后壁常不可辨认。但含钙量低的疏松结石，表面回声不强。

（2）后方：出现声影。清晰声影者其含钙量高；模糊声影者含钙量低。结石（或钙化）其横径<2mm者，后方绕射现象使两侧声束交叉，而将结石衰减所致的声影照亮、抵消。

（3）重力移位：结石比重较大，体位改变时，在囊内、腔内、游离于管道内的结石可显示重力移位，如胆囊结石、膀胱结石等。胆总管结石在头低足高位时有时亦可显示重力移位。

第四章 腹部超声危急值的诊断与鉴别诊断

第一节 肝破裂

> 肝破裂的危急值分类为"红色",需出具报告后 10 分钟内通报临床医生

一、概述

肝是人体重要的器官,其血容量相当于人体总量的 14%,一旦破裂,出血量较大,出血速度较快,若不能及时治疗可引起失血性休克,甚至危及生命。肝破裂还可导致患者肝功能严重受损,部分患者可伴发感染、胆汁外漏等并发症,病死率相对较高,因此对肝破裂的及时诊断、治疗是挽救患者生命的关键。

对于有外伤史或肝肿瘤史的患者,当出现右上腹部剧烈疼痛并发大量腹水,同时伴有皮肤苍白、血压下降、心率增快等失血性休克症状时要高度怀疑肝破裂。肝破裂病死率取决于肝破裂的等级、是否伴有其他器官损伤及患者血流动力学状态。超声应迅速完成肝的全面检查,注意观察肝回声是否改变,明确是否存在破裂、破裂的部位、范围、类型及是否并存其他器官损伤,还应及时、准确地判断有无腹腔内出血及血肿等情况。超声造影(contrast-enhanced ultrasound,CEUS)可以提高肝破裂的检出率,造影剂外渗提示活动性、持续性出血,需要立即上报,并进行外科手术或介入治疗。

肝破裂在腹部损伤中占 20%~30%,是开放性腹部外伤中最容易受伤的器官且右肝破裂较多;肝肿瘤破裂在肝肿瘤患者中的发生率为 3%~15%。肝破裂早期,出血是其死亡的主要原因,晚期主要风险为迟发性出血、胆瘘、继发腹腔感染、肝衰竭等并发症。

二、病因病理

肝破裂的病因分为自发性和外伤性,自发性肝破裂多数由肿瘤引起;外伤性肝破裂可分为:①开放性损伤,由锐器或弹片引起,与皮肤贯通;②闭合性损伤,由钝性外伤如撞击、挤压等原因所致,与皮肤不相通。其中闭合性损伤常见 3 种类型:肝包膜下血肿、肝中央破裂、真性肝破裂。

1994 年美国外科创伤协会(AAST)脏器损伤分级委员会(OIS)按损伤程度,将肝外伤分为 6 级

（表4-1），根据临床需要，Ⅰ、Ⅱ级损伤属于轻度肝外伤，Ⅲ~Ⅵ级定为严重的肝外伤。

4-1 美国创伤外科协会肝损伤分类

级别	类型	具体损伤情况
Ⅰ级	血肿	被膜下，<10%肝表面积
	裂伤	被膜撕裂，肝实质裂伤深度<1cm
Ⅱ级	血肿	被膜下，占肝表面积10%~50%；位于肝实质内，直径<10cm
	裂伤	被膜撕裂，肝实质裂伤深度1~3cm，长度<10cm
Ⅲ级	血肿	被膜下，>50%肝表面积；位于包膜下或肝实质血肿；肝实质内血肿直径>10cm或为扩展性
	裂伤	肝实质裂伤深度>3cm
Ⅳ级	裂伤	肝实质破裂累及25%~75%肝叶或1~3个肝段裂伤
Ⅴ级	裂伤	肝实质破裂累及75%以上肝叶或单个肝叶中累及3个以上肝段
Ⅵ级	血管	肝附近静脉损伤，如肝后下腔静脉或主要肝静脉损伤
	血管	肝撕脱

三、症状体征

1.腹痛

轻微破裂时，出血和胆汁外渗不多，且在短期内多能自行停止，故临床表现轻微，一般仅有上腹部疼痛，很少出现休克，且症状可逐渐消退；严重肝裂伤或贯通伤时，因肝内较大胆管和血管断裂，腹腔内出血和胆汁渗出较多，可出现剧烈腹痛。

2.出血

因肝组织破裂，导致腹腔内出血，血液有时可通过受伤的胆管进入十二指肠而出现黑粪或呕血，称为外伤性胆道出血。

3.失血性休克

患者表现为面色苍白、肢端湿冷、脉搏细速、心率增快、血压下降、少尿无尿。

四、超声检查

1.常规超声

肝破裂患者因超声检查时间不同，声像图表现不同。

（1）创伤早期肝实质回声不均匀，回声稍高或高低回声不均匀，边界不清晰；创伤晚期肝内可见稍低回声或混合回声，内部多伴有不规则无回声。

（2）自发性肝破裂时，肝包膜回声中断，不完整，肿瘤径线一般较大且位于肝表面，内部回声混杂，肿瘤周围肝实质回声紊乱、不均匀。

（3）腹腔可探及积液，积液可位于右侧膈下、肝肾隐窝、盆腔及左右侧腹，腹腔穿刺抽出血性液体有助于诊断。

（4）当大量出血时还可见低回声血肿图像，包膜下血肿表现为肝包膜与实质间形成边界清晰的梭形或不规则形的无回声。

2.超声造影（CEUS）

CEUS可以清晰地显示肝破裂的程度、肝包膜的受累情况、血肿直径及活动性出血。

（1）外伤性肝破裂的病灶区表现为动脉期、门静脉期和延迟期均呈低增强或无增强，与周围肝实质界限清晰。

（2）自发性肝破裂时肿瘤内部造影模式遵循肿瘤自身性质，肿瘤边缘肝包膜不完整。

（3）当有活动性出血时造影剂外溢，溢出的造影剂多少不一，呈不规则斑点状及斑片状高增强或等增强。如果造影剂外溢表现不典型，但肝周边的积液区逐渐出现增强，则意味着仍有活动性出血。

（4）肝外血肿则表现为动脉期、门静脉期和延迟期均无增强。

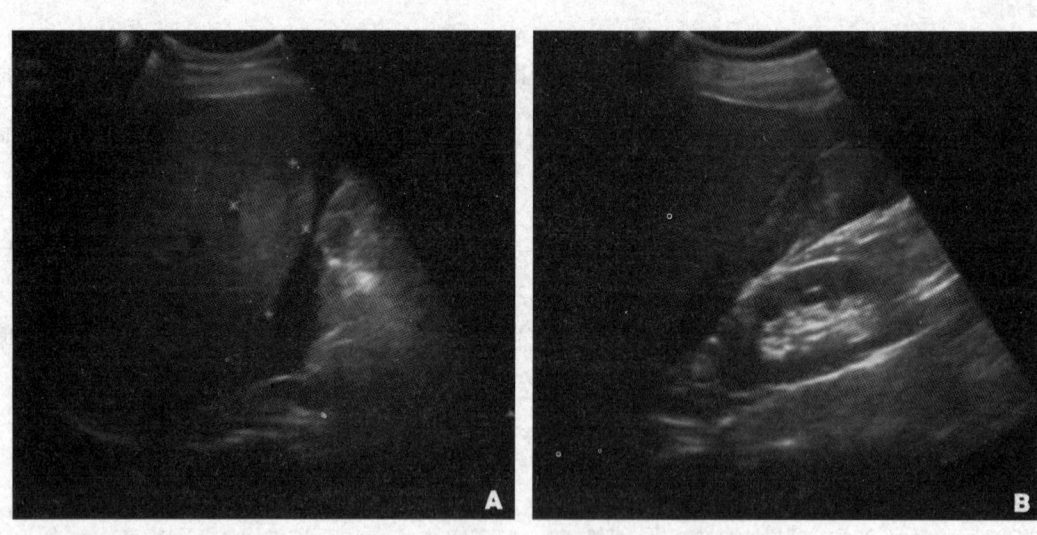

图4-1 肝破裂

超声所见：肝脏形态饱满，包膜光滑，边缘钝，实质回声致密增强不均，右前叶实质内可见片状回声增强区，边界不清，形态不规整，范围约7.5cm×3.7cm（图A），其内未见明显血流信号，肝内纹理显示欠清晰，肝外胆管及门静脉因气体干扰显示不清。肝肾间可见一带状不均质回声，范围约10.0cm×2.4cm（图B）。

五、其他检查

1. 实验室检查

出血较多时血红蛋白、红细胞计数呈进行性下降,白细胞计数可升高。

2. X 线检查

常见右抬高且运动减弱甚至消失,少数病例可发现右侧胸腔积液或气胸。

3. CT 检查

具有较高的敏感度及特异度,可以清晰显示肝破裂的部位及程度,并可以据此对肝破裂进行分级。

4. 血管造影

多用于诊断原因不明的反复出血,了解出血部位、动静脉瘘或动脉-胆管瘘等并发症,还可经肝动脉注射栓塞剂治疗肝破裂出血。

5. 腹腔穿刺

肝外伤合并内出血时可抽出血液或胆汁,对闭合性肝外伤诊断准确率较高。

六、诊断及鉴别诊断

1. 诊断

根据腹部外伤史或肿瘤史,患者有不同程度的失血性休克表现、明显的腹膜炎体征,结合典型的超声表现,如肝轮廓不规则、肝包膜连续性中断、肝实质内不均匀回声区特别是破裂较严重时,腹腔出现积液及血肿,穿刺抽出不凝血即可诊断。

2. 鉴别诊断

(1) 肝脓肿:肝内出现低回声或混合性回声区,脓肿壁一般较厚,不规则,内部透声不好,脓液黏稠时无回声区内可见密集弱点状回声,随体位改变而浮动,有严重感染中毒症状

结合病史及实验室检查可鉴别诊断。

(2) 肝棘球蚴病:囊肿的囊壁较厚,无外伤史,与正常肝组织分界清晰,可见大小不的圆形小囊,呈典型的"囊肿囊"结构。囊肿内有砂粒样强回声,患者有在牧区居住或与羊、犬等密切接触史,棘球蚴囊液皮内试验予以鉴别。

(3) 肝囊肿:典型的肝囊肿声像图为透声良好的圆形或卵圆形无回声区,囊壁菲薄,后方回声增强,结合外伤及肝肿瘤史可鉴别。

第二节 脾破裂

> 脾破裂的危急值分类为"红色",需出具报告后 10 分钟内通报临床医生

一、概述

脾脏是血供丰富而质地脆弱的实质性器官,脾破裂会引起患者大量出血,持续的出血导致失血性休克,如果治疗不及时可危及生命,因此早期诊断破裂具有重要的临床意义。

超声在脾破裂诊断中起着重要的作用,可以探查脾解剖结构的紊乱和相关器官的损伤灵敏地探测到腹部游离性积液,从而预测患者血流动力学状态。超声应重点检查脾脏有无肿大,包膜是否完整,实质回声是否均匀,周围有无积液,周围器官有无异常改变等。

根据外伤史和典型的声像图特征,脾破裂诊断并不困难。但是脾破裂早期部分患者脾实质及包膜无明显改变,声像图无明显特异性时,还应结合患者既往病史、症状体征、受伤部位而进行鉴别诊断,高度可疑者不要过早排除脾破裂,延迟性脾破裂可导致病死率显著增加,无法控制的出血仍然是脾破裂致死的主要原因,当超声发现游离腹水且持续增多时,需及时上报并密切随访。

脾破裂在腹部创伤中发生率可高达 40%~50%,在腹部闭合性损伤中最常见,在腹部开放性损伤中因其体积较小,受伤机会小于肝。脾脏因其血供丰富,损伤后早期风险主要是失血性休克,晚期风险为延迟性包膜下血肿破裂或假性动脉瘤破裂。

二、病因病理

脾破裂的病因:①外伤性,包括钝性腹部挤压外伤、高空坠落伤、枪击或锐器穿透伤;②病理性,慢性病变时脾增大、质地脆弱,稍受外力影响(如咳嗽、急转身等),即可发生破裂,常称为"自发性脾破裂"。根据破裂的范围和程度,脾破裂可分为 3 种类型:①被膜下脾破裂;②中央型脾破裂;③真性脾破裂。临床上所见的脾破裂,约 85% 为真性脾破裂。

1994 年美国创伤外科协会(AAST)-器官损伤严重程度评分(OIS),被视为脾创伤分类的金标准(表 4-2),结合了脾脏破裂解剖损伤等级和患者的血流动力学状态,是指导脾外伤处理的有效方法。

表 4-2 美国创伤外科协会脾创伤分类

级别	类型	具体损伤情况
Ⅰ级	血肿	被膜下，<10%脾表面积
	裂伤	被膜下，脾实质裂伤深度<1cm
Ⅱ级	血肿	被膜下，占脾表面积10%~50%或脾实质内径<5cm
	裂伤	被膜撕裂，脾实质裂伤深度1~3cm，不包括脾小梁血管
Ⅲ级	血肿	被膜下，>50%脾表面积或扩展性；被膜下破裂或脾实质血肿；脾实质内血肿，直径>5cm或为扩展性
	裂伤	脾实质裂伤深度>3cm或包括脾小梁血管
Ⅳ级	裂伤	脾裂伤累及段或脾门血管，导致大部分脾失血供
Ⅴ级	血肿	脾完全碎裂
	裂伤	脾门血管损伤，脾失血供

三、症状体征

脾破裂的临床表现很不一致，它的严重程度与破裂类型、失血量、失血速度及伴发伤有关，如多发性创伤易被其他器官创伤症状所掩盖而难以确诊。

1. 腹痛

通常以左腹部为主，因左侧膈肌受积血刺激而引起左肩牵涉痛，还可出现肌紧张、压痛、反跳痛及叩击痛。

2. 失血性休克

脾脏血供丰富，即便较小的脾实质撕裂，出血量也可在750~1000ml亦可以表现出贫血貌，心率加快，严重的脾破裂或伴有脾蒂撕裂时，出血量很大，患者可迅速发生出血性休克。

四、超声检查

1. 常规超声

（1）脾脏实质回声不均匀，呈高低不均匀回声、稍低回声或混合回声，内部多伴有不规则无回声，边界模糊。破裂严重时可见脾包膜连续性中断，形态异常，内部回声杂乱。

（2）脾脏周围及腹腔还可见游离性积液，存在包膜下血肿时，脾包膜下与实质间可出现边界清晰的新月形或不规则形的无回声，如脾蒂损伤，脾内则探及不到彩色多普勒血流信号。

2. 超声造影（CEUS）

CEUS 已被证明是诊断脾破裂的有效方法，可提高脾破裂的检出率。CEUS 可以清楚地显示脾撕裂的程度、脾包膜的受累情况、血肿直径及活动性出血。

（1）脾破裂表现为脾实质内出现无增强或低增强区，一般来说这种改变在静脉期表现明显而动脉期由于造影剂在红髓和白髓的移动，产生"斑马"征的增强模式，因此很难确定脾损伤图。

（2）当造影剂外溢，呈现出如水流样流出或喷泉状喷射出脾包膜的高增强或等增强区，则强烈提示存在活动性出血，外溢的造影剂在实质晚期持续明显。

（3）如脾完全性灌注缺失，则表明有脾蒂撕脱的可能

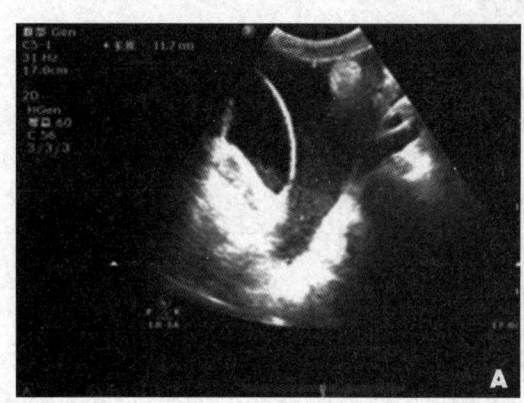 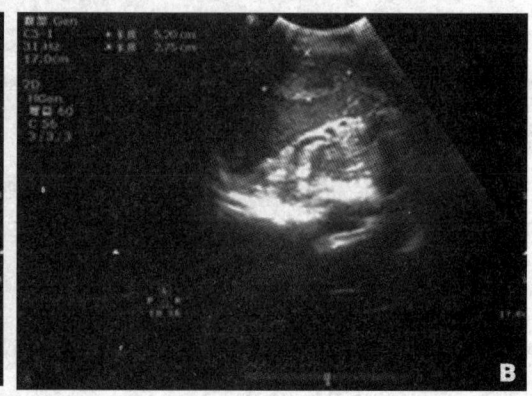

图 4-2 脾破裂

超声所见：脾脏厚约 4.6cm，形态欠规整，实质内可见不均质回声，范围约 5.2cm×2.8cm（图 A），形态欠规整，边界欠清晰，余实质回声尚均匀，脾静脉不宽。肝周、脾周、肠管间及双侧髂窝可见液性暗区，最深约 11.7cm（图 B）。

超声提示：①声像图改变，考虑脾破裂；②腹腔积液。

五、其他检查

1. 实验室检查

出血较多时血红蛋白、红细胞计数呈进行性下降，白细胞计数可升高。

2. CT 检查

可发现脾及脾周血肿、腹腔积血，但诊断微小的脾外伤不及超声敏感。

3. 腹腔穿刺

穿刺抽出不凝血有助于诊断，具有快速、准确诊断的优点，有一定的创伤超声引导下穿刺可减少其他并发症的出现。

六、诊断及鉴别诊断

1. 诊断

当患者有外伤史或病理性脾大史，伴有不同程度的腹痛特别是左上腹疼痛及失血性休克时，如面

色苍白、血压下降等表现，尤其腹腔穿刺抽出不凝血患者，应高度怀疑脾破裂。超声诊断脾破裂的主要征象有脾大、包膜不连续、实质内异常回声、包膜下异常回声间接征象为腹水。在明确诊断脾破裂时还应考虑解剖结构紊乱、相关器官损伤和血流动力学状态。

2.鉴别诊断

（1）脾分叶畸形：为临床少见变异，脾分叶处深陷的脾切迹表现为自脾表面向内延伸的裂隙状回声带，正常情况下脾叶间紧密贴合，裂隙状回声仅表现为很细的强回声，不易显示。腹腔有积液时分叶间隙被液体充盈，切迹处呈条状液性暗区，在有腹部外伤史时可被误诊为在脾破裂，动态观察有助于鉴别。

（2）脾梗死：为各种原因起的脾动脉主干或分支栓塞所致的脾局部缺血性坏死，典型表现为出现为尖端朝向脾门部楔状或不规则形低回声区，基底部位于脾边缘区，发生液化坏死时可出现无回声区，彩色多普勒超声（Color Doppler flow imaging，CDFI）未见明显血流信号。

第三节 胰腺损伤

> 胰腺损伤的危急值分类为"红色"，需出具报告后10分钟内通报临床医生

一、概述

胰腺损伤死亡率达20%左右，当涉及周围大血管时死亡率高达70%～80%。导致胰腺损伤病情危重的原因主要有以下几方面：胰腺损伤很少单独发生，在大多数情况下至少有一种共存的损伤，60%是十二指肠病变。主胰管（MPD）破裂后多发生胰瘘，腐蚀性胰液侵蚀邻近血管和周围脏器，伴有脓肿发生。胰腺邻近下腔静脉、门静脉和腹主动脉等较大的血管，损伤并存严重失血，因此早期、准确的诊断对降低患者严重并发症和死亡率是至关要的。

胰腺位于腹膜后，常受到肠管气体影响，因此常规超声检查并不是胰腺损伤的首选检查方法，但是超声对于胰腺周围积液、腹水及胰腺假性囊肿的诊断敏感度较高。此外胰腺超声造影（CEUS）可显示胰腺血流灌注情况，可用于重症患者床边的诊断或外伤现场，特别是对于血流动力学不稳定的患者，CEUS是首选的成像方法。一旦发现胰管损伤、出现腹膜刺激症状或血流动力学不稳定，需要及时进行上报，尽早进行手术治疗。

胰腺损伤相对不常见，占腹部损伤的1%～2%，是仅次于脾脏、肝脏和肾脏的第四种最常见的实体器官损伤。

二、病因病理

胰腺损伤多因上腹部外力冲击，强力挤压胰腺使其紧靠脊柱造成的。胰腺损伤的部位随外伤部位和外力的方向而异，以胰头、体部常见。当作用于右上腹或脊柱右侧方时，损伤多为胰头部，常合并有十二指肠、胆道及肝损伤，此类损伤后果严重，死亡率高；当作用于上腹中部时，损伤多为胰颈、胰体部的部分或完全断裂，常合并有肠系膜上动脉损伤；当作用于脊柱左侧方时，胰尾部常易受伤，多伴有脾破裂。

美国创伤外科协会（AAST）根据主胰管的完整性提出的胰腺损伤量表，能够准确描述损伤程度，影响治疗管理，是目前普遍接受的分类方案（表4-3）。

表4-3 美国创伤外科协会胰腺损伤分类

级别	类型	具体损伤情况
Ⅰ级	血肿或裂伤	无导管损伤的轻微挫伤或浅表撕裂伤
Ⅱ级	血肿或裂伤	无导管损伤的组织损伤较大的挫伤或撕裂伤
Ⅲ级	裂伤	远端横断或实质损伤伴导管损伤
Ⅳ级	裂伤	近端横断或涉及壶腹的实质损伤
Ⅴ级	裂伤	胰头大面积破裂

三、症状体征

胰腺损伤患者通常具有急性胰腺炎的症状，典型的临床三联征是上腹痛白细胞计数增多和血清淀粉酶水平升高，然而部分成人在最初24小时甚至几天内可能没有这种症状，因此无论是在创伤过程的早期还是晚期，如高度怀疑胰腺损伤，必须密切随访。

1.腹痛

胰腺破损或断裂后，胰液可积聚于网膜囊内而表现为上腹部明显压痛及肌紧张，还可因膈肌受刺激而出现肩部疼痛，外渗的胰液经网膜孔或破裂的小网膜进入腹腔，可很快引起弥漫性腹膜炎伴剧烈腹痛。

2.出血

胰腺损伤腹腔出血的发生率为5%～10%，当合并有大血管损伤时出血量大可危及生命。

3.脓肿

胰腺损伤脓肿发生率为10%～25%，通常与胰管破裂，胰液渗漏后导致胰腺周围组织坏死有关。

四、超声检查

胰腺损伤常伴发多器官损伤，增加了胰腺损伤诊断的复杂性。

1.常规超声

（1）胰腺损伤轻微时外形可正常，损伤严重时则增大、外形不规整，轮廓模糊，与周围组织界限不清晰。

（2）实质回声分布不均匀，高低回声不均匀，可伴有点状或片状无回声区，严重者胰腺可见断裂口，如整个胰腺实质横断则提示胰管损伤。

（3）胰腺周围可见由胰液渗出和出血形成胰周积液，在创伤患者中可能是胰腺挫伤的标志，因此腹膜后或腹腔出现积液有助于诊断。

（4）胰腺假性囊肿可以在胰腺创伤数周或数月后形成，因胰液、血液及坏死物质刺激周围结缔组织增生，故囊壁一般较厚，囊液较浑浊

2.超声造影（CEUS）　由于胰腺和胰腺周围微循环灌注存在差异性，相对于常规超声CEUS能更好地评估胰周间隙的情况。

（1）胰腺创伤区域表现为动脉期和实质期的无增强或低增强区。

（2）造影剂外渗提示存在活动性出血

五、其他检查

1.实验室检查

升高或持续升高的淀粉酶水平是胰腺损伤的可靠指标，但它与损伤的严重程度无相关性，且具有时间依赖性，少部分患者在损伤后的最初8～12小时可能正常。

2. CT检查

是目前诊断胰腺损伤首选方法，可通过胰腺损伤的直接或间接征象进行诊断，如胰腺轮廓是否清晰、胰腺有无完全横断及胰周积液是否存在。

3.内镜逆行胰胆管造影术（ERCP）

能高度准确诊断主胰管损伤，同时对胰管损伤具有一定的治疗作用，但具有侵袭性和发生术后相关胰腺炎的风险。

4.磁共振胰胆管成像（MRCP）

无创性评估胰管,通过影像重建为临床提供三维胰管影像,可作为内镜逆行胰胆管造影术的一种非侵入性替代方法。

六、诊断及鉴别诊断

1.诊断

结合上腹部创伤病史、上腹明显压痛及肌紧张体征,应考虑胰腺损伤的可能超声可发现胰腺包膜不完整、回声不均匀,胰腺周围可见低回声血肿及积液,血淀粉酶和腹腔穿刺液淀粉酶升高,对诊断有参考价值。

2.鉴别诊断

(1)胰腺囊肿:表现为胰腺实质单发或多发的无回声区,边界清晰,多数内部透声良好后方回声增强,较小的囊肿一般不引起胰腺形态改变,胰腺与周围组织分界清晰,周围无积液。

(2)胰腺囊腺瘤或囊腺癌:多为囊性为主或囊实混合性的肿瘤,囊性部分透声欠佳,囊壁不均匀增厚,实性部分不规则,彩色多普勒超声(CDFI)可探及血流信号。

第四节　肾外伤

> 对可疑肾门损伤、持续性出血或存在肾盂、输尿管撕裂的危急值分类为"红色",需出具报告后10分钟内通报临床医生

一、概述

肾外伤是指肾受到外来暴力的打击导致肾及其血管不同程度的破坏。发生率占所有外伤的1%～5%,占所有腹部外伤的10%。在泌尿系损伤中最常见,多见于中、青年男性,男女患者比例约3∶1。

部分肾挫裂伤的患者可通过非手术治疗来挽救肾,但必须明确肾的创伤程度,以权衡手术和非手术治疗给患者带来的风险及获益。对于血流动力学不稳定(收缩压<90mmHg)、肾周见搏动性血(有持续性出血)或可疑肾盂输尿管或肾门血管损伤的患者,由于危及生命应立即手术。而对于其他肾挫伤的患者,可动态观察肾的轮廓是否肿大和完整,肾包膜有无局限性膨隆和异常,肾实质和肾窦部结构有无异常。对肾实质裂伤和肾盏撕裂,应动态观察肾内血肿和包膜下血肿的位置和范围,并仔细寻找肾撕裂口的位置与大小。同时还应注意检查其他脏器,如肝、脾及胰腺等有无合并创伤,以便临床采取相应的治疗措施。

超声对于肾外伤检查的优势：①动态观察创伤后肾是否继续出血，或对肾创伤经非手术治疗后的转归情况进行观察；②超声既能显示肾内和肾周围血肿的大小与范围，还可以同时检查有无合并其他脏器的创伤，并做出诊断和鉴别诊断。此外对于无法明确有无活动性出血的患者，应用超声造影不但可以迅速而准确地判断有无活动性出血及挫裂伤的程度，还可根据声像图特征进行病理分型，为临床选择合理的治疗措施提供依据。

二、病因病理

绝大多数肾外伤（90%~95%）是由钝器损伤，最常见的是机动车辆碰撞、高空坠落、袭击和运动相关的损伤，少数（5%~10%）是由于穿透性损伤，如枪伤和刺伤。偶然的医疗操作如肾穿刺、泌尿外科腔内检查或治疗也可发生肾损伤。美国创伤外科协会（AAST）肾器官外伤分级（OIS）见表 4-4。

表 4-4 美国创伤外科协会肾器官外伤分级（2018 年修订版）

级别	类型	具体损伤情况
Ⅰ级	血肿/挫伤	包膜下血肿和（或）无撕裂的实质挫伤
Ⅱ级	血肿/裂伤	（A）肾周血肿局限于肾筋膜
		（B）肾实质撕裂伤深度≤1cm，无尿外渗
Ⅲ级	裂伤/血管伤	（A）肾实质撕裂>1cm，无尿液外渗
		（B）有局限在肾筋膜内的活动性出血
		（C）局限在肾筋膜内假性动脉瘤/动静脉瘘
Ⅳ级	裂伤、尿外渗/血管伤	（A）实质撕裂伤延伸至集合系统伴尿液外渗
		（B）肾盂撕裂和（或）完全性输尿管肾盂断裂
		（C）节段性肾静脉或动脉假性动脉瘤/动静脉瘘
		（D）活动性出血超出肾筋膜至腹膜后或腹腔
		（E）节段性动脉血栓所致的节段性或完全性肾梗死，无活动性出血
Ⅴ级	肾碎裂	失去可辨认的肾实质解剖
		肾动脉或肾静脉或肾蒂撕裂，且活动性出血
		主要肾动脉或静脉撕裂或门部撕裂

60%~80%的肾外伤伴有其他器官创伤，临床上常见合并的器官有肝脏、脾脏、肺、胃和胰腺等。

三、临床表现

肾外伤的临床表现与外伤类型和程度有关，常不相同，有时同一肾脏可同时存在多种病理类型外伤。在合并其他器官外伤时，肾外伤的症状有时不易被察觉。

肾外伤的主要临床表现为伤侧腰腹部肿胀、疼痛或强直。约 80%的患者伤后有不同程度的镜下血尿或肉眼血尿，但血尿与外伤程度并不一致。由于血肿、尿外渗易继发感染、发热甚至导致肾周脓肿或化脓性腹膜炎，可伴有全身中毒症状，创伤程度较重者可出现休克。

四、超声检查

1.肾挫伤

肾轮轻度肿大，实质内见局限性高回声带或较小的低回声与无回声区。肾被膜下可有小血肿回声。

2.肾实质裂伤

肾脏弥漫或局限性肿大，肾包膜局部向外膨出，内为透声不好无回声区。实质内及肾周边显示边缘不规则的低回声或无回声区。

3.肾盏撕裂

肾脏形态明显增大，但包膜连续。实质内见不规则小无回声区。肾窦扩大，外形不规整或回声散乱，与肾皮质分界不清。当肾盂内有积血时，肾盂肾盏不同程度地分离扩张堵塞输尿管时，肾盂内见无回声区内浮动的点状回声或低回声团块。

4.肾广泛性撕裂

肾脏可完全性断裂或断裂成数块，与肾脂肪囊内血肿和血凝块混杂在一起模糊不清。

超声造影对肾外伤具有很高的敏感度和特异度，能够很准确地确定创伤部位和程度，并且能观察是否有活动出血。

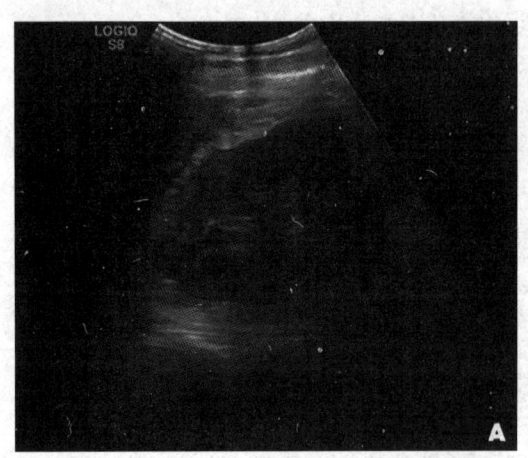 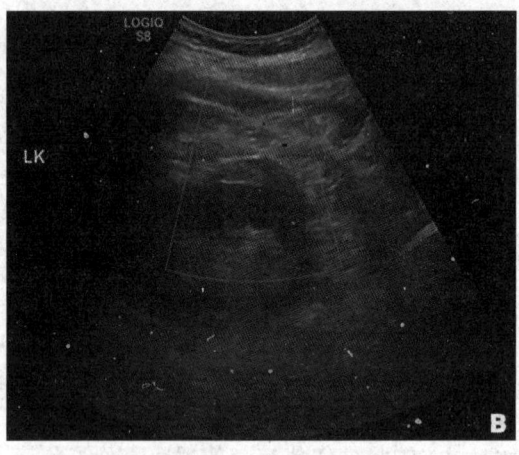

图 4-3　肾外伤

超声所见：提示：左肾中上极实质回声不均，范围约 4.9cm×1.7cm（病例 9 图 1），左肾中极周边可见一中低回声区，范围约 4.4cm×1.2cm（病例 9 图 2），形态尚规整，边界尚清晰，与左肾关系紧密，未见明显血流信号。考虑左肾挫伤可能。

五、其他检查

1.实验室检查

血尿是肾外伤的重要依据之一，但当肾蒂损伤、动脉血栓形成或肾盂输尿管连接处破裂时，可无血尿。血红蛋白与血细胞比容持续降低提示有活动性出血。白细胞计数增多应考虑存在感染。血清碱性磷酸酶的变化对早期肾损伤有一定帮助。此外，还应监测肾功能变化，及早防治肾衰竭。

2. X线检查及静脉肾盂造影

肾轻微挫伤和出血在肾内或肾包膜下时，肾外形多无明显改变，当肾周围血肿时，肾区和腰大肌上部均模糊不清，并有腰椎健侧侧凸。当血流进入腹膜腔后，可引起腹膜刺激症状并继发感染，产生胃肠道反射性积气及麻痹性肠梗阻的表现。同侧膈肌运动可受限。

静脉尿路造影不仅能显示损伤肾的情况，也可观察对侧肾的形态及功能。

3. CT检查

CT平扫及增强可清晰显示肾实质裂伤程度、尿外渗和血肿范围，以及肾组织有无活力，并可了解与其他器官的关系。CT尿路成像（CTU）可发现患肾造影剂排泄减少，造影剂外渗，可评价肾外伤的范围和程度。CT血管成像（CTA）可显示肾动脉和肾实质外伤的情况，也可了解有无肾动静脉瘘创伤性肾动脉瘤，若伤侧肾动脉完全梗阻，提示有外伤性血栓形成。

4. MRI检查

可显示肾皮质及髓质的断裂部位、程度和血肿范围，并有助于肾内血肿的分期。5.动脉造影 适用于尿路造影未能提供肾损伤的部位和程度，尤其是伤侧肾未显影，选

择性肾动脉造影可显示肾动脉和肾实质损伤情况。

六、诊断及鉴别诊断

1.诊断

根据患者外伤史，并结合患侧腰部肿胀、疼痛并伴有血尿等临床表现，结合影像学检查，临床可诊断肾外伤。

2.主要的鉴别诊断

以超声为主。

（1）肝、脾破裂：患者有外伤史，肩部放射性疼痛提示肝或脾存在损伤。此外，肝破裂常伴有肝内胆管断裂，胆汁沾染腹膜，因此，腹膜刺激症状较明显，结合超声及CT检查肝、脾破裂的诊断不难鉴别。

（2）输尿管结石伴尿外渗：患者有肾结石病史，患侧肾盂积水伴输尿管扩张，输尿管远端显示结石影。

（3）肾肿瘤破裂：患者有肿瘤病史，多无外伤史，常突发腰部疼痛。超声显示患侧肾内见实性占位，内部可见丰富血流信号。

第五节　急性胆囊炎并发胆囊穿孔

> 胆囊穿孔的危急值分类为"红色"，需出具报告后 10 分钟内通报临床医生

一、概述

各种原因引起的急性胆囊炎症或慢性胆囊炎急性发作，胆囊壶腹部或颈部有结石嵌顿者，胆囊腔内压力持续增高，胆囊壁缺血坏疽，引发胆囊穿孔，伴有动脉硬化和糖尿病的老年患者更易发生穿孔。

胆囊穿孔是急性胆囊炎的严重并发症及外科急腹症之一，6%~12%的急性胆囊炎患者可并发胆囊穿孔，其原因多与胆囊结石造成梗阻或胆道感染有关。穿孔部位多见于胆囊底部颈部次之。临床表现多样，容易误诊或漏诊，部分病例在术中才得以确诊，虽然胆囊穿孔并非急性胆囊炎的常见并发症，但是其相关病死率却高达 9.5%，延迟的外科干预是高并发症率和病死率的重要原因。根据病程长短，胆囊穿孔可有三种类型：Ⅰ型急性穿孔，致游离性胆囊穿孔；Ⅱ型亚急性穿孔，致胆囊周围脓肿；Ⅲ型慢性穿孔，致胆囊内漏。急性穿孔时，胆囊炎症发展迅速，周围尚未形成粘连保护，胆囊穿孔感染性胆汁溢入腹腔，引起急性弥漫性腹膜炎，病情重，预后差，所以将Ⅰ型急性胆囊穿孔列入超声危急值范畴内。超声医生若能早期确立胆囊穿孔的诊断，并将其作为危急值及时上报给临床医生，可为患者争取宝贵的治疗时间，挽救患者的生命，改善预后。

对于即将发生穿孔或胆囊穿孔 24 小时内实施胆囊切除术，可明显改善预后，存在手术禁忌证的老年患者，应在非手术治疗的同时行经皮经肝穿刺胆囊置管引流术（percutaneous transhepatic gallbladder drainage，PTGD），然后择期进行胆囊切除术。

胆囊穿孔的诊断主要依靠影像学，但仍有部分病例在术中或者术后病检才得以诊断。造成误诊和漏诊的原因为老年人胆囊穿孔临床表现和体征不典型，难以与其他急腹症相鉴别并且高龄患者神经功能减退，对痛觉及应激反应迟钝，导致延迟就诊及误导临床医生判断。超声作为胆囊穿孔的首选检查，不仅能准确地评估胆囊本身的病变，还能较好地评估胆囊周围及腹腔内有无积液，对胆囊穿孔的诊断具有重要意义。

二、病因

胆囊结石、感染、恶性肿瘤、创伤、类固醇激素的使用和胆囊供血减少等均为其发病因素，有学者认为炎症反应是胆囊穿孔病情进展中的主要因素。一般认为胆囊穿孔的发病原因和机制有3点：

（1）由于胆囊管出口受阻，囊内压力持续升高，囊壁张力增大，致使血管受压导致血供障碍，引起胆囊缺血坏疽，发生穿孔，进而并发局限性或弥漫性腹膜炎。

（2）胆汁酸的毒性作用：胆囊感染时，由于感染细菌后胆盐被分解成有毒的胆汁酸，损伤胆囊黏膜，使胆囊壁受损穿孔。因为胆囊壁的主要血管或其分支受到颈部结石的机械压迫或胆囊动脉出现栓子，胆囊壁出现局灶性缺血坏死而穿孔。

（3）胆囊动脉为终末动脉，炎症时胆囊内小动脉容易发生阻塞，致使血运障碍，胆囊底部位于远端，血流更为稀少，相比之下更容易发生血运障碍而导致穿孔。

三、症状体征

（1）右上腹阵发性疼痛转为持续性加重。

（2）当发生穿孔时，右上腹早期触及的肿大胆囊或炎症性肿块突然消失，而后出现寒战高热，疼痛先是突然减轻后逐渐加重，右上腹部肌紧张范围逐渐扩大。当出现化脓性腹膜炎时，全腹出现压痛、反跳痛及板状腹。

（3）感染时可出现轻度黄疸。

四、超声检查

1.胆囊壁

局部连续性中断，邻近缺损处胆囊壁肿胀、毛糙，有时穿孔的直径较小，仅表现为胆囊周围局限性的细窄暗带。

2.胆囊周围

可见积液或积脓，腹腔内也可见游离性积液。

3.急性胆囊炎并发穿孔常见位置：

（1）胆囊底部：最常见，穿孔后易与邻近组织形成粘连，穿孔后被周围组织所包裹，形成胆囊周围脓肿，多表现为胆囊周围的混合回声团，与周围组织分界不清。

（2）胆囊游离面：穿破至游离腹腔，引起弥漫性胆汁性腹膜炎，超声上可见腹腔游离的液性无回声区，透声较差，有的甚至还可见增厚的腹膜及网膜回声。

（3）胆囊近肝床面：此位置的胆囊穿孔最容易引起肝脓肿，表现为肝内的片状低回声区且与胆囊关系密切，部分患者在肝与胆囊之间还可见少量透声不好的积液。

4.胆囊颈部

此位置的穿孔多伴有胆囊结石的压迫，胆囊颈部逐渐破溃，穿透至邻近空腔脏器，常见的是形成胆囊十二指肠、结肠或胆管瘘，超声在胆囊或胆道里可见气体影像。

五、其他检查

1. 实验室检查

大多数患者白细胞计数升高，中性粒细胞百分比升高，血清氨基转移酶升高及血清胆色素升高，部分患者会有淀粉酶的升高。

2. CT 检查

多层螺旋 CT（multislice spira CT，MSCT）直接征象为胆囊壁局部连续性中断或缺损，胆囊窝内可见含有液平面的脓肿，以 MSCT 增强扫描更为明显。

3. MRI 检查

胆囊壁连续性局部中断，胆囊壁不规则增厚，胆汁沿胆囊壁破损处溢出信号与胆汁信号相同，积聚于胆囊窝，邻近肝的形态、信号未见明显异常。

4. 超声造影

在动脉相早期，胆囊壁快速增强显示为高回声带，穿孔部位表现为高回声带的中断。

六、诊断及鉴别诊断

1. 诊断要点

（1）胆囊壁局部连续性中断。

（2）胆囊周围出现局限性的积液。

（3）胆囊壁结构模糊、不规则、增厚。

2. 鉴别诊断

（1）肝肿瘤：主要与胆囊穿孔合并的肝脓肿相鉴别，后者超声表现与病程及脓肿的液化程度有关：①脓肿前期（早期），局限性不均匀低回声，边界不清晰，此时极似肝恶性肿瘤；②脓肿形成期，多形成无回声声区，壁厚；③脓肿恢复期，无回声区变小或消失，遗留增强的中小光点或纤维条索。主要鉴别方法是结合 AFP 和癌胚抗原等检查，追踪观察。

（2）十二指肠溃疡穿孔：多可见腹腔内游离气体反射，表现为强回声，后伴有斑纹状多重反射，而胆囊穿孔一般不会出现腹腔内游离气体反射，Ⅲ型胆囊穿孔形成胆肠瘘时，多表现为胆囊内或胆道内有气体反射。

第六节 急性胰腺炎

> 有重症倾向胰腺炎的危急值分类为"红色",需出具报告后 10 分钟内通报临床医生

一、概述

急性胰腺炎是指多种病因引起的胰酶激活,继而以胰腺局部炎性反应为主要特征,伴或不伴有其他器官功能改变的疾病,最新的证据表明,多器官功能衰竭和伴有感染是病死率最直接相关的危险因素。急性胰腺炎是消化系统常见的危重疾病,发病率逐年升高,大多数患者的病程呈自限性 10%~20% 的患者出现全身炎性反应综合征,20%~30% 的患者临床经过凶险,总体病死率为 5%~10%。结合中国急性胰腺炎诊治指南中度重症急性胰腺炎和重症急性胰腺炎(severeacute pancreatitis,SAP)的定义,将有 SAP 倾向定义为具备急性胰腺炎的临床表现和生化改变,伴有一过性的器官衰竭(48 小时内可以恢复),或伴有局部或全身并发症者之一者。由于 SAP 后期合并感染病死率极高,达 50%以上,是严重危及我国人民健康和生命的重大疾病之一,在症状出现后的 24 小时内,评估并发症的发生及死亡风险至关重要,因此有 SAP 倾向者被纳入超声危急值,需将危急值检查结果 10 分钟内通报给临床医生。

腹部超声检查是评估胰腺炎的常用检查方法,因其简便、安全、快捷的优点,非常适用于评估急性胰腺炎患者的病情。超声检查可以通过胰腺形态、回声的改变来评估胰腺炎性改变的程度。超声检查还可以直观地显示患者有无腹腔和腹膜后积液,进而评估患者的局部并发症的情况。

腹部超声除了能评估胰腺本身的病变程度以外,还可很好地显示胰腺炎导致的腹腔及腹膜后积液,积液的产生是导致腹腔内高压/腹腔间隔室综合征的重要因素,由于腹腔高压容易导致器官功能衰竭,因此发现积液后,可在超声引导下及时进行引流减压。SAP 合并脓毒症的病死率极高,达 50%~80%,是 SAP 致死的主要原因。SAP 患者出现感染,可先经验性地使用抗菌药物,再根据穿刺物、引流液或血液细菌培养结果选择针对性抗菌药物,最大限度地防止脓毒症的发生。大多数积液一开始是无菌的,可自行吸收不需要任何干预,一旦肠道菌群移位继发感染,就可能形成脓肿,这种脓肿通常只含有脓液非常适合超声引导下经皮置管引流,及时引流可最大程度地改善患者预后。当血清、尿淀粉酶恢复正常,临床症状消退后,超声还可以通过评估胰腺形态、回声、腹腔及腹膜后积液情况判断病变转归。

二、病因病理

胆源性急性胰腺炎是我国急性胰腺炎的主要病因，其次是酒精性急性胰腺炎。随着我国人群生活水平的提高和饮食结构的改变，高甘油三酯血症性急性胰腺炎日渐增多，且呈年轻化、重症化态势，需引起重视，有超越酒精性急性胰腺炎成为第二大病因的趋势。

急性胰腺炎病理分型可分为间质水肿性胰腺炎及坏死性胰腺炎，腺泡损伤是急性胰腺炎发病机制中的一个关键的诱发事件，胰腺的自体消化是这种损伤的结果。坏死性胰腺炎最常见的表现为同时累及胰腺和胰周组织的坏死，在胰腺内，坏死病变呈间隔性或小叶周围性分布，病程较长者可并发脓肿，亦可形成假性囊肿或瘘管。组织学检查示脂肪坏死灶，坏死灶外有炎症区围绕。坏死沿小叶间隙伸展，甚至使整个小叶被破坏。间质血管有广泛的坏死性炎症，管腔内常有血栓形成，动脉血栓形成可引起梗死，胰小管呈扩张状。

三、症状体征

腹痛是急性胰腺炎最常见的临床症状，多为急性发作的持续、严重的上腹部疼痛，通常辐射到背部。还可有恶心、呕吐、发热、黄疸、腹胀、肠麻痹、腹水、胸腔积液、肺炎、电解质紊乱、出血、皮下瘀斑及休克，甚至猝死等，有 SAP 倾向的临床表现无特异性。

四、超声检查

（一）直接征象

1.二维超声表现

（1）胰腺大小的变化：胰腺肿大程度较明显，肿大胰腺的前后径可厚达 50mm，多表现为弥漫性肿大，少数见局限性肿大。

（2）胰腺形态、边缘的变化：胰腺形态可表现为不同程度的饱满，重度肿胀的胰腺似粗大的腊肠形状，甚至呈球形或椭圆形。由于胰腺的压迫，有时下腔静脉形成压迹，肠系膜上静脉和脾静脉不易显示。由于液体聚集、坏死灶或出血可导致胰腺边缘不规则、模糊不清若炎性渗出、出血和粘连严重，其边缘可有许多毛刺状的突起，导致胰腺轮廓与周围组织无法分辨清楚。

（3）胰腺实质回声变化：胰腺及其周围组织呈不均质改变，内部回声增强、杂乱。实质回声表现类型取决于许多因素，包括：①超声检查的时间，在急性腹痛初次发作后 2～5 天时，胰腺回声明显减低；②胰腺内脂肪坏死或出血的程度；③慢性胰腺炎伴有钙化的存在；④胰腺外蔓延的程度。归纳后分为 3 种类型：①大多数声像图显示密集较粗的不规则高回声，分布不均匀，呈现高回声型；②由于出血坏死等病变程度的不同，部分患者可表现高回声间隔低回声型或低回声型；③若坏死和液化病变显著，胰腺内可出现小片状无回声或低回声区，呈现混合回声型。

（4）主胰管扩张：急性胰腺炎时，大多数主胰管的内径和回声正常，少数（7.2%）主胰管轻度扩张，但管壁厚度和回声仍正常。青少年胰管管径＞2.2mm、成人胰管管径＞3mm可作为胰管扩张的依据。

2.彩色多普勒超声表现

彩色多普勒超声对于观察和检测急性胰腺炎并发胰腺与肠管缺血坏死、重新灌注及有无周围血管血栓形成有非常重要的价值。局部压迫、胰腺坏死导致

血流重新分布，产生多种不同的血流动力学改变。

（二）间接征象（局部并发症）

由于发病48小时内的急性胰腺炎，常因患者腹痛和肠腔胀气而影响超声观察，此时通过局部并发症的观察更加有利于疾病的诊断和评估。

1.急性胰内积液、出血及蜂窝织炎

胰腺内积液呈无回声或低回声区，其边缘大多模糊不清，后方组织回声增强。新鲜出血呈低无回声区，以后逐渐变成稍高回声或高回声区。蜂窝织炎显示为边缘不清的不典型低回声区。

2.急性胰外积液

可向纵隔、心包、腹腔、盆腔及腹股沟区和大腿部扩散发生。最常见于小网膜囊、肾前间隙及结肠间隙，呈无回声或低回声区，因其内组织碎屑量的多寡可出现数量不等的低、中强度的点状回声。

3.胰腺假性囊肿

由出血或感染的胰腺外积液形成，4.5%～53%的急性胰腺炎于发病后2～4周可形成假性囊肿。多呈单房的无回声区，边界清晰、内壁欠光滑、后方回声增强，偶尔囊肿内可有分隔或点、块状低-中强度回声。

4.胰腺脓肿

是坏死性胰腺炎的严重并发症，发病率为4%左右。急性期脓肿回声不均匀，边缘不清晰。亚急性期至慢性期，脓肿逐渐变成无回声区，其内可出现点状低、中强度回声或斑点状高回声，并形成增厚的脓腔壁。若肿合并产气杆菌感染时，其内有气体强回声。

5.腹水和胸腔积液

急性胰腺炎时可有腹水和胸腔积液。超声检查间质性水肿性和坏死性胰腺炎的腹水显示率分别为1.6%及73.5%。超声引导穿刺抽液检查有助于鉴别严重腹水、胰性胸腔积液和出血性液体。

五、其他检查

1.实验室检查

血清淀粉酶和（或）脂肪酶升高3倍以上时，要考虑急性胰腺炎，二者的活性高低与病情严重程度不呈相关性。血清CRP是反映全身炎症反应综合征（SIRS）或感染的重要指标，发病72小时后的血清CRP≥150mg/L提示急性胰腺炎病情较重。SIRS持续存在将会增加急性胰腺炎（AP）发生器官功能衰竭的风险。持续升高的血尿素氮（BUN）＞7.5mmol/L、升高的红细胞比容（Hct）＞44%、肌酐进行性上升也是病情重症化的指标。血钙浓度降低通常提示胰腺坏死严重，降钙素原（PCT）的水平也是作为有无继发局部或全身感染的参考指标。

2. CT检查

胰腺CT平扫有助于急性胰腺炎起病初期明确诊断，胰腺增强CT可精确判断胰腺坏死和渗出的范围，并判断胰腺外并发症是否存在，通常建议起病5～7天进行。改良的CT严重指数评分有助于评估急性胰腺炎的严重程度。在SAP的病程中，建议每1～2周随访CT检查。

3. MRI检查

MRI检测胰腺水肿比增强CT敏感，也能判断局部并发症，MRCP检查有助于判断胆总管有无结石存在。

六、诊断及鉴别诊断

1.诊断

急性胰腺炎的诊断基于3个标准中的2个：①腹痛（急性发作的持续、严重的上腹部疼痛，通常辐射到背部）；②血清脂肪酶活性（或淀粉酶活性）至少是正常上限的3倍；③在增强CT、MRI或经腹超声检查上有特征性表现。如果有典型的临床和实验室表现，则不需要额外的影像检查来确认急性胰腺炎的诊断。

在急性胰腺炎诊断基础上，有SAP倾向诊断标准为伴有一过性的器官衰竭（48小时内可以恢复），或伴有局部或全身并发症者之一。急性胰腺炎的局部并发症包括急性液体积聚、急性坏死物积聚、胰腺假性囊肿、包裹性坏死和感染性胰腺坏死。急性胰腺炎的全身并发症，包括SIRS、器官功能衰竭、脓毒症、腹腔内高压/腹腔间隔室综合征和胰性脑病。其中SIRS是急性胰腺炎最常见的全身并发症，多发生于中度重症急性胰腺炎和重症急性胰腺炎（SAP），诊断标准：①心率＞90次/分；②体温＜36℃或＞38℃；③白细胞计数＜4×10^{9}或＞12×10^9，呼吸频率＞20次/分或PCO_2＜32 mmHg（1mmHg=0.133kPa）。

2.鉴别诊断

（1）胰腺癌

1）局限性胰腺癌：癌肿边缘不规则，向外突起或向周围浸润，后方组织回声可衰减。而胰腺炎的低回声区边缘规则、肿胀和饱满，上腹部加压检查出现明显的压痛反应，超声动态观察胰腺大小及回声，大多数能逐渐恢复正常。结合临床表现和化验检查一般可做出鉴别。

2）弥漫性胰腺癌：弥漫性肿大的急性胰腺炎与弥漫性胰腺癌均可显示高回声型或混合回声型，需要根据声像图的动态变化、化验检查和临床资料予以鉴别。

（2）胰腺囊肿：少数水肿严重、重度肿大的胰腺炎表现为无回声，呈现球形或椭球形其后方组织回声增强，酷似胰腺囊肿。超声检查前者无囊壁，局部压痛反应明显，动态观察肿大胰腺逐渐恢复正常，内部回声也逐渐增多、增强，结合临床资料较易与后者相鉴别。

（3）慢性胰腺炎：慢性胰腺炎结合病史及临床表现一般可以与急性胰腺炎相鉴别。慢性复发性胰腺炎急性发作期的超声表现可与急性胰腺炎的高回声型和混合回声型相似，根据声像图很难鉴别。

第七节 急性胃肠道穿孔

急性胃肠道穿孔的危急值分类为"红色"，需出具报告后10分钟内通报临床医生

一、概述

胃肠道穿孔是指胃肠道管壁局部全层连续性中断，出现一个穿透性孔洞，导致管腔内的食物或粪便通过孔洞泄漏至腹腔。病变多由于胃肠道急慢性炎症导致胃肠壁的水肿坏死、溃疡形成，坏死组织可深达肌层及浆膜层，当胃肠腔压力增高时，可致穿孔。胃肠道穿孔可分为急性、亚急性和慢性3种类型。其中，急性胃肠道穿孔是一种常见的消化系统疾病，也是急性腹痛的常见原因之一，约占急诊病例的1%，病死率高。它起病急、变化快、病情重，严重者可导致感染性休克，甚至死亡，需要紧急处理。

急性胃肠道穿孔是临床常见的急腹症之一，具有发病急、进展快和病情重的特点，因为其病死率高，及时、快速诊断尤为重要。一旦延误了急诊剖腹探查术的时机，将会导致患者临床状况的进一步恶化甚至死亡。虽然超声检查不是诊断胃肠道穿孔的首选方法，但可以作为X线片的重要补充，经常

是评估急腹症患者的初始诊断工具，对发现腹腔的游离气体具有很高的敏感性，特别是小的穿孔，超声可发现X线检查没有发现的肝上前间隙气体。对胃肠道穿孔后腹腔内积液的显示，超声比X线要敏感而准确，对于有进针路径的积液还可行超声引导下穿刺抽液进行定性诊断。因此，急性胃肠道穿孔被列为超声危急值，一经诊断需10分钟内报告。

二、病因

消化性溃疡、憩室炎、伤寒、克罗恩病、急性胃扩张、梗阻、坏死、缺血性肠病、外伤、医源性因素、异物、肿瘤等均可导致胃肠道穿孔。其中消化性溃疡引起的穿孔较为常见。消化性溃疡好发于胃和十二指肠，十二指肠溃疡穿孔多发生在球部前壁，而胃溃疡穿孔多见于胃小弯。溃疡穿孔后胃肠内容物和细菌进入腹腔后，立即引起化学性腹膜炎，大量气体逸入腹腔则形成气腹。腹膜受到刺激会引起腹痛、产生大量清亮浆液性渗出液，6~8小时后细菌开始繁殖，并出现大量的巨细胞、中性粒细胞、加以坏死组织、细菌和凝固的纤维蛋白，使渗出液浑浊而成为脓液，逐渐形成化脓性腹膜炎。常见的引起化脓性腹膜炎的致病菌为大肠埃希菌和链球菌。大量液体加上细菌毒素吸收，可造成休克。

三、症状体征

急性穿孔时、由于胃肠内容物流入腹腔，导致急性弥漫性腹膜炎，患者以骤然发作的持续性上腹部剧痛为特点，呈"刀割样"，腹痛迅速蔓延至脐周，以至全腹，因胃肠漏出物刺激膈肌，故疼痛可向肩背部放射。如漏出物沿肠系膜根部流入右下腹腔时，可致右下腹疼痛而疑似急性阑尾炎穿孔。腹痛可因翻身、咳嗽等动作而加剧。

查体时患者腹式呼吸减弱或消失，早期压痛以穿孔处最重，随病情发展可有全腹压痛、反跳痛，腹肌紧张呈"板状腹"，肠鸣音可减低或消失，肝浊音界消失，表示有气腹存在

四、超声检查

1.腹膜腔内游离气体回声

研究显示，7~15MHz线阵探头能更好地观察腹腔内小气泡及区分腹腔内气体和肠腔内气体，仰卧位时上腹部、左右季肋部及左侧卧位时右季肋部更容易发现腹腔内气体回声。

2.腹水

游离的腹水显示为有明显边界的无回声区。腹腔内的出血、渗血或化脓性腹水、含肠内容物的腹水则显示为内部有点状或絮状稍高回声或弱回声。穿孔后的胃酸与胆汁通常先积存于右肝下间隙，随着渗出的增加，可流向肝肾间隙，并经右结肠外侧沟下行至盲肠周围和盆腔。超声在以上区域可显示不规则低至无回声区，由于液体内混有胃肠内容物或形成脓肿，所以有时回声增高或杂乱，容易误认

为肠内积液，此时注意鉴别。下游离腹水的声像图表现为盆腔、肝肾隐窝或者肠袢附近含有点状高回声的无回声区，提示有化脓性或者含粪便的腹水，有时无回声区见点状强反射提示有气体。胃十二指肠后壁穿孔，容易与胰腺被膜粘连，漏出的胃液与腹膜渗出液常局限于小网膜囊，或者其附近，形成该处局限性的无回声或低回声。

3.胃肠道穿孔

通常可见病变局部胃肠道管壁增厚、回声减低，周围肠系膜脂肪增厚回声增强。且往往伴有肠蠕动减弱或消失，肠腔积气等声像图表现。

4.较大穿孔

如果胃肠道穿孔较大，则仔细进行实时超声扫查，偶尔可直接观察到穿孔的部位和大小，以及胃内容物向腹腔流动的现象，表现为贯穿管壁内外的不规则强回声带，周围可见包绕或散在分布的强回声。但是这种征象较为少见。

5.局限穿孔

穿孔被局限者，可形成脓肿或边缘模糊、回声不均的炎性包块。

6.超声引导下腹腔穿刺

如超声检查有腹腔透声差的积液，虽然未见腹腔游离气体但仍怀疑有消化道穿孔可能时，可行超声引导下诊断性穿刺抽液，如穿刺液有胃肠道内容物可帮助诊断。

五、其他检查

1.实验室检查

周围血白细胞总数和中性粒细胞增多，严重的穿孔患者或溃疡穿透累及胰腺时，血清淀粉酶浓度可增高，但一般不超过正常值的 3 倍。

2.影像学检查

（1）腹部 X 线片：胃肠穿孔患者经坐位或立位 X 线检查可明确显示膈下游离气体，呈新月状透亮区，进一步提示有气腹。可因体位的转换而改变其位置和形态，不过并非所有胃肠道穿孔在 X 线片上都有气腹的表现，对少数进入腹腔气体较少的穿孔者，或在穿孔前已与肝或膈肌等邻近器官粘连者，也可不出现腹腔游离气体，所以无膈下游离气体并不能排除穿孔的存在。

（2）CT 检查：CT 不仅对气腹诊断敏感度高，而且对腹膜后间隙的异常气体敏感度也较高，可以显示常规 X 线片不能发现的少量游离气体。

六、诊断及鉴别诊断

既往有相关病史，突发腹部刀割样剧痛，加上典型的"板状腹"腹部体征和 X 线检查的膈下游离气体、超声见腹膜腔内的游离气体回声等，可以确定诊断。

高龄、体弱及空腹小穿孔的患者，临床表现和腹部体征可以表现不典型，需要详细询问病史和仔细体格检查进行鉴别。鉴别诊断主要与急性阑尾炎、急性坏死性胰腺炎和急性胆囊炎穿孔并发腹膜炎等进行鉴别。

1.急性阑尾炎

溃疡穿孔后消化液可沿右结肠旁沟流到右下腹，引起右下腹痛和腹膜炎体征，可与急性阑尾炎相混。但阑尾炎一般症状比较轻，体征局限于右下腹，尾炎在超声下显示阑尾形态增粗，回声不均匀，周围可有液性回声，阑尾炎穿孔，气体比较局限，超声腹膜腔内的气体回声的位置有助于鉴别。

2.急性胰腺炎

腹痛发作一般不如溃疡急性穿孔急骤，腹痛多位于上腹部偏左并向背部放射。腹痛有一个由轻转重的过程，肌紧张程度较轻。血清、尿液和腹腔穿刺液淀粉酶明显超声检查，该病一般无游离气体，可见胰腺肿胀，周围渗出，严重的可有胰腺坏死的改变。

3.急性胆囊炎、胆囊穿孔

其症状表现为右上腹绞痛或持续性疼痛阵发性加剧，疼痛向右肩放射，伴畏寒发热。右上腹局部压痛、反跳痛，可触及增大的胆囊，墨菲征阳性。在胆囊的严重化脓性感染基础上，出现腹痛加剧，胆囊显著肿大，高热及白细胞计数显著增高时高度提示有胆囊穿孔的可能。胆囊坏疽穿孔时有弥漫性腹膜炎表现，但 X 线及超声检查无游离气体。超声提示胆囊炎或胆囊结石，胆囊形态不规则，回声不均，周围可有渗出的改变（详见急性胆囊炎并发胆囊穿孔）。

第八节　急性肾动脉血栓或栓塞

急性肾动脉主干（特别是孤立肾）血栓或塞的危急值分类为"红色"，需出具报告后 10 分钟内通报临床医生

一、概述

急性肾动脉血栓或栓塞是指肾动脉主干或较大分支由于各种因素导致栓塞，可引起肾缺血梗死及肾功能损害等一系列临床症状。发病率随年龄增长而增加，60 岁左右发病率最高。

急性肾动脉血栓或栓塞引起的肾实质缺血或梗死，可在数小时内造成不可逆的肾损害。大多数急性肾动脉血栓或栓塞（如肾段、叶动脉或分支小的病变）可采取非手术治疗，动态观察病情变化，采取对症治疗。当肾动脉主干出现病变，特别当患者为孤立肾时，由于肾功能急剧损害可危及生命，应及时与临床沟通，积极采取措施。

超声检查是一种无创、方便的成像技术，不仅可用于显示肾动脉血流动力学变化的位置分布、程度，还可动态监测病情的进展情况。

二、病因病理

心房颤动是肾动脉栓塞的主要病因，约占64%。血液高凝状态、血管内治疗对肾血管的损伤、肾动脉剥离、动脉粥样硬化性肾动脉狭窄或血管壁受累，也是导致急性肾动脉血栓或塞的主要因素。

由于不同病因造成肾动脉阻塞的程度和范围不同，可导致肾不同程度的缺血甚至梗死，梗死区域缺血性坏死（锥形或楔形区域坏死），其周围组织充血和出血，继而坏死区萎缩和纤维化。

三、临床表现

临床表现常是多样的，可有急性发作的腰部或背部持续性疼痛，向大腿部放射，部分向肩背部放射，常有发热、呕吐、恶心，血压可能急剧升高，肾动脉主干闭塞时可出现高血压危象。

缓慢形成的血栓可出现慢性肾功能不全，急性栓塞可出现急性肾功能不全，而双肾动脉或孤立肾的肾动脉栓塞则出现急性恶化的肾衰竭。肾动脉较大分支或主干出现急性闭塞，可出现明显的临床表现，但较细小的肾动脉分支闭塞更易漏诊和误诊。因此，应提高警惕，凡有下述情况应谨慎应对：①有肾梗死的致病因素（如有心脏病、主动脉疾病、肿瘤病史，或在手术、创伤、造影术后）；②持续性腰痛伴有恶心呕吐、发热，肾区叩击痛及压痛；③突然出现的血尿；④不明原因的且呈进行性加重的氮质血症及难治性高血压；⑤不明原因的血清酶学增高；⑥肾动脉造影或放射性核素检查阳性；⑦超声检查，肾脏缩小。一旦出现上述表现，应行有关影像学检查以协助诊断，确诊须行肾动脉造影。

四、超声检查

根据动脉阻塞部位和程度不同，肾动脉栓塞的超声表现可归纳为3种类型：①完全无血流信号的楔形低回声或高回声区；②灰阶成像正常回声，局灶性血流信号消失③灰阶成像正常，局灶性血流信号稀疏，此外，同侧肾主动脉PSV的下降可能提示肾动脉栓塞进展。

当肾动脉部分闭塞时，受累的肾主动脉变细，PSV降低，肾内血流减少，可见动脉波形当肾动脉完全闭塞时，可观察到肾内无血流信号或"小慢波"动脉波形。此外，超声造影有助于提高对肾微血管的识别，观察小血管的灌注缺损情况。

五、其他检查

1. 实验室检查

（1）血液检查：白细胞计数升高；血清乳酸脱氢酶水平增高；血浆氨基转移酶水平轻度升高；血中肾素-血管紧张素升高，肾衰竭时肾功能明显异常。

（2）尿液检查：血尿及蛋白尿，常为中度蛋白尿、镜下血尿。

2. 影像学检查

（1）X线：①腹部X线片；②静脉肾盂造影：对诊断急性肾动脉栓塞很有价值；③肾动脉造影：为确诊本病的首选方法，但因具有一定的创伤性，一般不作为首选。

（2）核医学检查：99mTC-DTPA肾动态显像显示患侧肾血流灌注曲线低平，无灌注峰，患肾显影淡而且低于周围组织，形成"黑洞"；后期侧支循环形成，则出现不均匀显像，晚期肾动脉未获再通者，则出现肾萎缩。

（3）CT或MRI：显示肾实质缺血坏死改变，增强CT则可表现出楔形或圆形的低密度梗死灶。CT血管造影及MRI血管造影可以清晰地显示供应病变区域的血管闭塞和肾动脉血栓，可以作为肾动脉栓塞的首选诊断方法。

六、鉴别诊断

1. 本病须与输尿管结石、急性胆囊炎、胰腺炎等常见急腹症相鉴别

输尿管结石与急性肾动脉血栓或栓塞临床表现相似，X线片及静脉肾盂造影可发现结石的阴影并显示造影剂排泄受阻，超声上可见患侧肾积水，输尿管内强回声团嵌顿；急性胆囊炎患者查体墨菲征阳性，超声可见胆囊炎症或胆结石的图像；急性胰腺炎腹痛可呈"腰带状"，血、尿淀粉酶的增高及动态曲线有确诊意义。自发性肾破裂也可以表现为突发性的腰部疼痛，可伴有恶心、呕吐患侧腰部可触及肿块、肌紧张，压痛合并严重出血时还可出现休克症状，可以出现镜下血尿乃至肉眼血尿。

2. 与其他部位动脉栓塞相鉴别

肠系膜动脉栓塞引起肠缺血坏死的早期表现与急性肾动脉血栓或栓塞相类似，但腹痛重而无固定压痛及反跳痛是其特点，病情进展可出现血便或呕血。

不典型的急性心肌梗死症状也易与急性肾动脉血栓或栓塞相混淆，动态观察心肌酶和心电图的演变很重要，另外核素心肌热区显像如发现节段性心肌异常浓聚可以辅助诊断，选择性动脉造影是确诊的金标准。

第九节 急性肠梗阻

> 肠梗阻当出现腹膜炎、肠壁缺血或绞窄时的危急值分类为"红色",需出具报告后10分钟内通报临床医生

一、概述

急性肠梗阻是指各种原因引起的肠腔内容物不能正常运行或通过障碍,属外科常见急腹症,占急腹症总量的2%~8%。其中以绞窄性肠梗阻最为凶险。因肠系膜血管或肠壁小血管发生血栓或栓塞,导致肠管血液循环障碍,失去蠕动能力,肠内容物停止运行而出现肠麻痹现象。其病情发展迅速,可继发病变肠段急性缺血,引起肠坏死、肠穿孔等严重后果。

急性肠梗阻占所有急腹症的2%~8%。虽然肠梗阻的总体死亡率不到3%,但其并发症的发生率较高,约有30%的患者可能出现肠缺血、坏死。因此,临床医生必须权衡手术风险和不适当的非手术治疗所带来的后果。肠梗阻在临床上非手术治疗的成功率为40%~70%,非手术治疗时限通常在24~48小时,超过此时间范围,并发症的风险显著增加。因此,及时甄别需要手术的患者,对于降低并发症和病死率,至关重要。而绞窄性肠梗阻,病情常发展迅速,容易发生肠壁缺血、坏死甚至穿孔,需要立刻手术治疗。因此,在给出肠梗阻诊断后,要评估患者的情况是否稳定、肠管蠕动及肠壁血运情况及是否存在绞窄性肠梗阻,这些情况对于临床治疗及患者的预后都尤为重要

超声由于其无创、操作灵活在肠梗阻的诊断和动态观察中有重要意义。当检测到腹腔肠管扩张,蠕动缓慢或逆蠕动出现时,超声提示肠梗阻,若此时观察到肠管蠕动减弱或消失肠壁血流减少、短时间腹水量明显增加及超声引导下诊断性穿刺抽出血性腹水时应考虑绞窄性肠梗阻或肠壁缺血,此时超声应提示危急值。

二、病因病理

1. 机械性肠梗阻

在肠梗阻中最常见,原因有既往手术粘连(小肠最常见,占60%~75%)、肿瘤、疝肠套叠、肠扭转、腹腔内脓肿、胆结石和异物等。

2. 动力性肠梗阻

神经抑制或毒素刺激导致肠壁肌肉运动紊乱,使肠内容物不能通过,常由药物、代谢紊乱等原因引起。

3. 血运性肠梗阻

血运性肠梗阻系绞窄性肠梗阻，肠管由于血运障碍可迅速发生坏死，需临床紧急处理。

肠梗阻主要影响水、电解质平衡及肠壁血运。梗阻近端肠腔扩张，梗阻远端肠腔空虚塌陷。肠壁水肿、肠道吸收功能丧失及肠腔内的液体积聚。若肠管严重或持续扩张，壁内压升高和血容量减少，使肠壁灌注减少，可导致肠缺血或坏死。

三、临床表现

肠梗阻的临床表现多变，临床症状无特异性。病因不同，临床症状也有显著差异。

1.症状

肠梗阻的共同的临床表现：①腹痛伴肠鸣音亢进；②呕吐；③腹胀；④停止排气和排便。

2.体征

出现肠型和肠蠕动，肠鸣音亢进。绞窄性肠梗阻或单纯性肠梗阻晚期，出现肠壁坏死、穿孔致腹腔内感染时，表现为腹膜炎体征

3.绞窄性肠梗阻的临床表现

（1）腹痛发作急骤，初始即为持续性剧烈疼痛，或在阵发性加重之间仍有持续性疼痛。

（2）病情发展迅速，早期出现休克现象。

（3）有腹膜炎的征象。

（4）腹胀不对称，腹部有局部隆起或触及有压痛的肿块——孤立胀大的肠袢。

（5）呕吐出现早而频繁，呕吐物、胃肠减压抽出液、肛门排出物为血性。腹腔穿刺抽出血性液体。

（6）经积极的非手术治疗后症状、体征无明显改善。

四、超声检查

1.肠管扩张伴积气、积液

小肠梗阻时扩张的肠管内径一般在25～30mm以上，且长度至少有2～3个肠袢或大于100mm。结肠内径多超过45mm，可显示扩张肠管内的液体、气体及肠内容物，因肠管内积液、积气，纵切扫查可见"气液平面"。

2.肠黏膜皱襞

由肠壁向肠腔内延伸，称为"琴键征"。

3.肠蠕动异常

（1）梗阻近端扩张的肠管蠕动活跃，伴有肠内容物往返流动，梗阻远端肠管塌陷，此为机械性肠梗阻的重要征象，这个过渡点也是肠梗阻病因所在之处。

（2）肠管蠕动减弱或消失，可见局限性界限较清晰的包块样低回声或无回声区，动态观察无明显肠蠕动。

（3）绞窄性小肠梗阻时，肠蠕动由强变弱，蠕动波幅度由大变小，最后可无蠕动。

4.肠管张力状态的改变

扩张的肠管外壁光滑、圆润、有弹性感。肠坏死时局部肠管膨胀性及张力下降，肠管壁塌陷，管壁线平直，弹性感消失。

5.腹水。

五、其他检查

1.实验室检查

通常无特异性，包括电解质和酸碱平衡、肝肾功能及血液灌注和感染等全身情况的各种检查。

2.X线检查

X线检查是诊断肠梗阻的常规方法。典型征象是立位片上显示阶梯状气液平面，卧位片上评估胀气肠袢的分布或扩大程度。绞窄性肠梗阻的征象：有孤立的积气、积液肠袢，呈假肿瘤征或咖啡豆征；多个小跨度卷曲肠袢，呈"C"字形、"8"字形或花瓣形，并出现腹水征等。

3. CT检查

肠管扩张是CT诊断肠梗阻的直接征象。扩张与凹陷肠管的交界处头移行带，是诊断机械性肠梗阻最直接和重要的依据。肠管壁厚度及密度的变化，可提示肠管壁水肿及缺血情况。

增强CT在提示肠梗阻肠壁缺血的预后上有一定价值，是评估肠壁是否强化是判断患者预后情况的一项重要指标。

六、诊断及鉴别诊断

1.诊断

典型肠梗阻的诊断多不困难，其临床诊断要点：有腹痛、腹胀、呕吐，停止排气排便4项主要症状；以及腹部检查可见肠型，压痛、肠鸣音亢进或消失。

2.鉴别诊断

肠梗阻的鉴别诊断主要是临床上常见的一些急腹症。

（1）胃十二指肠溃疡穿孔：患者一般有溃疡病史，突发持续的上腹部剧烈疼痛，并迅速扩散至全腹，常伴有轻度休克症状。超声检查见膈下游离气体。

（2）急性胆囊炎：常在进食物后起病，右上腹部剧烈绞痛，放射至右肩及右背部。右上腹部有压痛和肌紧张，墨菲氏征（Muphy征）阳性。超声检查显示胆增大、壁厚，并偶可见结石。

（3）急性胰腺炎：常于暴饮暴食或饮酒后发病，上腹偏左侧腹痛，持续剧烈，可向肩部放射，恶心、呕吐后腹痛不缓解。血或尿淀粉酶明显升高。超声检查胰腺弥漫性肿大，回声不均，胰腺坏死时，胰周及腹膜后积液。

（4）急性阑尾炎：具有转移性腹痛和右下腹压痛、反跳痛的临床特点。超声示右下腹肿大阑尾，周围可伴有增厚的网膜及液性渗出。

第十节　膀胱破裂

膀胱破裂的危急值分类为"红色"，需出具报告后10分钟内通报临床医生

一、概述

膀胱破裂是指膀胱壁发生裂伤，尿液和血液流入腹内所引起的以排尿障碍、腹膜炎、尿毒症和休克为特征的一种膀胱疾病。根据膀胱裂口与腹膜位置可分为腹膜外型和腹膜内型。腹膜外破裂者，膀胱壁破裂，但腹膜完整；腹膜内破裂者，裂口与腹腔相通，尿液与血液流入腹腔，出现尿腹水，当腹膜重吸收尿液后，会出现血肌酐、尿素氮浓度升高、高钾血症、代谢性酸中毒等无法解释的血清电解质代谢异常。

膀胱破裂是泌尿外科急症，若合并休克或其他腹部器官损伤，膀胱破裂的症状易被掩盖造成误诊。延误处理，可诱发腹膜炎、脓毒血症、尿毒症、失血性休克等危重并发症。膀胱破裂常见于钝性盆腹腔创伤，发生率为1%～6%，死亡率可达22%。

以下情况应高度怀疑膀胱破裂：下腹部、臀部和（或）会阴部创伤，尤其合并骨盆骨折者，出现排尿困难、血尿及腹水。此时，应对全腹进行超声详细扫查。首先排除实性器官破裂出血。之后，多切面扫查膀胱，若膀胱部分充盈，则用探头轻压下腹部膀胱区，膀胱壁连续性中断，出现局部缺损，同时膀胱内尿液向外流动形成"涌泉状"回声，可高度提示膀胱破裂若膀胱充盈不良或不充盈时，可采用超声下膀胱灌注试验来提高诊断准确性。其诊断价值大，对基层医生、急诊医生尤为实用。

二、病因

常见病因：①钝性创伤，占膀胱破裂的67%～86%，主要由机动车事故造成70%～97%的患者会伴有骨盆骨折；②穿透性创伤，占膀胱破裂的14%～33%，通常由刺伤或枪伤引起；③医源性损伤，

常发生于妇科及泌尿外科手术期间，如经阴道子宫切除术、经尿道膀胱切除术等；④自发性膀胱破裂，常见于膀胱癌、膀胱炎、膀胱憩室及尿潴留等。膀胱破裂危险因素：盆腔恶性疾病、盆腔放射治疗史、阴道分娩史、糖尿病、大量饮酒、骨盆骨折、创伤等，其中酒精可引起膀胱扩张，增加机动车事故相关钝性创伤的风险。对于存在上述危险因素的患者，就诊时应高度怀疑膀胱破裂的存在。

三、症状体征

膀胱破裂的临床表现多样，多数患者伴随膀胱破裂三联征：血尿、耻骨上疼痛、排尿困难，根据破裂部位可分为腹膜外型与腹膜内型。

1.腹膜外膀胱破裂

外渗的尿液与血液积聚于盆腔内膀胱周围，致患者下腹部膨胀、疼痛、伴有骨盆骨折时疼痛更加剧烈，可放射至会阴及下肢，还可出现会阴部和大腿部水肿骨盆血肿等。合并其他器官损伤者或骨盆骨折出血严重者，易发生失血性休克。

2.腹膜内膀胱破裂

随着尿液渗入腹腔，疼痛由下腹部蔓延至全腹，出现腹肌紧张、压痛、反跳痛等腹膜刺激征。腹腔内尿液过多时，可出现腹胀、移动性浊音、腹腔内脓肿、肠鸣音消失等体征。

四、超声检查

1.二维超声

（1）膀胱充盈不良，壁局限性增厚、连续性中断。①腹膜内型多在膀胱充盈时发生，破裂口多在膀胱顶部；②腹膜外型多由骨盆骨折所致，破裂口多在膀胱前侧壁和近膀胱颈部。

（2）膀胱周围可见游离液性无回声区，并弱点样回声漂浮。①腹膜内破裂者，积液常分布于膀胱周围间隙、膀胱直肠隐窝、可扩散至结肠旁沟，甚至肝脾周围；②腹膜外破裂者积液常位于膀胱前间隙及周围间隙插入可延伸至前侧腹壁皮下。

（3）膀胱破裂口处可见形态不规则的高回声血凝块。

2. 彩色多普勒超声（CDFI）

超声检测下经导尿管向膀胱内注入生理盐水，加压后观察到破裂口处彩色血流伪像，可确诊为膀胱破裂。

3.造影

经尿道逆行造影是紧急成像时的理想选择，当裂口小或裂口被膀胱内血块阻塞，造影剂无法穿过破裂口时，可通过静脉造影观察膀胱壁的连续性，根据造影剂灌注情况来鉴别膀胱内血块与实性肿物。

膀胱破裂造影的典型表现如下：

（1）经尿道膀胱造影：可见造影剂向盆腔弥散。

（2）经静脉膀胱造影：膀胱壁连续性中断、膀胱内血块无造影剂灌注。

五、其他检查

1.实验室检查

（1）血生化检查：血肌酐、血尿素氮、血钾浓度升高。

（2）尿常规检查：红细胞满视野。

（3）血常规：白细胞计数升高。

2.腹腔穿刺术

腹水中肌酐、尿素氮、钾水平高于血清的异常生化表现及大量腹水时伴有氨味提示尿腹水，可辅助确诊膀胱破裂。

3.导尿及膀胱灌注试验

顺利插入尿管仅导出少量血尿或未导出尿液，应高度怀疑膀胱破裂，须做膀胱灌注试验。灌注生理盐水300～400ml，抽出液体量与灌入不符提示膀胱破裂。应注意灌注量不宜太少，否则会出现假阳性。若裂口小，膀胱逼尿肌收缩，血块或组织阻塞裂口，或裂口周缘水肿等，也可出现假阴性结果。

4.影像学检查

（1）X线逆行膀胱造影：是膀胱破裂的主要成像技术，其对膀胱破裂的敏感度为95%，特异度为100%。该检查需充分扩张膀胱、变换体位来获得完整膀胱造影图像，此过程所需时间长，有严重并发症者做此检查可能会失去抢救时机，且变换体位会使合并骨折的患者极其痛苦，故该检查更适用于基础状态稳定的患者，也多用于临床随访。典型表现为造影剂呈斑片状外溢。

（2）CT造影检查：是评估膀胱外伤的最佳检查，该检查诊断膀胱破裂的敏感度、特异度与逆行膀胱造影相同。但CT可以判断破裂发生的位置，并评价软组织的损伤程度及骨折解剖结果，多适用于血流动力学稳定的患者。不过当膀胱未完全充盈、裂口小或血肿压迫膀胱壁抑制造影剂外溢时，可出现假阴性结果。其典型表现如下：①膀胱壁连续性中断；②低密度的尿液、高密度的造影剂渗漏到膀胱周围组织；③盆腔与腹腔内游离积液、血肿。

六、诊断及鉴别诊断

膀胱破裂所引起的内环境紊乱时间相对较晚，故诊断大多是根据快速高效的影像学检查，结合肉眼血尿、耻骨上疼痛、排尿困难、腹部血肿等临床症状，并合并外伤、医源性损伤等病史来做出。

膀胱破裂需要与以下疾病相鉴别：

1. 后尿道断裂

骨盆骨折或下腹部外伤史伴排尿困难、下腹疼痛、会阴水肿及失血性休克是二者的相同点。但后尿道断裂的患者因不能排尿及尿道括约肌痉挛而表现为膀胱充盈尿潴留、下腹膨隆。直肠指诊时前列腺上移，有浮动感。后尿道断裂常合并于骨盆骨折，或与膀胱破裂同时发生。超声下行膀胱注水试验，观察导尿管球囊的位置有助于鉴别诊断。若导尿管插入受阻，位于断裂口处，则为后尿道断裂或后尿道断裂合并膀胱破裂可能。若导尿管顺利插入膀胱内，则排除后尿道断裂，可避免膀胱破裂误诊为后尿道断裂。

2. 腹腔脏器损伤

主要为肝脏、脾脏破裂。表现为腹痛、出血性休克等危急症状。有明显的腹膜刺激症状与体征，但无排尿困难和血尿症状。腹腔穿刺抽出血性液体。尿检无红细胞。其声像图表现为器官被膜的连续性中断、腹腔内游离液性回声、膀胱壁完整连续。结合导尿或膀胱内注水试验有助于鉴别诊断。

第十一节　急性胃肠道扭转

> 肠梗阻当出现腹膜炎、肠壁缺血或绞窄时的危急值分类为"红色"，需出具报告后10分钟内通报临床医生
>
> 急性胃肠道扭转的危急值分类为"红色"，需出具报告后10分钟内通报临床医生

一、概述

急性消化道扭转可分为胃扭转及肠扭转，后者又可分为小肠扭转、盲肠扭转、结肠扭转等。

急性胃扭转为胃正常位置的固定机制障碍或其邻近器官病变导致胃移位，使胃本身沿不同轴向发生全胃或部分胃异常扭转移位致形态发生变换。急性胃扭转不常见，一旦发病进展迅速，诊断不易，常延误治疗。

肠扭转是肠管的某一段肠袢沿一个固定点旋转而引起，常是因为肠袢及其系膜过长，肠扭转后肠腔受压而变窄，引起梗阻、扭转与压迫影响肠管的血液供应。因此，肠扭转所引起的肠梗阻多为绞窄性。饱餐后体力劳动或剧烈运动，常是肠扭转的诱发因素，为一种闭袢型梗阻。扭转肠袢极易因血液循环中断而坏死，是机械性肠梗阻中最危险的一种类型，大多数肠扭转发生在小肠。小肠扭转好发于20~40岁的青壮年，盲肠扭转好发于40岁以下的成年，而乙状结肠扭转，则好发于40~70岁的

中老年。男性的发病率高于女性。

急性胃肠道扭转起病急，症状重，能够很快进展为胃肠道绞窄坏死，易并发全身的水、电解质紊乱和酸碱失衡，进而威胁患者生命。故将急性的消化道扭转危急值定位"红色"，需要在发现10分钟内通知临床医生，及早制订治疗方案，防止病情进一步进展；而慢性扭转和大网膜扭转一般不会造成恶性后果，故不需定义为危急值。

二、病因

1.急性胃扭转

急性胃扭转的病因分为先天性的因素及后天性因素，先天性因素主要在婴幼儿时期致病，且多数可随婴儿生长发育而自行矫正。而后天性因素又包括解剖学异常及其他原因，成人胃扭转多数存在解剖学因素，在不同的诱因激发下而致病。胃的正常位置主要依靠食管下端和幽门部的固定，肝胃韧带和胃结肠韧带、胃韧带也对胃大小弯起了一定的固定作用。较大的食管裂孔疝、膈疝、膈膨出及十二指肠降段外侧腹膜过度松弛，使食管裂孔处的食管下端和幽门部不易固定。此外，胃下垂和胃大、小弯侧的韧带松弛或过长等，均是胃扭转发病的解剖学因素。其他包括急性胃扩张、急性结肠胀气、暴饮暴食、剧烈呕吐和胃的逆蠕动等，可成为胃的位置突然改变的动力，故常是促发急性胃扭转的诱因。

2.急性肠扭转

引起急性肠扭转的主要原因有如下3种：

（1）解剖因素：如手术后粘连，乙状结肠冗长，先天性中肠旋转不全等。

（2）物理因素：在上述解剖因素基础上，肠袢本身有一定的重量，如饱餐后肠腔内有较难消化的食物、肠管肿瘤、乙状结肠内存积干结粪便等，都是造成肠扭转的潜在因素。

（3）动力因素：强烈的肠蠕动或体位的突然改变，肠袢产生不同步的运动，使已有轴心固定位置且有一定重量的肠袢发生扭转。

三、症状体征

1.急性胃扭转

急性胃扭转起病突然，发展迅速，临床表现为上腹部（膈下型）或左胸部（膈上型）疼痛。膈下型胃扭转，上腹部显著膨胀而下腹部保持平坦和柔软；而膈上型胃扭转，出现胸部症状而上腹部可以是正常的。胸痛可放射至臂部、颈部并伴随呼吸困难，故常被误诊为心肌梗死。患者常有持续性的干呕，而呕吐物甚少，很少出现呕血，若有呕血通常提示黏膜缺血或食管裂伤，典型的"三联征"。

（1）突然发生的严重而短暂的胸部或上腹部疼痛。

（2）持续性的干呕，很少或无呕吐物。

（3）胃内难以插入胃管；如扭转程度较轻，临床表现则可能很不典型。

2.急性肠扭转

肠扭转因扭转部位不同其临床表现亦不尽相同，现分述如下。

（1）小肠扭转：多见于重体力劳动者，饭后进行劳动，姿势体位突然改变等病史临床表现为突发持续性剧烈腹痛，伴阵发性加重，可放射至腰背部，早期腹痛在上腹和脐周肠坏死、腹膜炎时有全腹疼痛，呕吐频繁，停止排气排便。扭转早期常无明显体征，扭转肠袢绞窄坏死时出现腹膜炎和休克。

（2）结肠扭转：患者多是急性发病，开始表现为突发腹痛，继而腹胀、恶心、呕吐和肛门无排气、排便；扭转的肠袢使腹部呈不对称表现，有时可见肠型或蠕动波，腹部压痛。以中腹或右下腹痛为主，有时可扪及右下腹扩张盲肠的胀气包块，能闻及高调肠鸣音和气过水音，出现腹膜炎时有腹肌紧张和反跳痛，肠鸣音消失；当脉搏加快，体温升高，有了腹膜炎体征，甚至血性腹水时，是肠缺血坏死的常见表现，可很快发生休克。横结肠扭转则表现为中上腹痛、腹胀。乙状结肠扭转发病呈多样化可急性发作，有患者呈亚急性或慢性起病多有便秘病史或反复的肠扭转梗阻病史，有的能自行缓解。

（3）盲肠扭转：中腹或右下腹急性腹痛，阵发性加重，恶心呕吐，不排气排便。右下腹可触及压痛，腹部不对称隆起，上腹部触及一弹性包块，扭转早期肠鸣音活跃。

四、超声检查

肠系膜内血管扩张，局部血管走行呈"漩涡征"改变，如肠系膜上动脉与肠系膜上静脉的血管位置关系改变，肠系膜上静脉位于肠系膜上动脉的左侧或前方，可诊断肠旋转不良，出现"漩涡征"则可诊断肠旋转不良合并肠扭转，多普勒超声可测及肠系膜上动、静脉血流信号及频谱图形，准确提供动静脉的位置关系，能提高诊断率。

五、其他检查

1.胃扭转

（1）X线检查：站立位胸腹部X线片可见两个液气平面，1个位于左半膈之下的近端胃，另1个位于心后纵隔的远端胃内，若出现气腹则提示并发胃穿孔。

（2）上消化道钡剂检查：系膜轴型扭转患者可见胃食管连接处位于下的异常低位，而远端胃位于头侧，胃体、胃窦重叠，贲门和幽门可在同一水平。器官轴型扭转则可见胃上下颠倒，胃大弯位于胃小弯之上，胃底液平面不与胃体相连，胃体变形，幽门向下，胃黏膜皱襞可呈扭曲走行。食管下端梗阻，呈尖削阴影。

（3）内镜检查：胃扭转时内镜检查有一定难度，可见胃的前后壁或大弯、小弯的位置改变，有些患者可发现食管炎、肿瘤或溃疡。

2.小肠扭转

全部小肠扭转，X线腹片仅见胃十二指肠充气扩张，而小肠充气不多见，部分小肠扭转见小肠普遍充气，并有多个液平面，或者巨大扩张的充气肠袢固定于腹部某一部位，并且有很长的液平面。

3.结肠扭转

（1）血常规：如出现腹膜刺激征和（或）肠坏死，血白细胞计数增高。

（2）X线表现：腹部立位X线片可见扩张肠管内大量气液平存在，卧位腹部X线片能观察到扩张的结肠。

（3）CT：CT对诊断结肠扭转具有重要意义。盲肠扭转CT下可见盲肠和小肠扩张，有"漩涡征"；同样，乙状结肠扭转在扩张的乙状结肠闭袢下也有系膜的静脉扩张和"漩涡征"。

（4）低压灌肠：如不能灌入300~500ml生理盐水，表示梗阻在乙状结肠的可能。

（5）纤维结肠镜：不但可以协助诊断，也是非手术治疗的一种方法。

六、诊断及鉴别诊断

1.诊断

（1）胃扭转诊断：根据患者的典型症状，即干呕频繁、突然发生的严重而短暂的胸部或上腹部疼痛、胃内难以插入胃管，较易获得诊断。

（2）小肠扭转诊断：以急性完全性肠梗阻为特点，于体位改变后出现突发性剧烈腹部绞痛，可伴腰背部牵涉痛；随时间的推移，腹胀明显并逐渐加剧，有时呈不对称性腹胀，腹部压痛和肌紧张，强迫体位。腹部X线检查符合绞窄性肠梗阻的表现，可见空肠和回肠换位，或排列成多种形态的小跨度蜷曲肠袢等征象。

（3）结肠扭转诊断：对有腹痛、腹胀、便秘症状，结合病因和病史，初步判断结肠扭转并不困难。结肠扭转常伴有恶心、呕吐，查体有腹胀表现，腹部压痛及腹部不对称、肠积气包块、肠鸣音亢进、体温升高、腹膜炎体征、休克等，再结合相关的辅助检查，一般可以做出结肠扭转诊断。

2.鉴别诊断

（1）胃扭转需与以下疾病相鉴别

1）急性胃扩张：本病腹痛不严重，而以上腹胀为主，有恶心及频繁无力的呕吐，呕吐物含有胆汁，呕吐量大；可插入胃管并抽出大量的气体及液体。患者常有脱水及碱中毒征象。

2）食管裂孔疝：主要症状为胸骨后灼痛或烧灼感，伴有嗳气或呃逆。此病多发生于餐后 1 小时内，可产生压迫症状，如气急、心悸、咳嗽等。但有时可合并胃扭转，X 线钡剂检查有助于鉴别。

3）心肌梗死：多发生于中老年患者，伴严重的心律失常，发作前有心悸、心绞痛等先兆，有特征性的心电图表现可与胃扭转相鉴别。

4）胃癌：上腹部疼痛较轻，腹部肿块多在上腹偏右近幽门处，呈结节状。通过 X 线征象或内镜检查可与胃扭转相鉴别。

5）幽门梗阻：多有消化性溃疡病史，可呕吐宿食，呕吐物量较多，X 线检查发现幽门梗阻，内镜检查可见溃疡及幽门梗阻。

6）慢性胆囊炎：非急性发作时，患者表现为上腹部隐痛及消化不良的症状，进油腻食物诱发。右季肋部有压痛，向右肩部放射，但无剧烈腹痛及恶心、干呕。可以顺利插入胃管，十二指肠引流及胆囊造影可有阳性发现。

7）粘连性肠梗阻：患者多有腹部手术史，表现为突然阵发性腹痛，排气排便停止，呕吐物有粪臭味，全腹均有胀痛；可见肠型，肠鸣音早期亢进，晚期减弱。胃管能顺利插入，X 线腹部透视可见肠腔呈梯形的液平。

（2）小肠扭转应注意与胃十二指肠溃疡穿孔等其他急腹症相鉴别。还需与其他原因如粘连性肠梗阻、肠套叠等病情进展所致的绞窄性肠梗阻相鉴别。另外，应注意与结肠扭转如乙状结肠扭转和盲肠扭转相鉴别。一般来讲，不论是全小肠扭转或部分小肠扭转，术前通常只能做出绞窄性肠梗阻的诊断，它的确切病因只有在剖腹探查时才能明确。

（3）结肠扭转需与以下疾病进行鉴别：①急性假性结肠梗阻：大多数急性假性结肠梗阻的患者在 50 岁以上，最明显的症状是进行性腹胀，持续 3～4 天。50%～60%的患者有恶心和呕吐。一些患者可有顽固性便秘。绝大多数患者有肠鸣音，一般无高调肠鸣音。典型的腹部 X 线片表现为盲肠、升结肠和横结肠明显扩张，远段结肠常缺乏气体。可以通过结肠镜检查排除机械性肠梗阻而获得确诊；②缺血性结肠炎：大部分坏疽型缺血性结肠炎起病急，腹痛剧烈，伴有严重的腹泻、便血和呕吐。临床表现与乙状结肠扭转相似，早期即可出现明显的腹膜刺激征，病变广泛的患者还可伴明显的麻痹性肠梗阻。结肠镜检查是诊断缺血性结肠炎最有效的检查方式；③结肠癌：盲肠、横结肠及乙状结肠或直肠癌都有可能表现低位肠梗阻，但病史都较长，通常无突然腹痛史。结肠癌的肿块坚硬，边界清晰。而结肠扭转则是膨胀的肠管，触诊时质地较软，边界不清，较易区别。当然钡剂灌肠可以确诊。

（4）盲肠扭转：位于盲肠部位的结肠扭转需与以下疾病进行鉴别。①急性阑尾炎：急性阑尾炎一般有转移性右下腹痛，右下腹压痛较局限、固定，白细胞计数增加较显著；②急性胃扩张：盲肠扭转腹部X线片显示单个卵圆形胀大肠袢，有气液平，其部位形状提示有可能为胀大盲肠。位于上腹的游离盲肠当胀气积液重时，X线影像有可能被误认为是急性胃扩张。但经鼻胃管抽吸后，影像无改变。

第十二节 急性肠系膜缺血

急性肠系膜缺血危急值分类为"红色"，需出具报告后10分钟内通报临床医生

一、概述

急性肠系膜缺血（acute mesenteric ischemia，AMI）是指肠系膜动脉、静脉急性阻塞或循环压力降低，导致肠道血供急剧减少。AMI是最凶险的外科急腹症之一。该病起病隐匿，如未及时诊治，将迅速进展为危及生命的肠坏死，死亡率可达70%。AMI总体发病率不高，约占急腹症患者的1%。然而，其发病率随年龄增大呈指数增长，在70岁以上的急腹症患者中可达10%，着实不容小觑。随着血管外科理念与技术的发展，AMI病死率已显著降低。争分夺秒，快速诊治是保存肠道功能、挽救患者生命的关键。

AMI临床表现缺乏特异性。主诉剧烈腹痛而腹部体征轻微是早期AMI的经典表现，但也常因体征轻微而导致诊断困难，错过最佳救治时间窗口。此外，大多数患者合并AMI相关风险疾病，如缺血性心脏病、心房颤动、风湿性心脏病、感染性心内膜炎、糖尿病或肾功能不全等。因此，对于突发与体征不符的剧烈腹痛，尤其是合并心血管相关疾病的老年患者，必须警惕AMI。

AMI发生时肠系膜血流量锐减，引起肠壁缺血坏死和肠管运动功能障碍。该病进展快，病情凶险，一度病死率很高。而随着现代诊疗技术的发展，早诊断、早治疗已可获得较好的预后。充分认识该类疾病，是救治患者，降低病死率的关键。CT血管成像（CTA是诊断AMI的首选方法。超声检查对快速诊断AMI也有较高价值。对于症状与体征不符的突发剧烈腹痛患者，特别是合并有心血管疾病的老年人，必须十分仔细检查，警惕AMI的可能。

超声检查能迅速评估肠系膜血管状态，对该病有较高诊断价值。AMI最主要的超声征象是肠系膜上动脉栓塞/血栓（或肠系膜上静脉血栓）及受累血管管腔内血流信号消失；其继发性超声征象还包括肠壁增厚、肠腔狭窄、肠壁积气、腹水等。上述超声征象的显示受肠道气体、血管壁钙化、患者体型等影响很大。尤其是肠系膜上动脉闭塞时肠道通常大量积气，加之腹壁膨隆，超声医生常经过加压、改变患者体位，仍无法清晰显示目标血管。鉴于这些局限性，仅凭超声检查很难完全避免漏诊。

诊断AMI最大的难点在于提高对此病的认知，同时认识到超声检查的客观局限性。在实际工作中，通过分析临床表现和病史，对不能排除AMI的患者（如急性剧烈腹痛且有心房颤动病史的老年患者），超声医生要有自己的判断，即便没有相应医嘱，也应仔细扫查肠系膜血管。需注意，对此类患者，即使未直接发现肠系膜血管病变，仅于脐周探及局限或广泛小肠肠壁增厚，仍不能完全排除AMI的可能。而对于高度疑诊AMI，超声检查却没有特征性发现的患者，也应尽快向临床医生告知实情。此时虽然未能做出极具价值的诊断至少还可以提供肠道积气、腹水等信息，也便于患者尽快接受其他检查。

二、病因

AMI可分为闭塞性和非闭塞性两类。闭塞性AM又可进一步分为肠系膜动脉栓塞、肠系膜动脉血栓形成及肠系膜静脉血栓形成。

1.急性肠系膜动脉栓塞

急性肠系膜动脉栓塞是最常见的原因，约占50%。肠系膜上动脉开口较大，呈锐角斜向下走行，栓子顺流而下，易进人其内而造成栓塞。栓子多来自于心房颤动、心肌梗死、膜性心脏病、感染性心内膜炎等心脏疾病所致的心脏附壁血栓，偶见赘生物栓子。发病年龄相对较低。

2.急性肠系膜血栓形成

约占20%，多发生在动脉粥样硬化的基础上，患者有动脉粥样硬化的危险因素，如老龄、高血压、糖尿病、高脂血症、吸烟史等。此外，动脉瘤、血管炎夹层也可引起。

3.肠系膜静脉血栓形成

约占10%。患者多为中年人群。与先天性或获得性凝血障碍有关，如肝硬化、脾切除、腹部手术、充血性心力衰竭、长期口服避孕药等。肠系膜静脉血栓形成多见于肠系膜上静脉。

4.急性非闭塞性肠系膜缺血

约占20%。由心排血量降低和肠系膜血管痉挛引起，见于心功能不全、低血容量、大量使用血管收缩药等情况。

三、症状体征

AMI的临床表现缺乏特异性。早期表现为腹痛、恶心呕吐、腹泻、腹胀等，此时的腹痛是肠壁肌肉强烈痉挛所致，表现为异常剧烈的脐周或上腹部绞痛，而查体通常腹软不胀，仅有轻度压痛。AMI早期，肠管处于生机可逆期，也是临床干预最有益的阶段，但由于症状与体征不符，导致诊断存在困难。中晚期出现肠管缺血坏死，腹胀愈发明显，出现严重的腹膜炎、呕血便血、休克、器官衰竭等。

不同病因的AMI临床表现各有不同。

1.急性肠系膜动脉栓塞

特点是突发剧烈腹痛并常与心脏病（尤其心房颤动）有关。有学者将急性剧烈腹痛、器质性心脏病和强烈的胃肠道排空症状（腹胀、反酸、恶心、腹泻等）称为急性肠系膜上动脉栓塞"三联征"。进展快，缺血几小时就可出现不同程度的肠壁坏死、腹膜炎及全身症状。

2.急性肠系膜血栓形成

疼痛相对较缓，呈阵发性，常具有餐后腹痛、体重减轻的病史。

3.肠系膜静脉血栓形成

呈亚急性发展，早期受累肠道静脉回流障碍，表现为腹痛、厌食、腹部不适、腹胀、可在几天至几周内逐渐发展为透壁肠梗死。约50%患者有深静脉血栓形成或肺栓塞病史。

4.急性非闭塞性肠系膜缺血

发病隐匿，临床症状发生预期外恶化的危重患者应考虑到此病。

总之，伴有主诉与查体不符的剧烈腹痛，且合并相关风险疾病（特别是心血管疾病，如长期心房颤动、心肌梗死、细菌性心内膜炎、瓣膜性心脏病等）的老年患者均需警惕AMI。

四、超声检查

AMI患者由于存在血运性肠梗阻，肠道积气普遍较多，加之患者腹壁隆起，以下超声征象可能受到影响，显示不理想。为尽量降低肠道气体干扰，可嘱患者由平卧位变为侧卧再探查。

1.肠系膜动脉栓塞或血栓形成

（1）动脉栓塞处或血栓形成处及其远段管腔内血流消失。为明确血流状态，当CDFI未显示血流时，还应使用更敏感的PW进一步证实。

（2）血栓多形成于肠系膜上动脉起始处约10mm范围管腔内，局部管腔可见低弱回声充填，动脉管壁常见粥样硬化斑块。

（3）栓塞发生在动脉自然狭窄处，有时距离肠系膜上动脉起始段较远，因此，近段动脉通畅并不能排除远段动脉闭塞。根据近段高搏动性频谱，结合症状、病史有助于推测远段血管情况。

2.肠系膜静脉血栓形成

（1）灰阶超声显示肠系膜上静脉增宽，管腔内充填血栓回声，CDFI显示该段管腔内无血流信号。

（2）多发血栓常见，可合并门静脉、脾静脉，甚至下腔静脉血栓。

（3）门静脉内血流由于肠系膜上静脉回流障碍而减少，多普勒超声血流束色彩黯淡，流速减低。

3.继发性改变

（1）肠道缺血性改变：主要累及脐周小肠分布区，病变段肠壁增厚，回声减低，同时肠腔狭窄。黏膜面溃疡出血表现为黏膜表面断续的强回声。晚期肠缺血坏死时，肠壁内血流信号消失，可伴随肠壁积气和门静脉积气。

（2）可见腹水，通常为少量，分布于肠间隙。

4.检查过程中，适当提高多普勒增益，降低脉冲重复频率和壁滤波，并减小血管声束夹角，有助于显示低速血流，明确管腔内血流状态。

五、其他检查

1.实验室检查

目前尚无可用于确诊 AMI 的特异性实验指标，但实验检查有助于证实临床疑诊。各项检验中，最常见白细胞计数明显升高，可达 20×10^9/L 以上，其次是高乳酸血症，血清淀粉酶、乳酸脱氢酶等指标升高，但敏感度和特异度不高。D-二聚体是肠道缺血的独立危险因素。据报道，肠脂肪酸结合蛋白（I-FABP）、α-谷胱甘肽-S-转移酶（α-GST）等，显示作为 AMI 诊断标志物的前景，但需进一步研究。

2.影像学检查

（1）X 线：可见肠梗阻及腹水，但不具有特异性。

（2）动脉血管造影：具有特异性诊断意义，能鉴别病因，曾被认为是 AMI 的最佳诊断方法。但其操作复杂且有创，目前通常仅在腔内治疗时使用，很少单纯用于诊断 AMI。

（3）CTA：可清晰显示肠系膜动静脉，同时可排除其他急腹症，对 AMI 的诊断价值很高，是疑诊患者的首选影像学检查。CTA 还可根据肠壁强化程度、是否存在肠壁及门静脉积气等判断肠管活力，并借助三维重建，明确远端血管灌注及侧支循环情况，辅助制订更合理的治疗方案。

六、诊断及鉴别诊断

若超声检查发现肠系膜上动脉栓塞/血栓或肠系膜上静脉血栓的直接表现，即可诊断。若仅发现肠壁增厚、回声减低、血供减少等肠道缺血性改变，则需根据与体征不符的突发剧烈腹痛、是否伴随 AMI 相关风险疾病（尤其是心脏疾病）、患者年龄等综合判断。进一步行 CTA 检查常是必要的。未探及有价值的超声征象时，本病原则上需与各种急腹症相鉴别。此处着重以下两点。

（1）肠系膜上动脉栓塞/闭塞，有时需与肠系膜上静脉血栓相鉴别。肠系膜上静脉是门静脉的属支，不与大血管相连；而肠系膜上动脉从腹主动脉发出，是大血管的分支。借此关系鉴别容易。

（2）较大的肠系膜静脉血栓可呈形态不规则的低回声团，需与腹部肿块相鉴别。观察其两端是否与血管管腔延续，利用 CDFI 观察其两端是否有静脉血流信号，可助鉴别。

第五章 妇产科超声危急值诊断与鉴别诊断

第一节 输卵管异位妊娠

> 在未发现异位妊娠破裂征象、盆腹腔积血、失血性休克等时，输卵管异位妊娠的危急值归类为"橙色"，需出具报告后尽快通报临床医生
>
> 输卵管异位妊娠破裂、盆腹腔积血的危急值归类为"红色"，需出具报告后10分钟内通报临床医生

一、概述

当性生活活跃的育龄期妇女停经后出现腹痛及阴道流血时，均应结合尿或血人绒毛膜促性腺激素（hCG）化验、超声检查帮助明确患者情况，排除异位妊娠的可能。经阴道超声检查已成为可疑异位妊娠患者的首选检查方法。超声检查时若宫腔内未发现妊娠囊结构，超声医生应仔细扫查附件区情况，当于附件区发现异常包块时，应警惕输卵管异位妊娠的可能。

输卵管异位妊娠的结局多样，其中以输卵管破裂最为严重，发病时多伴有剧烈腹痛、大量阴道流血、面色苍白，严重者可出现休克或晕厥等，危及生命。临床工作中急诊接诊该类患者时，若已出现休克，应立即建立静脉通路，在积极补液抢救生命的同时立刻采取手术治疗，对于有生育要求的年轻妇女，特别是对侧输卵管已切除者可采取保守的输卵管手术方法，可以将妊娠囊取出后再进行患处输卵管的缝合术；而对于无生育要求且发生休克的急症患者，可采取患侧输卵管切除术，特别是输卵管损伤严重、手术部位明显出血者应首选输卵管切除术。目前该两种手术方式在患者后续妊娠率及重复异位妊娠率方面的差异说法不一，有研究表明二者无明显差异，亦有研究表明前者可以有更高的后续宫内妊娠率，但同时重复异位妊娠率也增加。

输卵管异位妊娠的手术可经腹或经腹腔镜进行，若患者生命体征稳定、腹腔出血少则首选腹腔镜

手术。甲氨蝶呤（MTX）治疗可以用于确诊或是临床高度疑似的异位妊娠病例，并且要求患者满足生命体征平稳、包块未破裂、无 MTX 治疗的绝对禁忌证等条件。MTX 治疗的成功率可达 70%～95%。MTX 治疗失败或者治疗期间包块破裂者均应进行手术干预。

异位妊娠指受精卵在子宫体腔以外位置着床发育，美国疾病控制与预防中心的数据显示异位妊娠发生率约占所有妊娠的 2%。异位妊娠中以输卵管异位妊娠最为常见，占异位妊娠的 95%～98%，其中约 80% 的病例发生在输卵管壶腹部。输卵管是一个中空的解剖结构，起于子宫输卵管开口，止于输卵管伞端开口。妊娠囊可着床于输卵管的任一部位。根据着床的位置，可将输卵管异位妊娠分为间质部、峡部和壶腹部等不同部位的异位妊娠。伞部异位妊娠也有报道，但只能通过手术进行诊断，超声无法将其和壶腹部异位妊娠区分开。输卵管异位妊娠可存在多种结局，包括未破裂型、流产型、破裂型和陈旧型，其中以破裂型病情最为凶险，部分病例常因突然剧烈腹痛并伴有阴道大量流血而就诊，可伴发失血性休克危及孕妇生命。

输卵管妊娠部位距离子宫越近，继续生长及包含存活胚胎/胎儿的可能性越大，从而导致严重并发症风险升高，因此，尤其需要关注输卵管间质部妊娠。输卵管间质部妊娠是一种特殊部位的输卵管异位妊娠，发病率较低，占异位妊娠的 2%～4%。由于输卵管间质部位于子宫肌壁内，该部位输卵管外周均被子宫肌层包绕，若受精卵着床于此处，由于肌层组织较厚出现异位妊娠时可持续较长时间，通常可维持 12～16 周，但间质部为子宫和卵巢血管汇集之处，血运极其丰富，异位妊娠一旦破裂，短期内会出现大出血。有研究报道显示，输卵管间质部妊娠的死亡率为 2%～2.5%。另外随着妊娠进展，输卵管间质部异位妊娠可逐渐向外侧生长到达输卵管近端，较少见到局限于输卵管间质部的异位妊娠，罕见情况下，间质部妊娠会向内侧生长，最终突入宫腔上外侧角。

二、病因病理

输卵管异位妊娠发病的主要危险因素为输卵管结构及功能异常，包括慢性输卵管炎症（多由淋菌或沙眼衣原体感染、流产或产后感染等引起）、输卵管发育不良或畸形、输卵管及其他盆腔手术、输卵管的子宫内膜异位症、盆腔肿瘤压迫牵拉、输卵管功能异常（受雌孕激素调节或精神因素影响导致输卵管痉挛或蠕动异常）等，除此之外还与宫内节育器、辅助生殖技术、受精卵游走等亦有一定相关性。2018 年美国妇产科医师学会提出的输卵管异位妊娠指南指出既往有过 1 次异位妊娠病史的女性，其重复异位妊娠的概率约为 10%，有 2 次以上者风险增加 25% 以上。

输卵管异位妊娠流产指受精卵着床于输卵管黏膜皱襞内，因蜕膜形成不完整，发育中的胚泡常向管腔内突出，最终突破包膜出血，胚泡与管壁分离，胚泡可完整或不完整进入管腔内，随输卵管蠕动进入腹腔内；输卵管异位妊娠破裂指受精卵着床于输卵管黏膜皱襞间，滋养层细胞直接侵犯输卵管肌层和血管，由于输卵管管腔狭小、肌层较薄且血管丰富，随着孕周的增加胚囊逐渐增大，导致输卵管管壁变薄，严重者直至破裂，破裂后短期内可发生大量盆腹腔出血；陈旧性输卵管异位妊娠，因输卵管异位妊娠破裂或流产，长期反复内出血可形成盆腔血肿，血肿机化变硬并与周围组织粘连。

三、症状体征

输卵管异位妊娠的典型临床症状为有停经史、腹痛、阴道流血等，但根据受精卵着床位置的不同及病情进展出现上述临床表现的时间、腹痛的严重程度、阴道流血量均不尽相同。不同结局输卵管异位妊娠的临床症状：①未破裂型，无明显临床症状；②流产型，多见于输卵管壶腹部妊娠8~12周时，该型常伴有阴道不规则出血及不剧烈的腹痛；③破裂型，多见于峡部妊娠6周左右、壶腹部妊娠8周左右及间质部妊娠12~16周，该型大多表现为突然剧烈腹痛并伴有阴道大量流血，严重者出现失血性休克，病情多较急重，可危及生命；④陈旧型，多见于不规则阴道流血时间较长者，曾经有剧烈腹痛，后呈持续性隐痛。

输卵管异位妊娠破裂的典型体征为下腹部或者附件区压痛，部分伴有反跳痛；失血过多者可表现为面色苍白、脉搏细速、心率加快、血压下降等休克体征。

四、实验室检查

血hCG测定能辅助诊断异位妊娠，临床疑似异位妊娠者，需要在第1次血hCG测定后，间隔48小时重复测定血hCG。异位妊娠者血hCG水平较宫内妊娠低，且两次连续测定血hCG下降小于50%或者递增小于63%，考虑异位妊娠可能性增大，需严密随诊。异位妊娠破裂伴发大出血时，部分患者血常规检查显示血红蛋白持续性下降。

五、超声检查

输卵管异位妊娠的声像图表现：子宫稍增大，子宫内膜增厚，但宫腔内未见明显妊娠囊结构，部分病例宫腔内可见积血，继而出现假妊娠囊声像。附件区出现异常包块，根据输卵管异位妊娠的不同结局可表现为下述几型。①未破裂型：附件区见类妊娠囊样环状高回声结构，壁较厚，中央为无回声，部分病例无回声内可见卵黄囊、胎芽组织及心管搏动，彩色多普勒超声（CDFI）类妊娠囊周围可见血流信号；②流产型：附件区见形态不规则的混合回声，包块内偶可见类妊娠囊结构，盆腔内可见少量液体；③破裂型：包块内部回声杂乱，大多难以辨认明显妊娠囊结构，盆腹腔内可见大量透声不良的液体；④陈旧型：附件区可见实质性不均匀混合回声包块，边界清晰，包块内不能辨认妊娠结构，可有少量盆腔积液。

输卵管间质部妊娠是一种特殊部位的输卵管异位妊娠，其声像图表现：①二维声像图显示子宫横切面宫底两端不对称，宫底一侧可见向外突出的包块，内见妊娠囊结构，妊娠囊内多可见胎芽或胎儿、胎心搏动等。妊娠囊与宫腔不相通，外周被不对称的薄的子宫肌层组织包绕。输卵管间质部妊娠特异性表现为"间质线征"，即子宫角上部区域与肌壁内妊娠囊边缘交界的回声线，其对输卵管间质部妊娠的诊断敏感度可达80%，特异度达98%。此外，至少有部分妊娠囊被子宫肌层包绕；②彩色多普勒显示妊娠囊周边可见较丰富的血流信号。

妊娠位置靠近子宫但无子宫肌层包绕者为输卵峡部妊娠，而远离子宫邻近卵巢的妊娠为输卵管壶腹部妊娠。

输卵管异位妊娠检查过程中，可根据病情需求选择腹式或阴式探头扫查。腹式超声可以纵观患者盆腹腔整体情况，包括病灶的大小、盆腹腔积液的量等；阴式超声则可以更清晰地显示包块的内部结构，为异位妊娠患者首选的检查方法，必要时两者联合使用效果更佳。

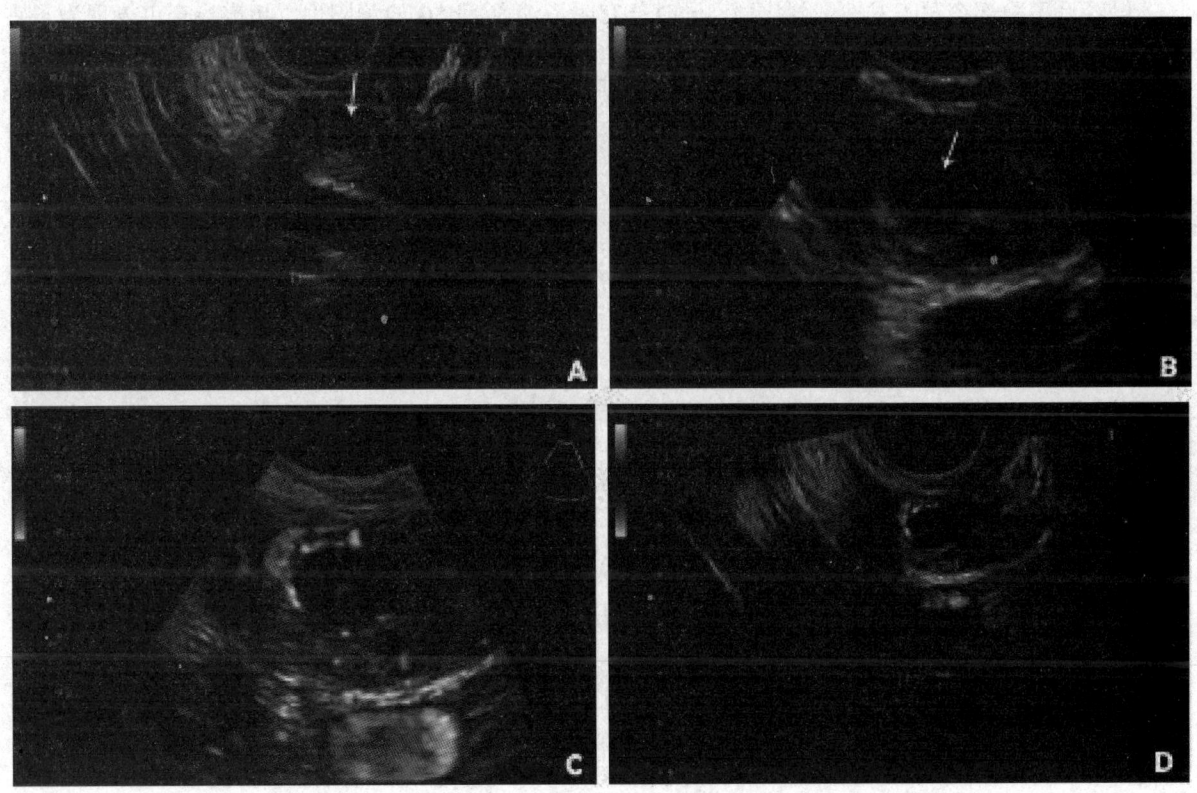

图 5-1　输卵管异位妊娠

经阴道彩超检查：右卵巢大小 2.8cm×1.3cm，左卵巢大小 3.7cm×1.8cm，其旁探及 1.9cm×1.7cm 胎囊（图A），内可见长约 0.2cm 胎芽（图B），可见胎心搏动。图C示左附件区不均偏低回声包块，妊娠囊周边血流信号，图D示左附件区（左卵巢旁）妊娠囊。印象：异位妊娠，左输卵管壶腹部妊娠（术中诊断）。

六、其他检查方法

1.腹腔镜检查

为诊断异位妊娠的金标准,而且在诊断的同时还能进行有效的治疗。但是作为普通检查患者承受费用通常较高,临床中较少采用腹腔镜检查常规诊断异位妊娠。

2.阴道后穹隆穿刺

为较简单容易的方法,穿刺抽出不凝血提示盆腹腔内有活动性出血但特异度较低。

七、诊断及鉴别诊断

腹腔镜检查为诊断输卵管异位妊娠的金标准。输卵管异位妊娠主要与以下几种疾病相鉴别。

1.黄体破裂

表现为突发腹痛,多发生于月经周期后期,无停经史,hCG 检测阴性。超声检查表现为子宫形态正常,患侧卵巢增大,可见混合性包块,同时可伴有盆腹腔积液。

2.流产

停经后下腹部突发阵发性剧烈疼痛,同时伴有阴道流血,hCG 检测阳性。超声检查可表现为子宫形态饱满,部分病例于宫腔或阴道内可见变形的妊娠囊结构。双侧附件区多无明显异常。

3.卵巢囊肿扭转

患者有卵巢囊肿病史,改变体位或剧烈活动后突发剧烈腹痛,hCG 检测阴性。超声检查表现为子宫形态正常,患侧附件区可见囊性包块,彩色多普勒显示囊壁未见血流信号。

4.宫角妊娠

以往常需对宫角妊娠和输卵管间质部妊娠进行鉴别,但是由于宫角妊娠的定义和诊断标准有争议,2020 年欧洲人类生殖和胚胎学会(ESIRE)的专家组一致认为,宫角妊娠并非一种临床疾病,而是正常着床于宫腔上部外侧的妊娠,因此,专家组共识建议应停止使用宫角妊娠这一术语。输卵管间质部异位妊娠可分为部分性和完全性,部分性输卵管间质部异位妊娠指大部分妊娠囊位于间质部,少部分凸向宫腔,孕周较大时有时很难与正常的宫角部妊娠相鉴别。

第二节 胎盘早剥

> 胎盘早剥的危急值分类为"红色",需要出具报告后 10 分钟内通报临床医生

一、概述

胎盘早剥是指妊娠 20 周后或分娩期正常位置的胎盘在胎儿娩出前部分或全部从母体子宫壁剥离。临床上,根据出血特点分为显性剥离、隐性剥离、混合性剥离 3 种类型①显性剥离:胎盘剥离血液冲开胎盘边缘经宫颈管和阴道外流;②隐性剥离:胎盘剥离血液积聚于胎盘与宫壁之间,胎盘边缘仍附着于子宫壁,形成胎盘后血肿,无阴道流血;③混合性剥离:胎盘剥离面扩大,出血达到一定程度,血液冲开胎盘边缘及胎膜外流,有阴道流血。

胎盘早剥具有起病急、发展快的特点,是危及母儿生命的产科急症,国内报道胎盘早剥发生率为 0.46%~2.1%,国外报道发生率为 0.67%~18%。胎盘早剥母体的剖宫产率、产后出血率及胎儿宫内窘迫发生率均增高,严重者可出现子宫胎盘卒中、弥散性血管内凝血(DIC)、失血性休克、急性肾衰竭、羊水栓塞、新生儿窒息等并发症甚至母儿死亡,围生儿死亡率高达 36.5%~55%。因此,早期快速判断和正确处理胎盘早剥对挽救母儿生命具有重要的临床意义。

目前,超声检查是诊断胎盘早剥的有效方法之一。超声检查能直观胎盘早剥的各种声像特征,能迅速提示早剥的位置、范围和程度,以及羊水和胎心率变化;应用彩色多普勒超声检查能与子宫肌瘤、胎盘肿瘤、子宫肌壁收缩等有效鉴别,彩色多普勒还能反映胎盘血管床及胎儿脐动脉、大脑中动脉的血流动力学变化,为临床诊断与鉴别诊断提供重要依据;超声检查还可以短时间内进行复查比较,对病程的进展有较准确的判断,为临床处理危急重症胎盘早剥争取时间。

胎盘早剥典型超声图像特点表现为胎盘与子宫壁间、胎盘上缘、下缘或绒毛膜板下血肿,若血液破入羊膜腔,羊膜腔内可见剥离的胎膜和凝血块回声。根据典型超声图像特点结合孕妇突发持续性腹痛、阴道流血、子宫张力增高、子宫压痛等典型临床表现有助于胎盘早剥的诊断。但如果胎盘显性剥离,临床症状表现为阴道流血,血液经宫颈管外流宫腔内无血液积聚,胎盘形态无变化,超声检查表现阴性者不能排除胎盘早剥;另外胎盘附着于子宫后壁宫底壁需多方位仔细扫查以免漏诊。正确识别胎盘早剥各种声像图特征、密切结合病因、临床症状与体征,必要时动态观察、反复检查综合判断,可提高胎盘早剥的检出率。

二、病因

与胎盘早剥有关的因素主要有以下几个方面。

1. 孕妇血管病变

妊娠合并有严重高血压、慢性高血压、慢性肾病或全身血管病变时底蜕膜螺旋小动脉痉挛或硬化，引起远端毛细血管变性坏死甚至破裂出血，发生胎盘早剥的概率明显增高。

2. 机械性因素

外伤、脐带过短、外转胎术等。

3. 子宫体积骤缩

羊水过多过快地流出、双胎妊娠第一胎娩出后使宫腔压力骤减，子宫体积骤缩。

4. 子宫静脉压突然升高

妊娠晚期孕妇长时间仰卧，压迫下腔静脉，回心血量减少血压下降，子宫静脉淤血，静脉压升高导致蜕膜静脉床淤血甚至破裂，发生胎盘早剥。

5. 其他因素

孕妇有胎盘早剥史、高龄多产、绒毛膜羊膜炎、吸烟、代谢异常、凝血障碍；或有滥用可卡因、胎盘附着部位有肌瘤、接受辅助生育技术助孕等。对具有高危因素的孕妇妊娠期与分娩期加强管理、积极预防与治疗，警惕胎盘早剥的发生。

三、病理生理

胎盘早剥的主要病理改变为底蜕膜出血、形成血肿，使胎盘与宫壁剥离，当内出血急剧增多时，血液积聚于胎盘与子宫壁之间形成胎盘后血肿，血肿压力增高血液渗入子宫肌层、浆膜层，局部子宫表面呈现紫蓝色，称为子宫胎盘卒中，子宫肌纤维分离、断裂甚至变性，收缩力减弱，造成产后出血。当剥离处释放的大量组织凝血活酶，可激活母体凝血系统，大量凝血因子消耗，凝血功能障碍，导致多器官功能损害及弥散性血管内凝血（DIC）。

四、症状体征

胎盘早剥的典型症状是腹痛、阴道流血、子宫压痛及张力增高。阴道流血通常为陈旧性不凝血。后壁胎盘的隐性剥离多表现为腰背部疼痛，子宫压痛可不明显。部分胎盘早剥伴有宫缩，但宫缩频率高、幅度低，间歇期也不能完全放松，宫缩后子宫弛缓欠佳早期表现常是胎儿胎心率首先发生变化，严重时子宫呈板状，压痛明显，胎位触及不清，胎心率改变或消失。胎盘早剥Ⅲ级患者病情凶险，可迅速发生休克、凝血功能障碍甚至多器官功能损害。

临床上推荐按照胎盘早剥的 Page 分级标准评估病情的严重程度，见表 5-1。

表 5-1　胎盘早剥的 Page 分级标准

分级	标准
0级	分娩后回顾性产后诊断
Ⅰ级	外出血，子宫软，无胎儿窘迫
Ⅱ级	胎儿宫内窘迫或胎死宫内
Ⅲ级	产妇出现休克症状，伴或不伴 DIC

注：出现胎儿宫内死亡的患者，胎盘剥离面积常超过50%；接近30%的胎盘早剥会出现凝血功能障碍

五、实验室检查

主要有血常规及凝血功能检查。必要时应检测肝肾功能及二氧化碳结合力，并做 DIC 筛选试验，包括血小板计数、凝血酶原时间等。结果可疑者，需进一步做纤溶确诊试验。纤维蛋白原小于 250mg/L 为异常，小于 150mg/L 对凝血功能障碍有诊断意义。

六、超声检查

1.胎盘血肿

由于底蜕膜出血，若胎盘边缘附着宫壁，胎盘与宫壁间形成胎盘后血肿；若胎盘边缘剥离，血肿位于胎盘上缘、下缘、绒毛膜板下。血肿回声杂乱多样，随胎盘剥离时间的不同而有不同的声像图表现。主要表现依此为：较均匀的强回声→等回声→内部伴有高回声团的无回声区→较均质无回声区。血肿内部无血流信号。

2.胎盘增厚

由于底蜕膜出血，血液积聚于胎盘后方与宫壁间（胎盘母体面）剥离区的胎盘增厚（厚度常大于50mm）且回声紊乱。

3.羊膜腔内凝血块回声

若血液破入羊膜腔，羊水内可见漂浮的胎膜与片状光斑或血凝块光团。

4. 显性剥离

显性剥离时血液经阴道流出，胎盘后方无血液积聚，胎盘形态及回声无明显变化超声常难以诊断。

5.剥离面过大

若剥离面过大，可伴有胎心减慢甚至胎死宫内。

6. 胎盘剥离面积评估

可通过超声测量血肿长、宽、高，计算血肿体积，定量评估胎盘剥离面积。

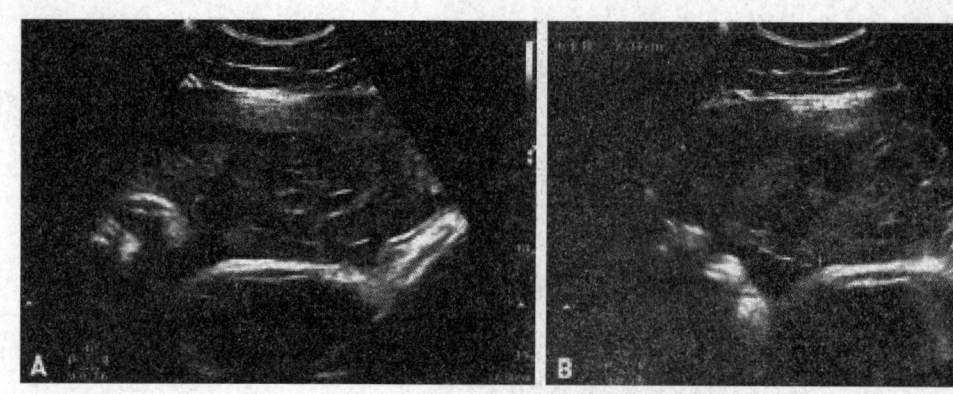

图 5-2 胎盘早剥

超声所见：胎盘位于前壁，胎盘增厚，最厚约 7.0cm，胎盘实质回声不均匀（图 A，图 B）。

七、其他检查方法

磁共振成像（MRI）对胎盘后出血诊断敏感度较高，出血部位可见明显双高信号影，尤其对于腹壁层较厚孕妇、多胎妊娠、胎盘附着于后壁等情况，MRI 可较准确地判断胎盘情况，但 MRI 检查价格昂贵、操作复杂、耗时长，应用有限。

八、诊断及鉴别诊断

尽管胎盘早剥有特征性的超声征象，但产前超声检出率仍较低，约 2%～50%，尤其是显性剥离。我国胎盘早剥指南中提出，超声不是诊断胎盘早剥的敏感手段，准确率约为 25%。因此，超声表现阴性者不能排除胎盘早剥，其诊断主要依据高危因素病史、临床症状与体征、超声检查、实验室检查等综合评估，超声可帮助鉴别诊断和病情监测。胎盘早剥主要与以下疾病相鉴别。

1.子宫肌壁收缩

通过追踪观察可见子宫肌壁收缩是暂时性的，很快恢复正常，肌壁间可见有较丰富血流。

2.子宫肌瘤

肌瘤位置较血肿固定，边界清晰，追踪观察短时间体积和回声无明显变化瘤体内可见血流信号。血肿体积可随时间有变化，内部无血流信号。

3.胎盘肿瘤

多位于胎盘胎儿面，突向羊膜腔与正常胎盘组织有界限，肿瘤内部血流信号丰富，胎盘血管瘤内部可测得胎儿脐动脉脐静脉血流频谱，胎盘早剥血肿内部无血流信号。

4.宫内感染、母体贫血等所致的胎盘增厚

患者无出血、腹痛等症状体征，胎盘后间隙清晰，胎盘实质回声较均匀，胎盘后间隙血流充盈良好。

5.胎盘血池

超声可见胎盘实质内边界清晰的无回声区，内可见弱回声光点浮动。

第三节 外伤性子宫破裂及医源性子宫穿孔

> 外伤性子宫破裂、医源性子宫穿孔的危急值分类为"红色"，需出具报告后10分钟内通报临床医生

一、概述

子宫外伤性破裂及医源性子宫穿孔是指外伤或医源性所致子宫体部或子宫下段发生裂伤、穿孔、断裂，若合并出现大出血、感染及休克，则是严重威胁患者生命的妇科急症。

外伤性子宫破裂、医源性子宫穿孔均是严重的妇科外科急症，治疗方案的选择取决于子宫破裂、穿孔的位置及严重程度，若导致患者大出血、感染、休克等严重症状出现，需尽快手术治疗。

超声诊断便捷快速，对子宫破裂穿孔、腹腔内出血有很高的诊断准确率，对于重症不宜挪动的患者可行床边检查，一旦发现阳性声像结合病史及临床症状，应按危急值制度迅速报告临床医生，抢救患者生命。此外，妊娠期子宫破裂详见本书"妊娠合并完全性子宫破裂一节，本节主要讨论非妊娠期的外伤性子宫破裂及医源性子宫穿孔。

二、病因

车祸、腹部锐器刺伤等创伤均可致子宫破裂，不当的宫腔内操作可导致医源性子宫穿孔。子宫穿孔最常见于各种宫腔内操作的手术，也可发生于子宫器质性病变如育龄期妇女滋养细胞肿瘤，或子宫其他病变如老年女性宫腔积脓。子宫穿孔是宫腔镜手术最常见的并发症、发生率为0.12%～1.61%。医源性子宫穿孔通常由术者操作经验不足、探针或刮匙擦作不当、盲目置入器械等因素所导致。此外，子宫过度前屈或后倾、哺乳期子宫、瘢痕子宫及先天性子宫畸形、宫颈狭窄、宫颈解剖异常如宫颈肌瘤、先天畸形、宫腔粘连等，也可能是医源性子宫穿孔的高危因素。

三、症状体征

子宫破裂穿孔常表现为疼痛剧烈及出血，若出血量大会同时伴有头晕、心悸等症状。临床根据出血类型可分为内出血、外出血及混合性出血。内出血时血液主要积聚于腹腔，表现为子宫及阔韧带等处血肿及腹腔积血；外出血时血液经阴道排出；混合性出血者兼有。外伤性子宫破裂及医源性穿孔常

同时合并其他器官损伤，易合并感染。查体可见全腹压痛、腹肌紧张，叩诊移动性浊音阳性。

四、超声检查

1.不完全性子宫破裂穿孔

子宫肌层部分或全部断裂，浆膜层连续完整，宫腔与腹腔未相通，患处肌层可见条形稍高回声区或低回声区，形态不规整，边界糊，向内延伸至宫腔，宫腔内回声不均。

2.完全性子宫破裂穿孔

子宫全层裂开，此时除肌层与宫腔内回声改变外，还有浆膜层不连续、裂口边缘可见浆膜相互错开，子宫周边及附件区域回声杂乱，可见低-弱回声的血肿包绕。当行负压吸引人工流产术致子宫穿孔时，肠管及大网膜随吸管负压作用嵌入宫腔表现为子宫穿孔处见以稍高回声为主的不均质混合回声团，该声团与腹腔相通，探头加压可见团块移动，彩色多普勒可显示该团块与宫外组织的血流关系。

3.当车祸等外伤导致骨盆骨折时可能发生子宫峡部断裂，超声表现为子宫体与宫颈回声连续性中断、二者不相连。

4.合并子宫周围器官损伤时可出现相应器官的声像学改变，如肠管受累可见患处肠管管壁增厚、回声减低、网膜呈片状包绕等。

5.若合并大血管损伤断裂，彩色多普勒可见喷射样彩色血流束。

6.盆腹腔内见透声不良的游离液性暗区。

7.注意事项

对于子宫陈旧性穿孔的病例有时诊断困难，需结合病史仔细探查子宫壁全层是否完整，必要时可使用子宫输卵管超声造影以帮助明确诊断。

五、其他检查

1.实验室检查

血常规检查可见红细胞、血红蛋白降低，白细胞计数可增高。

2.影像学检查

CT对软组织的分辨率不如MRI和超声，但可判断是否合并盆腔骨折情况。MRI成像时间较长，不作为子宫破裂穿孔的常规影像学检查。

六、诊断及鉴别诊断

子宫破裂穿孔主要靠病史、临床症状及影像学诊断，手术证实。

第四节　前置胎盘

> 完全性前置胎盘伴阴道大量流血的危急值分类为"红色",需出具报告后10分钟内通报临床医生

一、概述

前置胎盘是指妊娠28周以后,胎盘位置低于胎先露部,附着在子宫下段、下缘达到或覆盖宫颈内口。既往有剖宫产史、子宫肌瘤剔除史,此次妊娠为前置胎盘,胎盘附着于原手术瘢痕部位者,发生胎盘植入和致命性大出血的风险增高定义为凶险性前置胎盘。

完全性前置胎盘伴阴道大量流血是产科急症,大多发生于妊娠晚期,容易引起胎儿早产新生儿窒息,围生儿死亡率高。急性大量出血可致孕产妇失血性休克,胎儿宫内窘迫,甚至胎死宫内,因此产前早期明确诊断、临床早期干预、积极防治对控制孕妇出血、降低孕产妇和围生儿死亡率有重要意义。目前超声检查是诊断前置胎盘首选可靠的方法,应用二维与彩色多普勒超声观察胎盘位置、下缘与宫颈内口的关系、判断前置胎盘类型、是否合并胎盘植入、血管前置、胎儿宫内情况。根据临床表现结合超声检查可明确诊断。超声医生发现完全性前置胎盘伴阴道大量流血应按危急值制度报告临床医生,做好一切抢救孕产妇和新生儿的准备。

前置胎盘发病率国外报道为0.3%～0.5%,国内报道为0.24%～1.57%。近年来随着剖宫产率增加,凶险性前置胎盘的发生率呈上升趋势,文献报道约53.3%的患者合并胎盘植入。凶险性前置胎盘并发胎盘植入、产后出血、子宫切除、胎儿早产、新生儿窒息的发生率明显高于普通前置胎盘。应用三维能量多普勒超声血管成像和超声断层显像及三维超声高清血流成像等新技术,可以清晰显示植入的胎盘内血管构型,异常血管形态及走行、胎盘内不规则陷窝、子宫肌层变薄,可观察胎盘侵入相应节段的子宫肌层,提高产前诊断敏感度和准确性。

为了使分类简单易掌握,同时不影响临床处理,中华医学会妇产科学分会产科学组2020版前置胎盘的诊断与处理指南与加拿大妇产科医师协会(SOGC)2020年6月发布的前置胎盘的诊断和管理的分类中,推荐将前置胎盘分为两种类型:①前置胎盘:胎盘完全或部分覆盖子宫颈内口,包括既往的完全性和部分性前置胎盘。②低置胎盘:胎盘附着于子宫下段,胎盘边缘距子宫颈内口的距离<20mm,包括既往的边缘性前置胎盘和低置胎盘。前置胎盘的分类可随妊娠及产程的进展而变化,即胎盘的移行使中孕期诊断的前置胎盘或低置胎盘发生变化。因此,应强调在28周后诊断前置胎盘,

且建议以临床处理前的最后1次超声检查来确定其分类。

二、病因

前置胎盘的病因目前尚未完全明确，主要与以下因素有关。

1.子宫体部内膜损伤或病变

流产、多次刮宫、宫腔操作、产褥感染、多胎、多产及剖宫产等引起子宫内膜炎或子宫内膜受损，再受孕时蜕膜血管形成不良，胎盘血供不足，刺激胎盘向下延展至子宫下段。前次剖宫产瘢痕影响胎盘向上"迁移"。

2.多胎妊娠胎盘面积过大

多胎的胎盘面积较单胎大而达到子宫下段。

3.胎盘异常

主胎盘主要在子宫体部，而副胎盘可达子宫下段近宫颈内口处；膜状胎盘大而薄延伸至子宫下段。

4.受精卵滋养层发育迟缓

当受精卵达子宫腔时，尚未发育到能着床的阶段而继续下移植入子宫下段，并在该处生长发育形成前置胎盘。

5.剖宫产术次数多

剖宫产次数越多前置胎盘合并胎盘植入的发生率越高，这可能与子宫蜕膜基底层发育不良，导致胎盘绒毛异常附着相关。

6.辅助生殖技术

因子宫内膜异位症或输卵管因素，采取辅助生殖技术治疗的孕妇，发生前置胎盘的风险明显升高。对于高危人群重点筛查，当超声检查发现前置胎盘，应提示临床医生及患者，可以在早期做出正确的指导和处理。

三、症状体征

妊娠晚期或临产后无诱因、无痛性阴道流血是典型的临床表现。阴道流血发生时间、次数及出血量与前置胎盘的类型有关，前置胎盘发生阴道流血症状多在32周前，低置胎盘发生阴道流血症状多发生在36周后。有不到10%的孕妇至足月无症状，对于无产前出血的前置胎盘孕妇，也要考虑胎盘植入的可能性。孕妇全身情况与前置胎盘的出血量及出血速度密切相关。反复出血可致贫血，急性大量出血可致失血性休克。

腹部检查可出现子宫软，无压痛，轮廓清楚，子宫大小与妊娠周数相符。胎位清楚，由于胎盘占据子宫下段，常伴有胎先露高浮或臀位、横位等异常胎位。反复出血或出血量较多可出现胎心率改变，胎儿宫内窘迫，甚至胎死宫内。

四、实验室检查

血常规、血小板计数、凝血酶原时间等凝血功能检查有助于判断孕妇失血量情况。

五、超声检查

1.检查方法与注意事项

超声检查可分为经腹部、经会阴、经阴道超声检查。经腹超声检查应采用宫颈内口的正中矢状切面，在检查前嘱患者适当充盈膀胱，减少假阳性的出现同时提高诊断准确性。经会阴超声检查能避免胎头颅骨声影的干扰，较好地显示胎盘下缘与宫颈内口关系。经阴道超声检查分辨率高、离观察目标近、图像质量好，诊断准确性最高，优于经腹超声检查和经会阴超声检查，但若出现阴道壁水肿、胎膜早破、大量阴道流血时可采取经会阴超声检查。对于可疑前置胎盘的孕妇，推荐采用经阴道超声检查，以提高诊断准确率。经阴道超声是诊断前置胎盘最主要及最佳的检查方法。

2.超声表现

（1）前置胎盘：胎盘完全或部分覆盖宫颈内口。

（2）低置胎盘：胎盘附着于子宫下段，胎盘下缘位于子宫颈内口或胎盘下缘距子宫颈内口的距离＜20 mm。

（3）前置胎盘合并胎盘植入的超声图像特点：仔细观察胎盘位置、胎盘实质回声、胎盘后间隙、胎盘附着处肌层厚度，同时使用多普勒超声检查技术观察胎盘实质、胎盘基底部、子宫肌层及膀胱壁血流信号若发现胎盘内漩涡征形成、胎盘后方低回声带明显变薄、子宫与膀胱界面回声异常、胎盘周围子宫肌层-膀胱壁高度血管化等声像时，高度可疑胎盘植入，需按危急值制度报告临床医生以便临床及时制订合理的诊疗方案，选择合适的分娩时机及分娩方式，改善妊娠结局。

3.前置胎盘超声检查的要点

中华医学会妇产科学分会产科学组2020版前置胎盘的诊断与处理指南中强调：前置胎盘超声检查的"四要素"包括：①胎盘附着位置，如前壁、后壁或侧壁等；②胎盘边缘距子宫颈内口的距离或超出子宫颈内口的距离，精确到毫米；③覆盖子宫颈内口处胎盘的厚度；④）子宫颈管的长度。对于既往有剖宫产术史的前置胎盘患者，应特别注意是否合并胎盘植入。

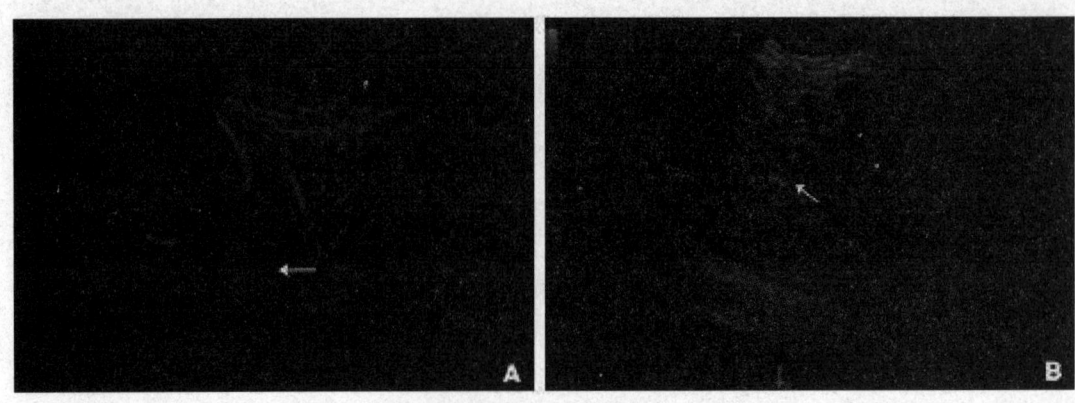

图 5-3 完全性前置胎盘

首次常规超声检查示：胎儿左枕横，单活胎，胎儿未见明显异常，后壁胎盘完全覆盖宫颈内口，提示完全性前置胎盘（图 A）。第二次常规超声检查示：胎儿右枕横，单活胎，胎儿未见明显异常，后壁胎盘完全覆盖宫颈内口，提示完全性前置胎盘（图 B）（CX：宫颈；PL：胎盘；BL：膀胱）。

4.前置胎盘的超声随访频率

妊娠中期发现的前置胎盘，需在晚孕期确认。根据孕周临床症状、前置胎盘类型增加超声检查次数。无症状者建议妊娠 32 周经阴道超声检查。随访妊娠 32 周仍为前置胎盘且无症状者，推荐于妊娠 36 周左右经阴道超声复查，以确定最佳分娩方式和时机。

六、其他检查

MRI 可判断胎盘下缘与宫颈内口关系，但费用昂贵、成像时间较长，故不作为常规影像学检查。MRI 检查不能替代超声检查诊断和评估前置胎盘。对于可疑胎盘植入的孕妇，MRI 检查可协助评估植入的深度、宫旁侵犯、与周围器官的关系等，有临床指导作用。

七、诊断及鉴别诊断

前置胎盘诊断主要依据超声检查，结合病史、临床表现。

前置胎盘应注意主要与以下疾病相鉴别：

1.胎盘早剥

临床症状表现为腹痛剧烈，子宫较硬呈板状，有压痛，而前置胎盘是无诱因、无痛性阴道流血。胎盘早剥隐性出血与混合性出血超声检查可见血肿。

2.血管前置

多于破膜后阴道出现鲜红色流血，超声检查见宫颈内口上方可见条管状血管声像，彩色多普勒显示呈胎儿脐血管频谱。

第五节 胎盘植入

> 胎盘植入的危急值分类为"橙色",需出具报告后尽快通报给临床医生

一、概述

胎盘植入是指在组织病理学上表现为,胎盘绒毛不同程度地异常黏附或侵入子宫肌层的一类疾病。根据子宫肌层内绒毛侵入的深度,将其分为3类:胎盘粘连(胎盘绒毛单纯粘连在子宫肌层)、胎盘植入(胎盘绒毛侵入子宫肌层)、胎盘穿透(胎盘绒毛侵入并穿透子宫全层)。20世纪50年代,胎盘植入发生率约为1/25 000。随着高龄妊娠、剖宫产手术、宫腔操作的增加,使胎盘植入的发生率较前明显升高,最近文献报道的发生率为1/(300~2000)。目前,胎盘植入已成为围生期子宫切除的第一位原因。

胎盘植入是一种产科危重的并发症,是导致产科致命性大出血及产后感染的主要原因之一,严重威胁孕产妇及围生儿的生命。及时正确的产前诊断可使产科医生及孕产妇有充分的思想准备,提高警惕,制订严密诊疗计划,减少不良妊娠结局的发生。近年各国妇产科医师协会制订了一系列关于胎盘植入的临床指南,以帮助规范诊治流程,实现早期诊断和降低不良妊娠结局发生率。由于胎盘植入缺乏特异性临床症状和体征,产前诊断多依赖于结合临床高危因素及影像学检查。超声作为产科最重要的影像学技术之一,是目前产前诊断胎盘植入的主要手段。

超声医生须准确掌握胎盘植入相关危险因素及声像学表现,当孕产妇有以下几种高危因素高龄妊娠(年龄>35岁)、多次孕产史、有剖宫产史、子宫内膜创伤史、宫腔操作史、子宫畸形、前置胎盘等,检查时应仔细观察胎盘位置、胎盘实质回声、胎盘后间隙、胎盘附着处肌层厚度、同时使用多普勒超声检查技术观察胎盘实质、胎盘基底部、子宫肌层及膀胱壁血流信号若发现胎盘内漩涡征形成、胎盘后方低回声带明显变薄、子宫与膀胱界面回声异常、胎盘周围子宫肌层-膀胱壁高度血管化等声像时,高度可疑胎盘植入,需按危急值制度报告临床医生以便临床及时制订合理的诊疗方案,选择合适的分娩时机及分娩方式,改善妊娠结局。

二、病因

植入的根本原因是蜕膜基底层的缺乏,蜕膜部分或完全由疏松结缔组织替代绒毛组织的侵蚀力与蜕膜组织之间的平衡失调。在我国指南中,胎盘植入分娩前诊断评估中强调临床高危因素的意义。2018

年国际妇产科联盟（FIGO）发布的胎盘植入指南中分类归纳胎盘植入的临床高危因素包括4类：①直接手术损伤：既往剖宫产史、手术终止妊娠等；②非手术损伤：体外受精、宫内节育器等；③妊娠合并子宫异常或子宫畸形：双角子宫、子宫肌腺症等；④妊娠合并前置胎盘患者高危因素：前置胎盘、高龄妊娠（年龄＞35岁）、既往多次生产。既往剖宫产且此次有前置胎盘的孕妇，胎盘植入的发生率显著增高。植入的常见部位为子宫瘢痕处及子宫下段。因为瘢痕处蜕膜缺乏，使基底层绒毛迅速扩展侵入子宫肌层，子宫下段内膜血供相对不足，易引起不全脱落。

三、症状体征

胎盘植入在产前缺乏特异性临床表现，由于植入多合并胎盘前置，因此可出现产前反复性、无痛性阴道流血，当胎盘穿透性植入合并子宫破裂时会出现腹痛、胎心率改变。多数胎盘植入于产时胎儿娩出后，由于胎盘与宫壁粘连紧密，导致胎盘娩出不完整或胎盘不能自行从子宫壁分离娩出，需徒手剥离，若用手能将胎盘与宫壁分离时，考虑胎盘粘连，当徒手剥离困难或发现胎盘与宫壁粘连紧密无间隙时，临床考虑胎盘植入，此时不宜强行剥离，由于胎盘剥离不完全，产后子宫缩复不良，出现有不同程度的产后阴道流血。

四、超声检查

2016年欧洲工作组对胎盘植入的超声描述术语进行标准化。胎盘植入超声征象主要有如下表现。

1.胎盘后间隙消失

正常情况下，妊娠18周后胎盘与子宫肌壁间可见呈带状无回声的静脉丛，胎盘植入时胎盘后间隙回声部分或全部消失。约70%的胎盘植入病例有此征象，但因为此征象可随孕周变化而改变，且随胎盘位置、探头施压、膀胱充盈而改变，因此，胎盘后间隙消失对诊断胎盘植入可能不准确。

2.胎盘陷窝

胎盘内存在多个大小不等、形态不规则的无回声腔隙，呈"虫蚀"表现，漩涡形成，内呈翻滚的"沸水征"。胎盘陷窝是最常见的超声征象，约80%的胎盘植入病例有此征象。彩色多普勒可显示胎盘陷窝供应血管，表现为高速血流从子宫肌层出发到陷窝，形成湍流入口。

3.子宫肌层变薄

覆盖胎盘的子宫肌层厚度<1mm或不能探及，子宫与膀胱界面回声异常，与子宫相邻的膀胱浆膜层强回声线变薄、形态不规则或中断。

4.胎盘隆起

隆起的胎盘组织导致子宫浆膜层移位，凸向膀胱，浆膜层尚完整，但其轮廓扭曲变形。

5.外生性包块

胎盘附着处宫壁出现局部外突包块，异常突出的胎盘组织，穿透子宫肌层向膀胱面突出。

6.膀胱子宫血管增多

子宫与膀胱壁之间可见大量彩色多普勒信号。

7.桥接血管

从胎盘发出经过子宫肌层至浆膜层到膀胱或其他器官，与子宫壁垂直走行。

五、其他检查

1.实验室检查

（1）母体血清甲胎蛋白（AFP）：胎盘植入的孕妇血清中 AFP 显著升高，当除外胎儿畸形的孕妇血清 AFP 升高时，应考虑绒毛出血及胎盘植入的可能。该方法简便易行，但缺乏特异性，尚不能直接用于临床实践。

（2）孕妇血清 β-HCG、PAPP-A 等生物学标志物检测：胎盘植入时孕妇血清 β-HCG、PAPP-A 等生物学标志物血清水平变化，但由于医疗条件限制和缺乏前瞻性研究等因素，制约了胎盘植入的分子生物学诊断，有待进一步研究证实。

2.其他影像学检查

胎盘植入的 MRI 表现主要为胎盘局部增厚、胎盘和子宫壁交界面不清、T1WI 出现胎盘实质内低信号、肌层变薄信号不规则，子宫下段局限性隆起，子宫结合带消失，膀胱壁不光整或膀胱局部幕状增厚及结节状突起，胎盘局部流空血管影增多等。MRI 对软组织分辨率高，且不受孕妇腹壁层厚度及胎盘位置的影响，对胎盘植入具有较高的诊断准确率，但各项研究选择偏倚明显，其是否优于超声诊断仍存在争议。由于 MRI 检查费用昂贵，故在各国指南中均推荐在临床中胎盘植入的诊断应基于超声检查，而 MRI 可作为一种补充诊断手段，在超声检查难以确定、评估宫旁组织受累或子宫后壁胎盘植入时有独特优势。

3.病理诊断

病理检查不仅可以明确诊断植入性胎盘，还可判定植入性胎盘的类型，但主要用于分娩后诊断。

六、诊断及鉴别诊断

胎盘植入的分娩前诊断，主要依据相关高危因素及影像学检查，诊断根据手术中或分娩时所见或分娩后的病理结果确诊。因超声诊断对胎盘植入具有较高的敏感度和特异度，多国指南均建议在有经验的超声医生指导下，进行超声检查及诊断，包括经腹及经阴道超声检查。经阴道超声是安全的，而且能更清晰地显示子宫下段结构和评估前置胎盘的状态。

胎盘植入需与胎盘早剥相鉴别：胎盘早剥常发生于妊娠晚期，通常伴有腹痛、阴道流血、子宫张力高等表现，超声显示胎盘增厚，胎盘后方回声杂乱，彩色多普勒显示回声杂乱区无明显血流。

第六节 妊娠合并子宫破裂

> 妊娠合并子宫破裂的危急值分类为"红色"，需出具报告后 10 分钟内通报临床医生

一、概述

子宫破裂是指子宫体部或子宫下段发生的破裂，该病可发生于妊娠的各个时期，但主要多见于分娩期及妊娠末期，孕妇发生子宫破裂为产科急症，严重威胁母婴生命。其发病率世界各地差异较大，据不完全统计国内外文献报道发生率约为 0.07%。在高收入的发达国家其发病率较低，而在经济发展落后的国家如非洲地区等其发病率仍较高，且在发达国家子宫破裂几乎只发生于前次剖宫产后再妊娠进行试产的妇女。

根据破裂程度可分为不完全性子宫破裂和完全性子宫破裂，前者指子宫肌层部分或全部破裂，但浆膜层完整，胎儿及胎儿附属物仍在宫腔内未进入孕妇腹腔；后者指子宫肌层及浆膜层全部破裂，子宫腔与孕妇腹腔相通。根据子宫破裂的进展过程，分为先兆子宫破裂及子宫破裂两个阶段。先兆子宫破裂若不及时处理可进展为完全性子宫破裂，危及母儿生命。

当孕妇在妊娠期突然出现子宫剧烈持续收缩、呼吸急促、心率加快、疼痛难忍、胎儿胎动频繁、胎心异常时，应立刻行超声检查，观察宫内胎儿及其附属物情况，如存在持续宫缩并伴有腹部撕裂样剧痛后出现宫缩停止及阴道流血等情况，还应仔细扫查子宫肌层组织观察子宫肌层组织的连续性，尽快找出病因，及时做出明确诊断。

妊娠期子宫破裂为产科急症，临床中较少见，一旦发生，孕产妇及胎儿死亡率极高，后果严重。该病多见于剖宫产术后再次妊娠的孕产妇。临床工作中发现存在先兆子宫破裂情况时，应立刻建立静脉通路进行输血、补液治疗，并立即给予抑制子宫收缩的药物，同时尽快实施剖宫产手术，若及时处理可以避免子宫破裂的发生，确保孕妇及胎儿的安全。对于出现子宫破裂的孕妇，应在输血、输液的同时，立刻进行手术治疗，如果能在破裂后 30 分钟内实施手术可以降低胎儿死亡率及孕产妇的损伤。根据子宫破裂口的大小及范围、破裂口的整齐程度、破裂口感染程度、是否伴有子宫动脉损伤、是否

伴有周围器官或韧带的损伤及孕妇是否需要保留生育能力等采取子宫修补术、子宫部分切除手术或全切手术，尽量减少对孕妇的伤害。术后为控制感染采用大量广谱抗生素治疗。

超声检查作为一项产科必备辅助检查方法，不仅能在子宫破裂时发挥诊断的作用，对于剖宫产后再次妊娠的孕妇也可以仔细扫查瘢痕区域以识别高危孕妇及宫内、外情况，综合判断，降低子宫破裂的发生率，尽可能及时挽救母胎生命。

二、病因

诱导妊娠合并子宫破裂发生的因素主要为既往子宫有过切口（剖宫产史、子宫肌瘤剔除、子宫外伤后修补史等）、先天性子宫畸形、多次分娩史及刮宫史、胎盘植入史、人工剥离胎盘史、催产类药物使用不当、梗阻性难产、分娩期助产手术使用不当等。

剖宫产手术是产科最常见的外科手术，中国妇幼健康发展报告指出 2018 年度我国剖宫产率可高达 36.7%，在全世界范围内仍处于较高水平。剖宫产瘢痕子宫是引起妊娠子宫破裂的最常见原因。由于子宫手术后局部组织遭到不同程度的破坏、局部肌层缝合不牢固、术后出血导致愈合不良、剖宫产术后短时间内再次妊娠、多次剖宫产史再妊娠等情况均增加了子宫破裂的危险性。美国妇产科医师学会报道既往剖宫产后再次妊娠子宫破裂的发生率为 0.5%～0.9%。

子宫肌瘤剔除术也是子宫破裂的高危因素之一。文献报道子宫肌瘤剔除术后妊娠子宫破裂发生率为 0.47%～1.10%。我国文献报道子宫肌瘤或腺肌瘤剔除术后妊娠子宫破裂发生率为 1%。

部分先天性子宫畸形如残角子宫、纵隔子宫等可伴有宫腔狭窄。随孕周增加，狭窄的宫腔不能承受胎儿继续生长，也可导致子宫破裂。文献报道存在先天性子宫畸形的孕妇妊娠合并子宫破裂发生率约为 8%。

催产类药物使用不当、梗阻性难产等导致产程过急或过缓均增加了分娩期子宫破裂的风险。分娩期助产术使用不当所致的过度牵拉或按压等均可造成子宫破裂。胎盘植入程度较严重、曾经人工剥离胎盘史或多次分娩史等，均可损伤子宫肌层，增加子宫破裂的风险。

三、症状体征

大部分子宫破裂发生于分娩过程中，根据子宫破裂的进展过程，包括先兆子宫破裂及子宫破裂两个阶段。先兆子宫破裂表现为子宫痉挛性收缩，可出现病理性缩复环产妇疼痛难忍、呼吸心搏加快、胎儿胎动频繁、胎心加快或变慢、胎心监护可出现胎儿宫内窘迫图形。如上述情况继续进展，则可发生子宫破裂。孕妇出现完全性子宫破裂时表现为突发下腹部撕裂样剧痛，子宫收缩停止，继而腹痛稍缓解，待羊水、血液和（或）胎儿进入腹腔后，即可出现全腹持续性疼痛，常伴有呼吸急促、阴道流血、血压下降或失血性休克等子宫破裂后胎儿排出宫腔者可在腹壁下清楚扪及胎体，子宫位于盆腔一侧，可伴有胎心及胎动消失。阴道检查可有鲜血流出。孕妇皮肤苍白、冰冷。

子宫破裂通常是突然发生的，没有特别准确的预测因子。2016年中华医学会妇产科学分会发布了剖宫产术后再次妊娠阴道分娩管理的专家共识（2016），总结子宫破裂的9大征象①胎心监护异常（心动过缓、变异减速、晚期减速）；②严重的腹痛（宫缩间歇腹痛仍持续存在）；③子宫瘢痕部位的压痛、反跳痛；④孕妇心动过速、低血压、休克晕厥；⑤产程中胎先露位置升高；⑥先前存在的有效宫缩突然停止；⑦血尿；⑧产前或产后阴道异常出血；⑨腹部轮廓改变，在以往的位置不能探及胎心。50%以上孕妇会出现2个以上症状，最常见为腹痛和胎心监护异常。美国、英国、加拿大、澳大利亚和新西兰前次剖宫产后阴道分娩指南均推荐进行持续的胎心监护，因为多达70%的子宫破裂病例早期出现胎心异常。熟悉这些征象尽早发现子宫破裂、及时处理是改善预后的关键。

四、实验室检查

血红蛋白持续性下降，血氧饱和度下降。

五、超声检查

基于病史、产程特点、典型临床症状和体征可诊断子宫破裂，当临床表现不典型时、超声检查有一定价值。完全性子宫破裂可分为伴或不伴胎儿排出。前者超声声像图表现为胎儿位于腹腔内、子宫收缩呈球形或椭圆形，且位于盆腔一侧，伴有盆腹腔积液后者超声声像图表现为胎儿位于宫腔内，子宫肌层中断，浆膜层连续不完整，子宫破裂处前方可有羊膜囊突出表现为无回声区或伴有腹水。

值得注意的是，尽管有许多研究通过产前测量子宫下段肌层厚度来预测剖宫产后再次妊娠阴道试产产妇子宫瘢痕破裂的发生概率，但各项研究的临界值差异较大，多项系统综述和分析研究也未能确定在临床实践中可用的理想的子宫下段肌层厚度临界值。最新研究分析表明使用标准化的超声技术测得的子宫下段厚度＞3.65mm，阴道分娩时发生子宫破裂的可能性较低；子宫下段厚度2~3.65mm时，阴道分娩可能安全；子宫下段厚度＜2mm时，子宫破裂的风险较高。但临床决策时仍应综合考虑多方面危险因素。

六、诊断及鉴别诊断

典型的完全性子宫破裂根据病史、临床表现可诊断。对于可疑病例可采用超声检查帮助确定诊断，同时超声检查还可以帮助确定子宫破裂具体位置及胎儿情况子宫破裂需要与下列疾病进行鉴别诊断。

1.胎盘早剥

孕妇多有高血压病史，胎盘早剥时子宫硬如板状，持续宫缩不松弛，胎位扪不清，且阴道流血量与贫血程度不成正比。超声检查在胎盘后方或边缘发现血肿可帮助鉴别诊断。

2.妊娠合并急性胰腺炎

急性胰腺炎多表现为上腹部疼痛，可伴有恶心、呕吐，实验空检查淀粉酶升高，无阴道流血。

第七节　动脉导管早闭或收缩
——妊娠晚期胎儿水肿

> 合并胎儿心力衰竭/水肿的动脉导管早闭或收缩的危急值分类为"红色"，需出具报告后10分钟内通报临床医生

一、概述

动脉导管早闭或收缩是指动脉导管在胎儿时期提前关闭或收缩。胎儿动脉导管早闭现象临床罕见，发病率尚未明确，但若一旦发生，连接主动脉与肺动脉的通路关闭，右心负荷骤然升高，对胎儿的影响极大，未能及时发现并予以相应处置，极易出现胎儿右心衰竭，甚至导致胎儿死亡。

动脉导管是胎儿时期循环系统的重要交通通路，肺动脉内80%~90%的血液经此流向降主动脉，动脉导管早闭或收缩，胎儿血流动力学发生改变：肺动脉内血液通过动脉导管流向降主动脉受阻，肺循环容量过载，右心负荷加重，导致胎儿持续性肺动脉高压，出现肺动脉增宽、右心扩大、右心室心肌肥厚、三尖瓣大量反流，当肺动脉和右心室压力升高到一定程度时（＞60mmHg），出现右心衰竭、胎儿水肿，严重者可导致胎儿死亡。

当动脉导管早闭或收缩单独存在不合并心脏畸形时，胎儿的预后取决于胎儿孕周、右心功能不全及肺动脉高压的严重程度，若胎儿存在心脏畸形时，其预后还与合并的心脏畸形有关。胎儿发生动脉导管早闭或收缩，若在右心衰竭前娩出，出生后随着肺泡充气扩张，肺血管压力迅速降低，右心室后负荷明显减轻，预后较好；若胎儿已出现右心衰竭失代偿表现，则出生后可能出现新生儿持续性肺动脉高压，需机械辅助通气甚至部分患儿因呼吸心脏衰竭而死亡。因此，及时诊断、适时分娩，对改善动脉导管早闭或收缩患儿的预后具有重要意义。

超声医生检查时若发现胎儿水肿，或四腔心切面显示胎儿三尖瓣大量反流、右心扩大、右心室心肌肥厚等右心负荷加重的声像学改变时，应积极寻找病因，认真检查心脏结构，明确是否存在胎儿畸形，同时超声医生应警惕动脉导管早闭或收缩的可能，可在三血管（3VV）切面、三血管气管（3VT）切面及导管弓切面仔细观察导管管腔，验证是否有血流通过。若动脉导管无血流通过，则可明确诊断

动脉导管早闭；若动脉导管管径狭窄，其内有血流信号通过，需测量血流流速及 PI 值，评估是否存在动脉导管收缩。

当超声医生发现胎儿动脉导管早闭或收缩合并胎儿心力衰竭或水肿时，应按危急值制度迅速上报临床医生，以便其尽早制订分娩决策，减少不良妊娠结局的发生。但目前对此类胎儿最佳分娩孕周尚无统一标准，取决于如何权衡早产和右心负荷加重、肺动脉高压带来的风险。有学者回顾文献提出处理策略：立即停用非甾体抗炎药，不伴右心负荷过重时采取期待治疗，一周一次超声监测；胎龄小于 32 周伴右心负荷过重时，两天一次监测，出现动脉导管压差增大、右心扩张、三尖瓣反流时立即剖宫产分娩；胎龄大于 32 周伴右心负荷过重时，给予产前糖皮质激素，3 天后行超声心动图监测，如血流动力学不变或加重，立即剖宫产分娩。最近有研究报道，动脉导管收缩狭窄的胎儿经地高辛和氧治疗后，收缩期导管峰值梯度逐渐降低 71%，右心室功能改善，三尖瓣反流减少。

二、病因

目前动脉导管早闭或收缩的确切病因尚不清楚，可能是复杂神经体液调节的结果。有研究报道称，动脉导管的通畅主要取决于动脉导管自身产生的高水平前列腺素 E2 和前列腺素 E1。妊娠期间循环中的前列腺素可保持动脉导管持续开放，随着妊娠进展，动脉导管对前列腺素的敏感性逐渐降低，而对前列腺素合成酶抑制剂等，促使其收缩的因素敏感性增加。现有研究报道显示，妊娠晚期使用非甾体抗炎药（NSAID）可能是导致动脉导管收缩或早闭最常见的原因。因此，对孕期使用过此类药物的人群，也需注意监测动脉导管情况。

三、超声检查

1.胎儿超声心动图观察胎儿动脉导管的主要切面

三血管（3VV）切面、三血管气管（3VT）切面、导管弓切面，均可直观显示动脉导管声像。

2.动脉导管早闭或收缩的主要超声表现

（1）动脉导管早闭或收缩的声像图直接征象：动脉导管早闭时，三血管切面、三血管气管切面及导管弓切面彩色多普勒显示动脉导管内未见彩色血流信号通过。动脉导管收缩时，显示动脉导管管径狭窄（与降主动脉内径比较，正常情况下二者内径相似），其内可见双期连续高速低阻血流信号，有研究报道，当动脉导管收缩期血流速度＞ 1.4m/s，舒张期血流速度＞ 0.35m/s，PI＜1.9 时，提示导管收缩。

（2）动脉导管早闭或收缩的继发征象：动脉导管提早关闭或收缩会出现不同肺动脉压力增高、右心负荷加重的继发声像学改变。四腔心切面显示右心房、右心室径线增大，右心室心肌增厚，三尖瓣出现大量反流，卵圆孔处右向左分流血流增加；右心室流出道切面显示肺动脉内径增宽、肺动脉瓣出现反流，肺动脉瓣口血流流速明显降低；左心室流出道显示主动脉血流速度增快；三血管切面主肺动脉与主动脉内径比例失调右心衰竭时胎儿可出现静脉导管a波反向、体腔积液、胎水肿等表现。

四、其他检查方法

近年来MRI新技术用于胎儿心脏检查的研究不断深入，但MRI成像普及性不如超声，易受胎心体积小、运动快等情况的影响，在对心脏瓣膜的显示、心脏大血管的实时观察等方面欠缺优势，尚不作为常规检查手段

五、诊断

超声心动图检查不仅获取高分辨率的心脏和大血管图像，直观显示动脉导管，还可评估胎儿心脏血流动力学状态，可以明确诊断动脉导管早闭。

第八节 卵圆孔早闭——妊娠晚期胎儿水肿

> 合并胎儿心力衰竭/水肿的卵圆孔早闭的危急值分类为"红色"，需出具报告后10分钟内通报临床医生

一、概述

卵圆孔早闭是指胎儿期卵圆孔瓣提前关闭出现的系列病理生理改变。本病发生率为0.2%～1.0%。卵圆孔早闭一般在妊娠中晚期超声检查时发现，可单独存在，也可合并其他心脏畸形，如左心系统发育不良。

卵圆孔是妊娠期胎儿循环的重要生理通道，来自静脉导管的高含氧血液大部分经下腔静脉高速射向卵圆孔进入左心房。若卵圆孔提前关闭，通过卵圆孔的血流受阻，上、下腔静脉回流的血液全部进入右心房、右心室，致使右心血流量增加，右心容量负荷加重，可能导致胎儿右心扩大、心力衰竭、胎儿水肿、羊水过多等，严重者胎死宫内，无结构性胎儿心脏异常的卵圆孔宫内闭合是妊娠晚期危险并发症之一。因此超声医生在检查过程中一旦发现胎儿右心扩大、右心功能下降、胎儿皮肤水肿、胸腔积液、腹水等改变，应该寻找导致这些改变的原因，其中卵圆孔早闭是导致这种改变的重要原因之一，如果发现合并胎儿心力衰竭/水肿的卵圆孔早闭，即应按危急值制度报告产科医生，及时正确的诊断与临床处理可挽救胎儿生命，提高胎儿生存率、改善胎儿预后。

当卵圆孔早闭单独存在不合并心脏畸形时，胎儿的预后取决于孕周及是否出现心功能不全等情况，

若在出现不可逆的病理性改变前及时干预，预后较好。卵圆孔早闭若发生在妊娠晚期，不合并其他畸形或心功能不全，出生后几乎无症状，预后良好。若心脏畸形的胎儿出现卵圆孔早闭时，预后还与合并的心脏畸形有关。

彩色多普勒超声技术是胎儿心脏检查的重要有效方法，在四腔心切面出现右心扩大、三尖瓣大量反流时，排除三尖瓣瓣器、肺动脉发育异常、动脉导管提前收缩或闭合等原因，应注意观察卵圆孔血流，有无卵圆孔血流受限或早闭。卵圆孔闭合，房间隔连续完整，房间隔中段未见卵圆孔瓣开闭活动，彩色多普勒卵圆孔无血流信号通过。在双心房系列切面（主动脉弓长轴下双心房切面、心底大动脉短轴双心房切面与双心房横切面）也能够进一步观察左右心房间卵圆孔和卵圆孔瓣的开闭活动，彩色多普勒有无血流信号通过。检查过程中应降低标尺、提高增益，多切面扫查可减少假阳性的出现，根据产前超声图像特征可明确诊断。

二、病因

目前卵圆孔早闭的发病原因及机制尚不明确。可能与胎儿左心发育不全或胎儿心脏结缔组织病变有关；也可能与胚胎发育过程中原发隔过度增生，导致心房间隔处无卵圆孔形成，或原发隔与继发隔发生异常融合，使卵圆孔提前关闭；也可能与继发隔过度增生或继发孔发育不全有关。

三、病理生理

胎儿卵圆孔是左右心房之间重要的通道，卵圆孔瓣是遮盖卵圆孔的膜性结构。约80%左心房的血液是经卵圆孔流入，胎儿期卵圆孔的有效开放充分保证了左心的血液来源，左心房血液经二尖瓣进入左心室，主要供应头、颈和上肢发育。卵圆孔的有效开放既平衡了左右心房的压力，维持正常的右心负荷，又保证了左心室血流灌注，有利于左心发育。胎儿时期发生卵圆孔早闭，可引起胎儿血流动力学和一系列病理生理改变。由于血流在房间隔处阻隔，富含氧的下腔静脉血液无法通过卵圆孔流入左心系统，导致右心系统血流量增大三尖瓣、肺动脉、动脉导管血流量增加，流速增快，右心负荷加重，右心系统代偿性肥大而左心系统血流量相应减少，左心系统缩小，左心室射入到主动脉血流量减少，不能满足胎儿头、颈和上肢血供需要，舒张期动脉导管内血液反向灌注主动脉弓，血流量不足时可出现胎儿上半身缺血、缺氧。若病情进展，右心扩大、三尖瓣反流、大脑中动脉血流频谱阻力减低，严重者可出现静脉导管血流a波消失或反向、胎儿水肿、右心衰竭、胎儿宫内窘迫、胎死宫内一系列病理生理改变。

四、超声检查

1.胎儿超声心动图观察胎儿心脏卵圆孔的切面

四腔心切面是主要切面，其他切面还有主动脉弓长轴下双心房切面、心底大动脉短轴双心房切面、双心房横切面。

2.卵圆孔早闭主要超声表现

（1）房间隔中段未见卵圆孔瓣活动：在四腔心切面或主动脉弓长轴下双心房切面、心底大动脉短轴双心房切面、双心房横切面，实时下观察卵圆孔瓣闭合，失去正常启闭运动，彩色多普勒不能显示卵圆孔右向左分流血流。

（2）右心房、右心室增大：四腔心切面左、右心腔不对称，由于右心负荷加重，右心房右心室明显较左心房左心室增大，右侧房室瓣血流量较左侧房室瓣血流量明显增多，三尖瓣出现不同程度的瓣膜反流。

（3）肺动脉与动脉导管增宽，主动脉内径相对较小：右心系统血流量明显增多，右心室射入肺动脉血流量增多，肺动脉瓣口血流速度增快，肺动脉与动脉导管增宽。由于左心系统血流量减少导致主动脉内径减小。

（4）舒张期主动脉弓内来自动脉导管的逆向血流：由于左心系统血流量减少，主动脉弓血流来自动脉导管的反向灌注。3VT切面显示主动脉弓与肺动脉血流颜色相反。

（5）出现心功能不全时主要表现：有胎儿水肿、心包积液、胸腔积液、腹水、三尖瓣反流、心律失常，静脉导管血流频谱a波反向，大脑中动脉血流频谱阻力降低

（6）卵圆孔早闭可单独出现也可伴发其他心脏畸形。

五、诊断及鉴别诊断

卵圆孔早闭的诊断是依据产前超声诊断，需与以下几种疾病相鉴别：

1.动脉导管早闭

动脉导管早闭时也可出现右心相对于左心增大、肺动脉增宽表现，检查时动脉导管与降主动脉间未见血流通过，而卵圆孔早闭时可见增宽的动脉导管与降主动脉连接。

2.完全型肺静脉异位引流

圆孔早闭时，左心系统血流量减少导致左心系统（左心房左心室、升主动脉与主动脉弓）内径减小，但仍可显示肺静脉回流入左心房。完全型肺静脉异位引流，肺静脉回流途径异常未回流入左心房。

3.主动脉弓缩窄

主动脉弓缩窄时，卵圆孔处仍有右心房向左心房血流通过。

第九节 胎儿心律失常

> 胎儿心律失常中持续性室上性心动过速、室性心动过速、心房扑动、心房颤动及持续性胎儿心动过缓的危急值分类为"红色"，需出具报告后10分钟内通报临床医生

一、概述

心律失常是指心脏搏动的频率、节律、起源部位、传导速度或激动次序的异常胎儿心律失常是指无宫缩时，胎心节律不规则或胎心率超出正常范围，胎心率<100次/分称为胎儿心动过缓，胎心率>180次/分称为胎儿心动过速。胎儿心律失常的类型主要包括快速型心律失常、缓慢型心律失常、胎儿心律不规则。大多数胎儿心律失常为一过性改变（持续时间小于10分钟），在心脏发育过程中可反复出现，逐渐消失，甚至可出现心律失常类型的变化。据文献报道，胎儿心律失常中以期前收缩最为常见约占胎儿心律失常的80%，其中房性期前收缩占70%，快速型胎儿心律失常中以室上性心动过速（SVT）较多见，胎儿心动过缓占胎儿心律失常的8.6%。

胎儿心律失常出现在1%~2%未经选择的妊娠中，而在21周至足月的高风险妊娠中的发生率约为16.6%。因此，在临床工作中较为常见，通常约90%的胎儿心律失常不影响胎儿循环血流动力学、可密切观察随访病情演变，无需产前治疗，多能自发恢复正常节律。仅约10%严重的心律失常持续存在或进展，如持续性室上性心动过速、室性心动过速、心房扑动、心房颤动及持续性胎儿心动过缓等，如不及时干预，可导致胎儿水肿、胎儿心力衰竭甚至围生儿死亡等不良后果。因此产前准确判断心律失常的类型，对于孕期胎儿监测、临床诊疗、妊娠方案的制订均具有重要意义。

超声心动图检查是目前检测胎儿心律失常最便捷、有效的方法，不仅可以观察心脏解剖结构，通过心房壁及心室壁的运动及二者节律关系、判断心律失常的类型，还可评估胎儿心脏功能状态。

超声医生发现胎儿心动过速、心动过缓、不规则心律等胎儿心律异常时，首先需观察胎儿心脏结构，据文献报道，持续性胎儿心律失常约10%合并先天性心脏结构异常；其次判胎儿心律失常的类型，可在四腔心、五腔心切面利用M型超声及脉冲多普勒检查观察心房壁及心室壁的运动及节律，从而明确心律失常类型；除此之外，还需评估胎儿心脏功能状态观察胎儿是否合并水肿。若胎儿心律失常类型为持续性室上性心动过速、室性心动过速、心房扑动、心房颤动、持续性胎儿心动过缓，可导致

胎儿低输出量型心力衰竭，危及胎儿生命需按危急值制度迅速报告临床医生，以便及时干预使胎心转换为正常实性心律，尽可能延长妊娠周期，改善预后。

二、病因

胎儿心律失常见原因有先天性房室传导障碍、先天性心脏结构畸形、母婴感染或药物作用等，导致心脏冲动形成异常或冲动传导异常。房性期前收缩多由卵圆孔瓣过长或房间膨出瘤活动时撞击左心房壁产生机械刺激引起心房异位激动所致，也可能与母亲吸烟摄入咖啡因等兴奋剂有关。室上性心动过速电生理机制为旁路传导构成房室折返。室性心动过速常与心肌炎、心肌供氧异常有关。窦性心动过缓大多为生理性，或因孕妇低血压、检有时探头压迫胎儿腹部致迷走神经张力增加导致。部分房室传导阻滞与胎儿心脏解剖结构异常孕妇干燥综合征A抗原（SSA）抗体及B抗原（SSB）抗体阳性引起的心肌细胞炎症反应及心脏传导系统纤维化有关。

三、症状体征

胎儿心律失常时由于心率过快，过慢以及房室收缩不协调等而引起血流动力学的改变，对血流动力学影响的程度视心脏是否正常及心脏代偿功能如何而定。常见的症状有心悸、乏力、头昏，严重者可发生晕厥、休克、心力衰竭，胎儿可突然出现面色苍白、拒食、呕吐、嗜睡等，阵发性心动过速的患儿常有反复发作的历史。

四、超声检查

首先通过二维超声检查观察胎儿心脏结构，在二维超声引导下，将M型取样线置于通过心房壁和心室壁或房室瓣和半月瓣，记录运动曲线，既能同时反映心房和心室的活动节律，又可反映心房和心室活动的相互关系，以此来了解心房、心室节律及房室传导方式。通过脉冲多普勒超声检查可获得房室运动部位血流频谱，确定房室活动发生的时间，进而确定心律失常的类型，通常在五腔心切面将取样容积置于左心室流入道及流出道的交汇点，记录二尖瓣及收缩期流出道的血流频谱，从而明确房室活动关系。除此之外，还需观察胎儿是否存在水肿、评估胎儿心功能状态，以判断是否存在胎儿心律失常导致的胎儿心力衰竭。

1. 期前收缩

期前收缩是最常见的心律失常类型，大多数可自行缓解，预后良好，10%可转为持续性室上性心动过速，因而建议每周一次胎心监测。胎儿期前收缩若发生次数小于5次/分为偶发，>6次/分为频发。M型超声心动图可显示较小的提前出现的心房收缩波，若这个心房收缩波未下传，易误诊为房室传导阻滞。心室流入道和脐动脉多普勒可显示异常的提前心房收缩波。

2.快速型心律失常

包括实性心动过速（ST）、室上性心动过速（SVT）、室性心动过速（VT），其中SVT占70%~75%。ST的心房率与心室率一致，持续性ST与胎儿缺氧、甲状腺毒症、贫血等有关，通常控制病因即可恢复；SVT在M型超声心动图显示快速而规整的心率，220~300次/分，心房率与心室率一致；VT则心室率＞200次/分，心室率大于心房率。心房扑动（AF）常发生于妊娠晚期，M型超声心动图显示规整的心房率，300~500次/分心房率大于心室率。心房颤动时心房率＞400~500次/分，心房率＞心室率，M型超声心动图见快速而不规整的心室率和房室传导。

3.胎儿心动过缓

超声检查显示胎心率＜100次/分。妊娠中期后胎儿心率一过性下降且短时间内恢复，与脐带受压、探头加压等有关改变体位常可改善。心动过缓持续存在时，为病理性改变。窦性心动过缓时心房率等于心室率，1:1房室传导。房室传导阻滞分为Ⅰ型、Ⅱ型（不完全性）、Ⅲ型（完全型），M型超声心动图可观察心房壁与心室壁的运动节律，判断房室传导的不同方式。

五、其他检查方法

通常胎儿超声心动图二维、M型、脉冲多普勒等）用于诊断胎儿心律失常、评估预后，并指导宫内治疗。但在某些复杂的心律失常诊断上存在困难，因此，胎儿心电图、胎儿MRI、胎儿心磁图等检查手段被引入产前诊断。胎儿心电图经孕妇腹部记录胎儿心脏电信号，因易受其他信号干扰，临床很少使用。胎儿心磁图可探测胎儿心脏运动的磁场变化、从而测量心电变化、实现心律失常诊断，可分析T波和QT间期，是近年的研究热点，但由于其费用较昂贵，尚未在临床广泛开展。临床听诊虽然可以发现部分妊娠中晚期胎儿心律失常的存在，但没有办法确定心律失常的类型。

六、诊断及鉴别诊断

胎儿心律失常临床常见，不同类型心律失常的发生机制、对胎儿血流动力学的影响不甚相同，因此，产前发现心律失常、明确心律失常的类型十分重要。超声心动图检查不仅可以提供心脏结构信息，还能判断心房、心室活动的时间及相互关系，从而明确是否存在心脏畸形、心律失常的类型。目前临床工作中胎儿心律失常的诊断主要依靠超声心动图检查。

第十节 胎儿心力衰竭

> 胎儿心力衰竭的危急值分类为"红色"，需出具报告后 10 分钟内通报临床医生

一、概述

胎儿心力衰竭是各种原因导致的心脏射血能力受损，组织器官灌注不足，心排血量不足以满足胎儿发育需要的一组综合征，是许多疾病的常见终末结果，可导致终末器官衰竭，死亡率极高，是胎死宫内的重要原因之一。胎儿充血性心力衰竭的定义与出生后相似，即组织灌注不足、心排血量不足导致一系列复杂的反应和调节，以改善前向血流或直接流向重要器官，这种状态可以描述为组织血液流动不足，从而触发某些反应以保证胎儿的存活。在外周血管检测到灌注异常时，循环中分泌过量的儿茶酚胺就是这些反应之一，强烈的激素反应被触发，包括那些控制水钠潴留以增加心肌前负荷的激素反应，以及那些控制肾上腺皮质激素过量分泌的反应，后者为增加的代谢需求调动额外的能量。

胎儿心力衰竭是胎儿围生期死亡的重要原因，其预后和处理与原发病因、心功能不全的严重程度及进展速度、诊断时的孕周大小密切相关。胎儿心力衰竭的诊断和评估主要依赖于超声检查，但并不局限于超声检查。超声心动图不仅能够诊断胎儿心脏结构的异常，还能评估心脏收缩、舒张功能，在确定或排除可能的导致胎儿心力衰竭的原发病因、疗效监测等方面均能提供重要信息。胎儿心力衰竭的评估主要包括病因学探索和胎儿状态评估、结局预测，尽早诊断、及时干预是降低围生期死亡率改善胎儿预后的关键，因此当超声检查发现胎儿心力衰竭时需按危急值制度迅速报告临床医生。

临床工作中超声医生若发现可能导致胎儿心力衰竭的危险因素（如室上性心动过速、胎儿心脏畸形、双胎输血综合征等）存在，或出现可疑胎儿心力衰竭的声像图表现（如心胸面积比增大、心脏瓣膜反流、胎儿水肿、多普勒频谱异常等）时，需仔细检查胎儿结构、综合评估胎儿心脏功能。若明确存在胎儿心力衰竭，应积极对胎儿心力衰竭病因进行探索，因为针对不同的病因，胎儿心力衰竭的治疗方案不同。胎儿心力衰竭治疗的总体目标是通过改善心血管功能，尽可能延长妊娠至足月，降低相关围生期死亡率和发病率，且通常需要产科儿科等多个科室的合作才能完成。

此外，超声还是胎儿心力衰竭病情发展监测和宫内治疗效果监测的重要手段。地高辛、索他洛尔、丙醇、氟卡尼和胺碘酮常用于治疗心律失常导致的胎儿心力衰竭，而地高辛作为治疗胎儿心力衰竭的

一线药物具有重要的临床价值,已证实超声评估胎儿心血管整体评分(cardio vasculalp rofle score,CVPS)和心室 Tei 指数是有效指导经胎盘转运药物治疗效果监测的指标。

二、病因

虽然任何年龄的患者都可能发生心力衰竭,但胎儿心力衰竭的一些潜在条件是宫内环境所特有的。目前已知可导致胎儿心力衰竭的病因:①胎儿心脏畸形;②异常胎儿分流;③胎儿心肌病;④严重的胎儿心律失常;⑤高心输出状态:如胎儿贫血、动静脉畸形无心畸胎;⑥心脏压迫或降低心室前负荷:囊性腺瘤畸形、膈疝、心包畸胎瘤;⑦心室后负荷改变:胎盘功能不全、双胎输血综合征;⑧胎儿全身感染等。

胎儿心力衰竭的发病机制:由于胎儿心肌的收缩性和顺应性明显低于成熟心脏,当出现胎儿心功能障碍时通过增加舒张末期压力来增加射血量的能力非常有限,肺和羊水对胎儿心腔施加的正压,进一步限制了舒张心室充盈储备,胎儿通过简单地增加心率来增加心排血量的心脏储备量也很小。同时因为左心室及右心室存在几何结构及肌纤维结构的差异,右心室功能障碍发生得更早。

尽管胎儿心脏功能不甚健全,但产前胎儿血液循环系统具有较高的灵活性及适应性,可通过调节血流来应对功能及解剖上的心血管异常,当单一心室出现功能障碍时,另外一个心室可通过代偿的方式增加做功使胎儿在宫内存活下来,但输送的含氧量不能完全满足胎儿生长发育的需要。

胎儿的循环衰竭通常是由于各种原因导致的双心室都不能输出足够的血液来满足胎儿发育需要。当出现严重的心功能障碍时,胎儿循环系统迅速调节以保护重要器官,脑血管及冠状动脉通过降低血管阻力,以保证心脑系统的血流灌注,但此种保护减少是以减少下半身灌注为代价的,肾脏灌注减少会激活肾素-血管紧张素(RAS)系统导致水钠潴留,舒张末期心室充盈压和中心静脉压升高,加重心脏负担,同时导致胎儿体腔积液、胎儿水肿,在心力衰竭末期,低心排血量及缺氧会演变为多器官衰竭,最终导致胎儿死亡。

三、超声检查

1.心功能的测量

多种超声心动图参数可用于识别胎儿心力衰竭和预测不良围生期结局的风险。判断心脏收缩功能时可通过 M 型超声心动图在四腔心切面及双心室短轴切面测量心室缩短分数(SF),左心室或右心室 SF<28%时提示心室收缩功能受损。SF 可以评估心室整体收缩功能(径向收缩性),然而 SF 改变是在心肌功能障碍的后期改变,它的测定受到心肌不对称的技术限制,如胎儿生长受限和妊娠糖尿病妇女的胎儿。心脏做功指数(MPI)也称为 Tei 指数用于评估心脏收缩和舒张功能,可以通过分析心

动周期的时间周期来计算,由频谱或组织多普勒确定。尽管 MPI 有临床适用性,但文献中的参考值存在差异。因此,最重要的是通过使用超声医生为每个系统建立的适当的预设来最小化测量 MPI 的超声系统之间的差异。房室瓣、下腔静脉、静脉导管频谱可提供舒张期心室舒张功能及顺应性的重要信息。正常情况下,整个心脏周期的静脉导管血流频谱呈持续正向,下腔静脉的 a 波血流逆转＜20cms,二尖瓣、三尖瓣血流频谱相似、呈双向且 E 峰＜A 峰;当胎儿心脏舒张功能受损时房室瓣血流频谱呈单相或 E 峰＞A 峰,静脉导管 a 波缺失或倒置,下腔静脉 a 波逆转＞20cms。脐静脉搏动征是预测胎儿水肿围生期死亡的最有用的指标。在这种评估中,组织多普勒比频谱多普勒更准确,能够进行舒张心肌功能的节段分析。其他先进的技术,如应变成像,可用于评估心肌异常程度。因此,胎儿心功能的评估应包括多种超声心动图参数,可根据胎儿的具体情况选择。

2.心血管整体评分

早在 2004 年,美国儿科心脏病杂志发布了评估伴或不伴水肿的心力衰竭指南,推荐通过心血管整体评分(cardio vascular profle score,CVPS)半定量评价胎儿心力衰竭的严重程度,这一方法在后续的研究中仍被推荐。这是一种综合评分系统,用于对胎儿心力衰竭的严重程度的分级(按 10 分制评分),分为无异常征象(10 分)、轻度(8 分或 9 分)、中度(6 分或 7 分)、重度(＜5 分)。评分基于与胎儿不良结局相关的五个超声参数(表 5-2)。

表 5-2 心血管整体评分(CVPS)表

项目	2分	1分	0分
积液	无	腹水、胸腔积液或心包积液	皮肤水肿
静脉血流频谱(脐静脉和正常静脉导管)	正常	脐静脉频谱正常 静脉导管 a 波反向	脐静脉动脉化搏动
心胸面积比 C/T	0.20～0.35	0.35～0.50	＜0.20或＞0.50
心功能	正常的二、三尖瓣频谱 心室舒张期双向充盈、RV/LV SF＞0.28	全收缩期三尖瓣瓣口反流、RV/LV SF＜0.28	全收缩期二尖瓣反流、三尖瓣 dP/dt 400 心室舒张期单相充盈
动脉血流频谱(脐动脉)	脐动脉频谱舒张期血流信号正向	脐动脉频谱舒张期血流信号消失	脐动脉频谱舒张期血流信号反向

注:RV.右心室;LV.左心室;SF.心室缩短分数;dP/dt.射流压力的变化

当 CVPS 评分降低提示胎儿心功能受损,Hofstaetter 等评估 59 例水肿胎儿的 CVPS 评分存活者的 CVPS 平均分为 6.5 分,产前或产后死亡者的 CVPS 平均分为 4.9 分。据国内文献报道,胎儿心功能 CVPS

评分危险临界值为 6.5 分。低 CVPS 与胎儿不良妊娠结局相关，CVPS 降低提示胎儿即处于危急状态，应当给予于预及监测。

3.不同原因导致胎儿心力衰竭时，可合并出现不同相关超声表现

当心肌炎导致心功能不全时多合并心包积液；肥厚型心肌病表现为室间隔及心室游离壁明显肥厚；母体糖尿病继发心肌肥大的胎儿，室间隔厚度大于心室游离壁厚度，同时多为巨大儿；双胎输血综合征时供血儿右心室心肌多较左心室肥厚，合并羊水过多情况；胎儿有较大血管瘤及双反动脉灌注序列时，胎儿出现全身静脉扩张；静脉导管发育不全时，会出现脐静脉扩张；胎儿贫血时大脑中动脉血流峰值流速增高；胎儿低氧血症合并酸中毒时，大脑中动脉阻力指数减低。

四、其他检查

MRI 检查可见胎儿心脏腔室扩大、胎儿水肿等表现，同时可使用定量磁共振成像技术评估胎儿血流和氧合情况。新的检测手段有脐带血穿刺测量血浆尿钠肽水平产前母体无创生物学标志检测方法。

五、诊断及鉴别诊断

对于胎儿心力衰竭的产前诊断，超声具有显著优势，可通过二维彩色、频谱超声技术及最新的超声技术评估，但更推荐使用 CVPS 这种简单快速的方法，因其更适合于临床常规应用，也被认为是可作为循证证据的评估方法，值得注意的是使用该评分系统时也应兼顾其他指标。胎儿心力衰竭的诊断不仅依靠超声，已有研究发现，脐带血浆尿钠肽水平与由心脏畸形或心律失常导致的心力衰竭的严重程度有关。

最新研究也发现，母体血清中肿瘤坏死因子 α、血管内皮生长因子 D 和肝素结合性表皮生长因子的浓度与胎儿心力衰竭有关，这种产前无创生物学标志检测方法，可能是潜在的更优于脐带血穿刺，检测尿钠肽水平的预测胎儿心力衰竭的更有效方法。

对导致胎儿心力衰竭的病因进行诊断与鉴别诊断是后续治疗和影响预后的关键。面对心力衰竭水肿胎儿，应思考 4 个问题：①是否是心源性？②是否由先天性心脏畸形导致？③会加重吗？④是否存在心肌功能障碍？因此，要充分考虑多种机制共存导致水肿，但导致水肿根本原因可能不会立刻变得明显。当然，最重要的仍然是预后预测，CVPS 可提供帮助。胎儿预后取决于潜在致病因素及心力衰竭的严重程度，导致重要脏器缺氧的不可逆改变等。如果不能确定非免疫性水肿的原因，围生儿死亡率约为 50%。如果在胎龄＜24 周时诊断，有胸腔积液或结构异常，则预后更差。肺发育不全是新生儿胸腔积液死亡的常见原因。如果在妊娠较早的时期发现水肿（＜24 周），且没有发现可治疗的原因，可以考虑终止妊娠。CVPS＜7 分与较高的死亡率有关。

第十一节 附件扭转

> 附件扭转的危急值分类为"红色",需出具报告后10分钟内通报临床医生

一、概述

附件扭转(adnexal torsion,AT)是指附件器官沿骨盆漏斗韧带及卵巢固有韧带轴线发生的解剖学变位,可涉及卵巢、输卵管,或两者兼有之。由于卵巢及输卵管的位置解剖关系,临床上以卵巢合并输卵管扭转最为常见,约占附件扭转病例的67%,单纯性卵巢扭转少见,单纯性输卵管扭转临床罕见(发病率约为1/150万)。大多数扭转病例合并单侧附件肿物,8%~18%的病例发生于正常附件。

附件扭转是最常见的妇科急症之一,居女性妇科急腹症的第五位。可发生于任何年龄的女性,最易发生于育龄期、其次为儿童期及青春期,对卵巢功能及生育能力产生极大的威胁,需要尽早诊断,及时治疗。附件扭转的患者,多以突发单侧剧烈腹痛为主诉就诊,由于缺乏特异性症状及体征,常需借助影像学检查辅助诊断,超声是目前诊断附件扭转最敏感、最有效的术前检查手段,在附件扭转的早期诊断中起着至关重要的作用。

超声医生检查前需仔细追问病史,详细的病史可为疾病的诊断提供重要信息。如是否有卵巢肿物病史、是否有使用促排药物史等,腹痛是否于体位改变或如厕后突然发生,若有上述情况时应考虑到有附件扭转的可能。当对患者子宫附件区进行扫查时,应注意:①首先确定卵巢与子宫的位置关系,卵巢与子宫的位置关系发生改变高度提示附件扭转;②测量卵巢体积、对比观察双卵巢体积是否存在明显差异;③仔细观察卵巢或卵巢肿物的内部回声,观察卵巢内是否存在"卵泡环征";④动态扫查观察附件区卵巢旁是否存在呈"靶环"样的声团;⑤通过彩色多普勒检测卵巢或卵巢肿物旁是否存在"漩涡状"的血管蒂彩色血流信号;⑥利用彩色多普勒观察卵巢实质内血供情况。结合病史、症状体征及相关声像图表现,多能明确是否存在附件扭转,若高度可疑附件扭转,需按危急值制度迅速上报临床医生,为临床手术治疗争取时机,最大限度地减少卵巢、输卵管的创伤和缺血。

二、病因

附件扭转可发生于任何年龄,最常见于育龄期女性,以右侧多见。常在膀胱过度充盈后排空、体位改变时突然发生。

相关危险因素:①先天性盆腔韧带松弛或韧带过长;②伴有中等大小、瘤蒂较长、活动度良好的

良性卵巢肿物；③有诱导排卵史、卵巢过度刺激综合征；③多囊卵巢综合征；④妊娠；⑤输卵管积水、输卵管肿瘤或输卵管手术史；⑥既往有过附件扭转史等。

发生扭转早期，静脉淋巴回流受阻、细胞充血水肿，由于动脉血管壁较发达，动脉供应得以保留，在此期间变化是可逆的，如果不加以纠正，当动脉供应受损时，卵巢内发生缺血梗死，最终可导致器官组织坏死。

三、症状体征

附件扭转最常见的症状是体位改变后下腹部或盆腔突发单侧剧痛，以右侧多见。60%以上病例为持续性疼痛，部分病例疼痛可能呈间歇性，可能与部分扭转和自发逆转有关。当卵巢蒂扭转自行复位或卵巢完全坏死时，疼痛均可缓解。发生附件扭转的患者，可同时伴有恶心、呕吐，部分患者会出现腹膜刺激症状。已婚女性妇科双合诊可能触及附件区包块。

四、超声检查

1.在实际超声检查中，卵巢合并输卵管扭转与单纯性卵巢扭转二者极难鉴别，均表现附件区血管蒂扭曲及继发性邻近卵巢的改变，具体表现如下所述。

（1）以子宫为位置参考点，扭转的卵巢位置异常，常位于子宫前方、宫底上方、子宫后方，甚至位于对侧卵巢附近。

（2）患侧附件区增厚、患侧卵巢体积较健侧明显增大。

（3）大多数附件扭转早期，增大的卵巢周边呈串珠样排列多个体积较小、壁稍增厚（厚度为1~2mm）并回声增强的窦卵泡，称为"卵泡环征"。若扭转时间过长，卵巢缺血坏死则完全失去卵巢内部结构特征，表现为不均质实性回声包块。

（4）卵巢或输卵管合并肿物发生扭转时，肿物回声失去原有声像学特征且表现多样，如原透声良好的卵巢囊肿扭转后囊壁增厚水肿、囊内出血透声不良，蒂较长的肿物发生扭转时，同侧附件区会有双肿块影。

（5）在附件区卵巢旁，可见不均质条形肿块与之相连，横切该肿块中央呈高回声，似"靶环"。

（6）盆腔可见游离渗出液。

（7）彩色多普勒显示卵巢旁肿块内可见"漩涡状"的血管蒂彩色血流信号。患侧卵巢血供消失或稀少，动脉及静脉血流均消失，具有诊断意义，但需注意的是动脉静脉血流存在不能完全排除扭转。

2.单纯性的输卵管扭转罕见，声像图表现如下所述。

（1）以子宫为位置参考点，双侧卵巢位置正常，双侧卵巢大小形态正常。

（2）输卵管扭转可表现为患者输卵管管壁增厚、卵巢旁出现"靶环"样低回声或混合回声团。

（3）彩色多普勒显示附件区低回声或混合性声团，内呈"漩涡征"的血管蒂彩色血流信号。

（4）盆腔可见游离渗出液。

五、其他检查

1.实验室检查

目前实验室检查仅可用以鉴别诊断，尚缺乏确诊 AT 的特异性指标。育龄期女性应检测绒毛膜促性腺激素，以便与妊娠相关性疾病鉴别。卵巢恶性肿瘤标志物如 CA125、CA199、CA153、CA72-4、HE4、AFP 等，虽在急诊情况下不能够及时获取结果，如若术中或术后意外发现为恶性肿瘤，可作为疾病随访、预后判定的有益指导。

2.其他影像学检查

附件区扭转的 CT 表现主要为卵巢位置改变、输卵管增厚，但 CT 对附件区扭转的诊断敏感度较低，MRI 用于诊断附件扭转目前尚缺乏前瞻性研究，且费用昂贵，故 CT、MRI 不作为附件扭转的首选影像学检查。CT 和 MRI 二者均不能评估卵巢的血流灌注情况，不推荐作为可疑附件扭转的首选影像学辅助检查。

六、诊断及鉴别诊断

附件扭转主要结合病史、临床症状及影像学检查诊断，手术证实。

本病需与以下疾病相鉴别：

1.输卵管妊娠

患者常腹痛且伴有停经史，超声声像图表现为附件区（巢旁）混性包块，周边呈环状高回声，中央呈无回声，其内可见卵黄囊，当输卵管妊娠破裂时表现为附件区混合性包块、内部回声杂乱、边界不清，同时伴有盆腔积液，血人绒毛膜促性腺激素（hCG）呈阳性有助于鉴别诊断。

2.黄体破裂

突发单侧下腹部疼痛，超声检查时，患侧卵巢内可见透声不良的液囊性包块，盆腔可见透声不良的积液。

3 子宫肌瘤红色变性

子宫肌瘤红色变性是因子宫肌瘤血供障碍，导致肌瘤发生缺血、坏死等一系列病理变化所致。可表现为严重腹痛伴呕吐、发热、白细胞升高，肿瘤局部压痛明显，但多见于妊娠中期。结合病史、B超检查等可与 AT 鉴别。

4 异位妊娠破裂

多有停经史，表现为突发撕裂样剧痛，自下腹一侧开始向全腹扩散，可有阴道流血，也可有阴道内有蜕膜管型排出，盆腔检查有宫颈举痛，直肠子宫陷凹饱满，阴道后穹隆穿刺可抽出不凝血液，HCG检测为阳性，超声下可表现为一侧附件低回声区，其内可见妊娠囊或探及原始心管搏动。

第十二节 卵巢破裂

> 当患者发生卵巢卵泡破裂、黄体破裂，若出血量少、生命体征平稳时，危急值分类为"橙色"，需出具报告后尽快通报临床医生
>
> 若出血量大，出现贫血、休克或高度怀疑卵巢巧克力囊肿、卵巢肿瘤破裂时的危急值分类为"红色"，需出具报告后10分钟内通报临床医生

一、概述

卵巢破裂是指卵巢内成熟卵泡、黄体、巧克力囊肿或肿瘤，因为某种原因引起的膜破裂、出血、囊内液体溢出，严重者可造成大出血。卵巢破裂多发生于育龄期女性，已未婚均可发生。临床工作中以卵巢黄体破裂最为常见，约占卵巢破裂的80%。

卵巢破裂是常见的妇科急症之一，患者常以突发腹痛、下腹坠胀为主诉就诊，常伴恶心呕吐等症状。由于缺乏典型的症状体征，有时难以与异位妊娠、阑尾炎等急腹症区分。

卵巢卵泡破裂、黄体破裂与月经周期有一定关系，卵巢卵泡破裂发生于月经周期的10~18天，黄体破裂多发生于月经前7~10天，常在腹部受到撞击或性交后发生。因此，对于可疑卵巢破裂的患者，超声医生在检查时应仔细询问月经周期、末次月经时间、是否有剧烈活动或外伤史、既往是否有子宫内膜异位或卵巢肿瘤病史等，结合症状体征与超声表现全面分析判断。

处于月经中后期的育龄期女性患者突发腹痛，超声检查若发现卵巢内见回声杂乱的混合性团块或内呈网格样回声、透声不良的囊性团块，彩色多普勒显示团块周围可见较丰富的环形血流信号，同时合并盆腔积液时，考虑卵巢卵泡或黄体破裂可能性大。既往有卵巢巧克力囊肿或卵巢肿瘤的患者突发剧烈腹痛，超声检查时需仔细观察卵巢及附件情况，若发现患者原有巧克力囊肿或卵巢肿瘤体积及回声改变，附件区回声杂乱，同时合并透声不良的盆腹腔积液时，应考虑到破裂的可能。

卵巢卵泡破裂、黄体破裂的患者若出血量少、生命体征平稳，临床一般采取非手术治疗，并严密

观察病情，若出血过多，出现贫血或休克时，需及时进行急诊手术。卵巢巧克力囊肿或卵巢肿瘤破裂的患者，通常需手术治疗。因此，超声医生临床工作中发现卵巢破裂的患者，需按危急值制度上报临床，以提醒密切观察患者生命体征，及时制订个性化治疗方案，减少严重并发症的发生。

二、病因

卵巢破裂多在剧烈活动、腹部受到撞击或性交后发生，也可能发生自发性破裂卵巢破裂的内源性因素：①卵巢功能变化，如卵巢酶系统的功能过度活跃；②卵巢充血，如子宫脱垂、长期阴道灌洗、盆腔炎症等均可引起；③血液系统疾病；④卵泡、黄体囊肿、克力囊肿的囊内压力较高、囊壁薄弱，卵巢肿瘤侵蚀包膜。外源性因素：①剧烈活动、抓举重物、腹部挤压、体位改变、如厕、性交后；②妇科检查、辅助生殖治疗、穿刺操作等。

三、症状体征

卵巢破裂的典型症状为突发下腹痛，早期以一侧为主，然后蔓延至整个腹部多无阴道流血。卵巢破裂时患者症状轻重取决于破裂口大小、流入腹腔囊液性质及液体量的多少。卵泡、黄体破裂出血量较少时，患者腹痛程度较轻，巧克力肿或卵巢肿瘤破裂后，患者常腹痛剧烈。部分患者合并出现恶心呕吐、肛门坠胀等症状，出血较多时甚至合并休克。妇科检查可发现腹部压痛、腹肌紧张、宫颈举痛等，内出血多时可感到附件区或后穹隆膨满。

四、超声检查

1.常规超声

（1）卵巢卵泡及黄体破裂时，卵巢内可见混合回声包块或液囊性包块，壁较厚，其内透声不佳、可见线样间隔及絮状弱回声，部分区域呈网格样改变，卵巢周围可见低-弱回声的血肿包绕，摆动探头时患者疼痛明显，包块随卵巢同步活动。

（2）卵巢巧克力囊肿或卵巢肿瘤破裂时原囊肿或肿瘤体积及回声改变，附件区回声杂乱呈形态不规整、边界欠清晰的混合回声包块。

（3）盆腔可见不规则游离液性暗区，透声较差，可见细密光点，暗区内可见呈条形弱回声的凝血块浮动，当积血量较大时肝肾隐窝、脾肾隐窝及腹腔肠间隙亦可见游离液性暗区。

2.彩色多普勒

当成熟卵泡及黄体破裂时，混合回声包块或液囊性包块周边有较丰富环形血流包绕，呈"火环征"。

五、其他检查

1.实验室检查

血常规检查有助于了解患者失血情况，血或尿 hCG 有助于与异位妊娠相鉴别。

2.其他影像学检查

MRI 对软组织成像清晰，对出血的检出敏感，在卵巢破裂的诊断中具有一定的应用价值，但其成像时间长，费用昂贵，不做常规检查。

六、诊断及鉴别诊断

卵巢破裂性疾病的诊断主要依靠病史、临床表现及影像学检查，主要与以下疾病相鉴别。

1.急性阑尾炎

卵巢破裂发生于右侧时易误诊为急性阑尾炎。急性阑尾炎起病常为上腹部痛或满腹痛，渐局限于麦氏点，恶心、呕吐较突出，压痛、反跳痛及腹肌强直均较明显血常规检查白细胞计数增高。超声检查时可见条形增粗的肠管声像，周围可见增厚的高回声网膜包绕。

2.输卵管妊娠破裂

输卵管妊娠破裂时，患者常腹痛剧烈，临床症状与卵巢破裂相似超声检查可见附件区（卵巢旁）混合性包块，摆动探头时，包块与卵巢非同步运动，同时有盆腔积液，结合停经史及血、尿 hCG 有助于鉴别诊断。

第六章 心血管超声危急值诊断与鉴别诊断

第一节 心脏扩大并急性心力衰竭

> 心脏扩大并急性心力衰竭的危急值分类为"红色",需出具报告后 10 分钟内通报临床医生

一、概述

心脏扩大是指心脏各房室均扩大,心脏形状发生改变的病理变化。各种心脏疾病或全身系统疾病等均可导致心肌失代偿,进而出现心脏扩大、心力衰竭。心力衰竭是指各种原因导致心脏泵血功能受损,心排血量不能满足全身组织基本代谢需要的综合征,急性心力衰竭是指心力衰竭急性发作和(或)加重,可表现为急性新发或慢性心力衰竭急性失代偿。绝大多数心脏扩大都是不可逆的,心脏扩大是公认的不良预后指标,可预测心力衰竭的发展心力衰竭属临床难治性疾病,尤其是出现心脏扩大合并急性心力衰竭时,常危及患者生命,极易猝死,必须紧急实施抢救和治疗。

心脏扩大并急性心力衰竭属于心血管疾病的危急重症,常危及生命,死亡率高达 50%,超声检查如发现心脏扩大并急性心力衰竭的征象,应立即建立危急值报告。尤其是急性左心衰竭时,缺氧和高度呼吸困难是致命的威胁,临床医生应在准确判断病情的基础上迅速采取紧急抢救措施,尽快使其缓解以挽救患者的生命。

心脏扩大是心脏病的重要征象,心力衰竭是各种心脏疾病的严重表现或终末阶段,病死率和再住院率居高不下。心脏功能走向衰竭,意味着生命逐渐凋亡,如不积极治疗,其生存率比癌症还要低。超声检查时发现患者心腔增大,室壁运动及心脏功能明显减低,要注意进一步检查是否存在心腔附壁/游离血栓,结合患者既往病史、临床症状和体征,可做出危急值的判断,此时,患者的病情可能随时存在变化,因此,须迅速告知临床医生患者存在的危急值情况,以便临床采取紧急救治措施。

二、病因病理

各种先天及后天性心脏疾病得不到及时治疗，都可能引起心脏扩大，并导致心力衰竭。根据《中国心力衰竭诊断和治疗指南（2018）》将心力衰竭的病因简要总结为：①心肌病变：如缺血性心脏病（如心肌梗死等）、心肌炎、心肌病等；②心脏负荷异常：如高血压、瓣膜性心脏病、心包炎等；③心律失常：心动过速和过缓。据近年一项回顾性调查研究显示，我国心力衰竭患者的病因中冠心病居首，其次为高血压，而风湿性心脏病比例则下降。

扩大型心脏常见于双侧心力衰竭、心肌炎、心肌病等，其他心脏疾病如心肌梗死、先天性心脏病（如三尖瓣下移畸形）等，心肌致密化不全、心内膜弹力纤维增生症等也可导致心脏扩大。上述病因可引起心肌损伤，造成心肌结构和功能的变化，最后导致心力衰竭的发生。除上述常见病因，一些罕见的先天性异常如肝动静脉瘘，可引起门静脉高压和肝纤维化，致心脏扩大，最终导致心力衰竭。

心脏扩大时病理主要表现为心脏体积增大，重量增加，心腔扩大，心尖部圆钝，二尖瓣和三尖瓣可有相对性关闭不全，有时可见附壁血栓。镜下可见部分心肌细胞肥大、伸长，核大浓染，可见畸形核。可有心内膜下及心肌间质纤维化，肉柱间隐窝可见附壁血栓。有时可见部分心肌细胞变性。

三、症状体征

在心脏扩大基础上并发急性心力衰竭时，心肌收缩力降低，心脏负荷加重造成急性心排血量骤降、肺循环压力升高、周围循环阻力增加，引起肺循环充血而出现急性肺淤血、肺水肿，并可伴组织、器官灌注不足和心源性休克的临床综合征，以左心衰竭最为常见。急性心力衰竭可表现为收缩性心力衰竭，也可表现为舒张性心力衰竭。

1.心脏扩大并发急性左心衰竭

心力衰竭患者最危险的阶段，表现为肺循环淤血及心排血量降低综合征，主要临床症状有：①呼吸困难，表现为呼吸急促，端坐呼吸或者夜间阵发性呼吸困难；②急性肺水肿，肺间质水肿期表现为呼吸困难，但无泡沫痰，皮肤苍白，常有发绀，部分患者可见颈静脉怒张，肺部可闻及哮鸣音，有时伴有细湿啰音。肺泡水肿期表现为频繁咳嗽、极度呼吸困难，发绀，咳粉红色泡沫样痰等症状，双肺满布大中水泡音伴哮鸣音；③严重者出现休克症状，甚至出现晕厥或昏迷，肢体抽搐、呼吸暂停，呼吸与心律严重紊乱，濒于死亡。

2.心脏扩大并发急性右心衰竭

表现为以体循环静脉淤血为主的症状和体征，主要表现：①上腹部胀满，常伴有食欲缺乏、恶心、呕吐及上腹部胀痛，长期慢性肝淤血可最终发展为心源性肝硬化；②颈静脉怒张、肝-颈静脉回流征阳性；③水肿：多先见于下肢，卧床患者腰、背及骶部等低垂部位明显，呈凹陷性水肿，重症者可波及全身；④发绀；⑤心脏体征除基础心脏病的固有体征外，可出现三尖瓣关闭不全的反流性杂音。

3.心脏扩大合并全心功能衰竭

可同时存在左、右心衰竭的临床症状，也可以左或右心衰竭的临床表现为主。

四、超声检查

1.二维超声

各心腔均增大，二、三尖瓣环增大，当以左心增大明显时，房、室间隔向右侧膨凸，而以右心增大明显且合并肺动脉高压时，室间隔向左心室侧膨凸，左心室短轴切面可呈"D"字形。心肌厚度正常或相对变薄，回声增强，运动幅度明显减低。心肌致密化不全时，可见无数突出增大的肌小梁错综排列，非致密化心肌厚度是致密层心室肌厚度的 2 倍以上。可见左心室附壁血栓，多发生于左心室心尖部，心肌致密化不全时可在肌小梁间隙内探及血栓。

2. M 型超声

心脏增大，左室壁运动弥漫性减低，搏动幅度减低或平坦，左心室收缩功能减低，左心室射血分数（LVEF）<30%。三尖环收缩期位移（TAPSE）<15mm。二尖瓣、主动脉瓣波群显示瓣叶开放幅度减小，二尖瓣前后叶开放呈较小的单菱形或双菱形改变，呈"钻石"样，与扩大的心腔形成"大心腔，小开口"的改变。二尖瓣前叶与室间隔之间的距离（EPSS）明显增大，一般>10mm。

3.彩色多普勒

各瓣口血流色彩暗淡，由于心腔的扩大，各瓣膜均可出现关闭不全，但以二、三尖瓣反流常见。

4.频谱多普勒

二尖瓣口血流频谱呈"限制性"充盈障碍，E 峰呈高耸的尖峰波，A 峰减低甚至消失，E/A 比多大于 2。

五、其他检查

1. X 线检查

表现为心影向两侧增大，较对称，可显示肺淤血和肺水肿。

2. CT 检查

表现为全心增大，室壁普遍变薄或厚薄不均，腱索和乳头肌相对增粗。

3. MRI 检查

形态结构显示同 CT。MRI 电影显示心肌所有节段均运动减弱，房室瓣环扩大而出现二尖瓣、三尖瓣关闭不全，射血分数等指标显著下降。增强扫描可出现肌壁内的延迟强化。

4.实验室检查

钠肽（BNP）及其 N 末端脑钠肽原（NT-proBNP）的浓度升高是公认的诊断心力衰竭的客观指标，BNP＞40ng/L 或 NT-proBNP＞1500ng/L，心力衰竭的可能性很大，其阳性预测值为 90%。另有研究发现，心肌梗死瘢痕中骨聚糖表达水平的增加，促进了适当的胶原成熟，并保护心肌梗死后的心脏破裂和不良重塑。由此提示，骨聚糖是缺血性心力衰竭的一个很有前途的生物标志物。

六、诊断及鉴别诊断

1.诊断

根据基础心脏疾病、诱因及临床表现，结合超声心动图中心腔增大，室壁运动幅度减低、瓣膜反流，以及心脏收缩及舒张功能减弱等表现，并结合其他辅助检查，如心电图、胸部 X 线检查，以及实验室检查如 BNP/NT-proBNP，可做出心脏增大并急性心力衰竭的诊断，并做临床评估（包括病情的分级、严重程度和预后）。

2.鉴别诊断

心脏扩大并急性心力衰竭最常见于扩张型心肌病，而超声心动图对扩张型心肌病的诊断无特异性，但在出现扩张型心肌病的超声心动图表现，并排除各种特异性心肌病及各种引起心脏扩大的病因后，可诊断本病。但需要注意的是，其他多种先天性及后天性心脏疾病，最终亦可导致心脏扩大及心力衰竭的出现，但由声像图推断导致该图像出现的病因，却难度较大，且不具备特征，需结合其原发疾病、诱因及临床表现等进行鉴别。

（1）扩张型心肌病与冠心病的鉴别：冠心病晚期心室扩大，临床和超声心动图表现与扩张型心肌病有相似之处，尤其是心肌长期广泛缺血引起室壁弥漫性纤维化发展而成的"缺血性心肌病"，与扩张型心肌病的鉴别更为困难。两者的鉴别主要应结合病史及临床表现。冠心病患者常有明确的心绞痛、心肌梗死等病史，常伴心电图异常。冠状动脉造影是冠心病确诊的依据，如发现有冠状动脉狭窄/闭塞可资鉴别。冠心病患者还有部分特征性超声心动图表现，如局部室壁运动异常、室壁瘤、局限性心内膜纤维化、室间隔穿孔等。另外，冠心病左心室舒张功能减退出现较早，而扩张型心肌病左心室收缩功能减退出现较早，且节段性室壁运动异常少见。

（2）扩张型心肌病与高血压性心脏病的鉴别：高血压性心脏病患者有明确的高血压病史早期在声像图上常合并室间隔和左心室后壁对称性肥厚，室壁运动幅度多增强，主动脉扩张晚期出现心腔扩大，伴有心力衰竭表现，室壁厚度常较扩张型心肌病为厚，结合病史可与扩张型心肌病相鉴别。

（3）扩张型心肌病与肺源性心脏病、原发性肺动脉高压、急性右心衰竭的鉴别：肺源性心脏病、原发性肺动脉高压均表现为右心扩大，右心室前壁增厚，运动增强，肺动脉压力显著升高（常为重度以上），可与侵犯右心的扩张型心肌病相鉴别。急性右心衰竭常见病因为右心室梗死和急性大块肺栓塞。根据病史、临床表现，如突发的呼吸困难、低血压、颈静脉怒张等症状，结合心电图和超声心动图检查，可以做出诊断。

（4）扩张型心肌病与瓣膜性心脏病的鉴别：房室瓣和（或）主、肺动脉瓣关闭不全可引起左、右心增大，晚期心室收缩功能减退，其鉴别要点主要为瓣膜本身的异常声像，如瓣膜增厚、钙化、粘连、瓣下结构增粗、腱索断裂、瓣膜脱垂等。瓣膜病变引起的反流量通常较大，而扩张型心肌病瓣膜的反流量相对较小。

（5）扩张型心肌病与特异性心肌病的鉴别：部分特异性心肌病的超声心动图表现与扩张型心肌病类似，如心肌致密化不全、淀粉样变性、克山病等。如超声所见除心腔扩大、室壁运动幅度减低外，室壁出现过多突起的心肌小梁，小梁样结构明显增厚，肌小梁层心室肌厚度是致密层心室肌厚度的2倍以上，CDFI可见肌小梁间隙内有血流与心腔相通，为心肌致密化不全的表现。其他心肌疾病应结合病史进行鉴别，必要时行组织病理学检查。

第二节　急性大面积心肌梗死

急性大面积心肌梗死危急值分类为"红色"，需出具报告后10分钟内通报临床医生

一、概述

急性大面积心肌梗死（acute massive myocardial infarction，AMMI）是指冠状动脉主干或多个分支急性狭窄、闭塞，导致心肌细胞严重而持久的缺血性坏死，心肌梗死面积占40%以上，随即发生的心室病理性重构，极易导致室壁瘤形成、心脏破裂等的发生，危及患者的生命安全。基本病因是冠状动脉粥样硬化及其血栓形成，临床上多表现为剧烈而持久的胸骨后疼痛，伴有血清心肌损伤标志物水平增高及进行性心电图变化，属于急性冠状动脉综合征的严重类型，也是引起剧烈胸痛及心功能急剧下降的急性致命性疾病。

急性大面积心肌梗死是由于冠状动脉供血中断，而侧支循环未充分建立，致心肌供血区持续缺血而导致的大范围的心肌坏死，死亡率达30%以上，为临床常见的急危重症。

本病起病急，进展快，既往有糖尿病、高血压及心绞痛病史的患者，因冠状动脉病变较弥漫，狭窄程度重，易并发急性左心衰竭、心源性休克、循环衰竭、猝死。据统计，因循环系统疾病急诊入院占比为21%，其中急性心肌梗死占比为47%，病死人数占比为4%。近年来发病有趋于年轻化趋势，45岁以下急性心肌梗死患者有6%～10%，急性心肌梗死后心脏破裂的发生率为2%，心脏破裂患者30小时内的死亡率为86%。急诊入院患者中，对于主诉突发心前区疼痛，既往有冠心病史者，务必排查AMMI。

早诊断、早治疗可挽救患者濒死的心肌，防止梗死面积的进一步扩大。早期缺血心肌即可出现运动失调。超声检查能无创、实时、动态地反映心肌缺血后的运动和解剖形态变化不但可以评价心肌梗死的部位及范围、左心室功能，进行鉴别诊断，判断预后，还能及时发现有无室壁瘤、心脏破裂等并发症的存在。目前，超声检查已经成为急诊诊治急性大面积心肌梗死的一线检查手段。

二、病因病理

1.病因

冠状动脉粥样硬化是急性大面积心肌梗死的最常见病因，动脉粥样硬化主要与血脂异常、高血压、吸烟、性别和年龄、遗传因素、糖尿病和糖耐量异常、肥胖相关。诱因可以是剧烈运动、情绪激动、饱食、寒冷等，部分患者没有明确的诱因。

2.病理

通常是在冠状动脉粥样硬化不稳定斑块病变的基础上继发血栓形成导致冠状动脉持续、完全的阻塞，冠状动脉发生急性闭塞后，心肌因严重缺血1～2小时后发生凝固性坏死、心肌间质充血及水肿，24小时后伴有炎性细胞浸润，3～7日后出现肉芽组织，1～2周后梗死灶可发生坏死，导致心脏破裂。

三、症状体征

1.疼痛

常见的是胸骨后疼痛伴有咽部紧缩感或心前区疼痛，延伸至左肩臂的放射痛疼痛持续时间可以超过30分钟，含服硝酸甘油不缓解或缓解不明显。疼痛的性质是患者会感觉到明显的压迫感。

2.消化道症状

疼痛剧烈时常伴有频繁的恶心、呕吐和上腹胀痛，下壁心肌梗死时更头常见，与迷走神经受坏死心肌刺激、心排血量降低、组织灌注不足等有关。肠胀气亦不少见，重症者可发生呃逆。

3.心律失常

心律失常可见于75%~95%的患者，发生在起病的1~2周，以24小时内多见，心律失常常见的是室性期前收缩。部分患者也可表现为急性的心力衰竭、低血压、休克、猝死。

4.全身症状

除疼痛外，患者常出现烦躁不安、出汗、恐惧、胸闷或有濒死感。部分患者在疼痛发生后24~48小时出现发热、心动过速、白细胞增高和红细胞沉降率增快等，体温一般≤38℃，持续约1周。

四、超声检查

1.二维超声

（1）直接征象：3个或3个以上节段的梗死部位室壁厚度变薄，回声减低，心内膜可见心肌三层结构存在，相应的室壁节段性运动减低（运动幅度<5mm）甚至消失（运动幅度<2mm）、矛盾运动（收缩期室壁向外膨出，舒张期向内运动）。

（2）间接征象：左心室扩大，心腔形态失常，左心室收缩功能减低。

2.M型超声

受累节段室壁运动幅度减低（室间隔运动幅度<5mm，左心室后壁<7mm），收缩期室壁增厚率明显减低或消失（<25%）。

3.彩色多普勒超声

可见收缩期二尖瓣反流，呈中度以上。

4.心肌梗死严重并发症表现

（1）心脏破裂：最常见于心室游离壁，超声可见破损的心肌回声中断，破口相对应的心包腔内，可见不同程度的液性暗区。彩色多普勒可见心包腔内液性暗区中红或蓝色血流束，由穿孔处至心包腔，穿孔处的血流速度多较低。

（2）二尖瓣乳头肌断裂：超声可见二尖瓣前、后叶对合关系消失，断裂的乳头肌呈连枷样回声，随心脏的运动而摆动在房、室之间，收缩期脱入左心房，舒张期甩向左心室，瓣尖部可见连于腱索的断裂乳头肌残端；彩色多普勒可于左心房内检出明显的收缩期五彩状二尖瓣反流束。

（3）室间隔穿孔：超声可见室间隔呈瘤样突向右心室侧，并可见回声中断，断端极不规则且回声不增强，此处室间隔运动消失；多普勒可于右心室侧探及穿过室间隔的分流血流频谱，分流以收缩期为主。

（4）左心室室壁瘤：超声可见局部室壁明显变薄，收缩功能消失，室壁在心室收缩期和舒张期均向外膨出，尤其在收缩期向外突出更明显，与其他部位的室壁形成明显的反向运动。

（5）心室附壁血栓：超声可见凸向左心室腔的形状不规则的团块状回声，基底较宽，团块回声不均，多数较邻近心肌的密度大，与心内膜有明确界限。

五、其他检查

1.心电图

心电图检查可判断心肌大面积梗死的部位和范围。

（1）急性ST段抬高型心肌梗死心电图特征性改变：在面向坏死区周围心肌损伤区的导联上ST段抬高呈弓背向上型，T波倒置，在面间透壁心肌坏死区的导联上出现宽而深的Q波（病理性Q波）。在背向心肌坏死区的导联则出现相反的改变，即R波增高、ST段压低和T波直立并增高。

（2）急性非ST段抬高型心肌梗死心电图表现：即心内膜下心肌梗死，无病理性Q波，普遍性的ST段压低多0.1mV，但aVR导联（有时还有V_1导联）ST段抬高，对称性T波倒置。

2.实验室检查

血清心肌坏死标志物水平升高，血清肌酸激酶同工酶、心肌肌钙蛋白超过正常上限的两倍以上。

3.心脏磁共振（CMRI）

对心肌纤维化、心肌梗死进行定性诊断，评价心肌梗死的范围和程度、心脏功能及预后分层。

4.放射性核素

观察心肌的代谢变化，是目前唯一能直接评价心肌存活性的影像技术，通过观察室壁的运动和左心室射血分数，缺血的范围、部位和程度，判断心室功能、死后的室壁运动失调和室壁瘤。

5.单光子发射计算机断层显像（SPECT）

评估心肌灌注情况、定量分析心肌室壁运动和心室功能。

六、诊断及鉴别诊断）

1.诊断

依据胸痛程度重，持续时间长（>30分钟），服用硝酸酯类药物不缓解，同时有ST-T的动态演变及相应心肌坏死标志物水平升高超过正常值上限两倍，超声心动图发现3个或3个以上节段的室壁厚度变薄、室壁运动减低、消失进行诊断。

2.鉴别诊断

（1）急性主动脉夹层：起病较急性心肌梗死更为突然，疼痛迅速达到高峰、范围广泛疼痛多持续不缓解，发生胸痛的位置常较高，近胸的出口处为撕裂状。超声心动图检查时发现主动脉明显增宽，可见带状或线状、漂浮的撕裂的内膜回声，即可诊断。

（2）急性肺栓塞：肺栓塞起病突然，有胸痛、气急、咯血及休克等临床表现，超声心动图提示右心室扩张，右心室功能受损征象，如发现右心系统血栓，结合临床表现即可做出诊断，进一步进行CT肺动脉造影、核素肺通气灌注显像或磁共振肺动脉造影检查确诊。

（3）急性心包炎：本病伴有剧烈而持久的心前区疼痛，同时常有发热，白细胞计数增高胸痛与体位有关，在坐位并身体前倾时减轻。超声心动图可观察到心包积液情况，无室壁运动异常征象。

（4）急性心肌炎：常发生于有感染病史的年轻人。超声心动图可见室壁节段性运动异常但与冠状动脉血管供应节段无相关性，结合病史及心电图可以监别。

第三节　大量心包积液合并心脏压塞

大量心包积液合并心脏压塞的危急值分类为"红色"，需出具报告后10分钟内通报临床医生

一、概述

心包疾病或其他病因累及心包导致心包渗出和心包积液，心包腔内液体增长的速度过快或积液量过大时，可造成心排血量和回心血量明显下降而产生临床症状。迅速增加的心包积液导致心包无法迅速延展、心包内压力急剧上升，500ml积液即可出现急性心脏压塞，产生致命性后果。当超声检查发现患者大量心包积液，且伴有严重呼吸困难、低血压等临床表现时，心脏压塞是首要排除原因。及时准确的诊断和恰当的治疗操作可挽救患者生命，因此早期确诊尤为重要。

大量心包积液可致心脏压塞，也称为心包填塞，是心包腔内液体骤然积聚、心包腔内压力突然增加导致心脏受压的失代偿状态，患者表现为严重的呼吸困难、低血压休克症状，甚至猝死，因此快速确诊在临床治疗中意义重大，尽早发现和识别是关键。

超声心动图检查是诊断大量心包积液所致心脏压塞的首选检查方式，可快速、无创地评估病情，指导医生进行及时有效的治疗，如超声引导下心包穿刺引流，挽救患者生命。

对于大量心包积液所致心脏压塞的超声诊断，主要关注以下几点：①评估心包积液量及分布形式；②判断是否发生心脏压塞，当发现右心房壁、右心室游离壁在舒张期出现塌陷心脏"摆动征"，二尖瓣、三尖瓣血流增加或减少，下腔静脉内径增宽，下腔静脉深吸气时塌陷率小于50%的特点时，高度提示心脏压塞；③为选择引流的方法、心包穿刺的位置、角度和深度提供依据，提高临床操作效率，

降低穿刺风险。

二、病因

急性心脏压塞常继发或并发于其他急性疾病，如急性心包渗液、胸部外伤、心肌破裂、主动脉夹层破裂、胸部手术、心导管操作、抗凝治疗等。

三、临床表现

1. 症状

呼吸困难是最突出的症状，严重时可出现端坐呼吸、身体前倾、呼吸浅促、面色发白、发绀、休克、濒死感、意识丧失等，还可出现上腹部疼痛、腹胀。

2. 体征

典型征象为 Beck 三联征：低血压、静脉怒张、心音遥远。

（1）收缩压降低：是本病的主要表现或唯一的早期表现。脉压小于 30mmHg，动脉血压持续下降可呈现休克表现。

（2）体循环静脉压增高：出现颈静脉怒张，呈现库斯莫尔征；肝大，肝-颈静脉回流征阳性，腹水及下肢水肿等。

（3）心尖搏动减弱：心脏叩诊浊音界向两侧增大，心音低而遥远。脉搏减弱或出现奇脉。

四、超声表现

1. 二维超声

（1）大量心包积液：表现为心包脏层、壁层分离，其间可见无回声液性暗区，右心室前壁液体宽度大于 15mm，左心室后壁液体宽度大于 20mm，可见心脏"摆动征"。

（2）右心室游离壁：舒张早期和中期塌陷（胸骨旁左心室长轴切面）。

（3）右心房壁：舒张晚期和（或）收缩早期出现塌陷（心尖四腔心切面）。

（4）左右心室内径：随呼吸时相增大或减小，室间隔发生摆动（心尖四腔心切面）。

2. M 型超声

（1）右心室前壁、室间隔、左心室后壁呈同向运动，右心室显著受压。

（2）剑下切面可见下腔静脉内径增宽，深吸气时塌陷率＜50%。

3. 频谱多普勒超声

（1）二尖瓣 E 峰、三尖瓣 E 峰随呼吸搏动幅度发生改变，深吸气时三尖瓣口 E 峰增高，二尖瓣口 E 峰减低；深呼气时三尖瓣口 E 峰减低，二尖瓣口 E 峰增高。

（2）吸气时右心房室瓣口彩色血流信号的宽度、长度及面积相对增大，左心房室瓣口的彩色血流信号面积则明显减小。

五、其他检查

1. X线检查

在X线透视下发现心脏搏动普遍减弱是急性心脏压塞最主要的X线表现。X线检查可见心影向两侧增大，呈"烧瓶"状，心脏搏动减弱或消失。X线片检查不适宜用于早期诊断，但有助于病因的诊断。

2. 心电图

肢体导联QRS低电压，大量积液时可见P波、QRS波、T波电交替，常伴窦性心动过速，但心电图检查对心脏压塞诊断缺乏特异性。

3. 心脏CT

对于局灶性积液有优势，并可对积液经胸准确定量。利用CT密度（HU）值判断积液性质，有助于确定亚急性心脏压塞的复杂的心包积液，确定穿刺引流及手术的可能性。但对于急性心脏压塞的诊断及时性与灵活性方面，不及心脏超声检查。

4. 心脏MRI

心脏MRI能清晰显示心包积液的位置、范围、容量，并根据心包积液的信号强度推测积液的性质，同时能显示其他病理表现，如心包膜的增厚和心包腔内的肿瘤。

六、诊断及鉴别诊断

1. 诊断

对于呼吸困难的患者查体发现低血压、心音低钝、颈静脉怒张、奇脉等典型表现，超声心动图可见大量心包积液，右心房和（或）右心室塌陷征，吸气时右心室内径增大左心室内径减小而呼气时相反，下腔静脉增宽，深吸气时塌陷率小于50%等，应考虑此诊断还应结合实验室检查、心包穿刺液检查等进行病因诊断。

2. 鉴别诊断

主要与引起呼吸困难的疾病相鉴别。在原有心脏疾病的基础上，除鉴别患者的临床症状及体征外，进行超声心动图检查有助于明确诊断。

（1）与发生急性左心衰竭的疾病进行鉴别：其临床表现有相似之处，如呼吸困难、端坐呼吸、血压下降、心源性休克、意识模糊等。应用超声心动图可较好地进行鉴别：超声主要表现为左心增大，左心室收缩功能降低，各种原因所致的急性左心衰竭的表现，如急性大面积心肌梗死所致的心室舒张功能极度降低，乳头肌或腱索断裂致急性二尖瓣重度反流，急性心肌梗死合并室间隔穿孔等心室收缩功能低下，射血功能障碍等。

（2）急性肺栓塞：肺栓塞起病突然，有胸痛、气急、血及休克等表现，超声心动图可表现为右心室扩张，右心室功能受损，肺动脉压力升高征象，与心脏压塞时出现的右心房、心室塌陷表现不同。心电图表现为急性电轴右偏，右心室扩大等特征。若发现右心系统血栓，结合临床表现即可做出诊断。下肢静脉超声检查发现深静脉血栓，也可支持诊断。

第四节　心腔游离血栓

> 心腔游离血栓危急值分类为"红色"，需出具报告后 10 分钟内通报临床医生
> 心脏附壁血栓危急值分类为"橙色"，需出具报告后尽快通知临床医生

一、概述

心腔内血栓是严重威胁患者生命安全的心脏疾病，以左心房及左心耳血栓最为常见，其次是左心室血栓，右心血栓相对较少见。心腔内血栓完全游离漂浮或大部分游离在心腔内成为游离血栓，可随血流进入体循环或肺循环，造成体、肺循环栓塞。心腔内大的血栓可在脱落后随血液循环迅即造成栓塞，导致危及生命的并发症，亦可栓塞瓣口而致突发循环功能障碍，导致患者猝死，或因脑卒中、肢体缺血坏死而致残，以及其他动脉栓塞引起供血区域梗死而致严重后果，因此早期诊断心腔内血栓，及时采取有效措施进行治疗，对防治血栓脱落，挽救患者生命极为重要。

心腔内血栓可引起脑卒中、肺栓塞或外周动脉栓塞等危急重症事件，心源性塞占缺血性脑卒中的 15%～30%。由心源性栓塞引起的脑卒中通常很严重，早期和长期的复发率和病死率都很高。心源性栓塞一旦发生，具有极高的致死率和致残率，因此成为心脏疾病的危急值。超声检查如发现心腔内有血栓存在，应立即建立危急值报告。临床医生应在 30 分钟内对患者采取治疗措施，紧急手术清除血栓可能是最好的方法，可使生存率达到 90%以上。

心腔内血栓多数较容易检出，而一些小的血栓，特别是心尖或左心耳等部位的血栓容易漏诊。例如，心腔血栓尤其是游离血栓未能及时诊断出来，临床医生仅对局部栓塞的动脉进行治疗，而忽视了对造成栓塞的病因做进一步探究，造成栓塞的根源——心腔血栓可能会再次脱落造成二次栓塞。因此，及时发现心腔内血检并对其危急程度分层报告，对指导临床采取正确的治疗措施以减少栓塞事件的发

生具有重要意义。

二、病因病理

血流淤滞是心腔内血栓形成的主要原因，多与原发心脏病相关，左心房血栓好发于风湿性心脏病二尖瓣狭窄及无瓣膜病的心房颤动患者，其次二尖瓣置换术后，抗凝治疗不充分，易导致左心房血栓形成。左心室血栓一般发生于左室壁运动减弱和血流淤滞的患者，常为心肌梗死或扩张型心肌病的并发症。大多数右心血栓起源于深静脉系统，并栓塞到右心。右心房血栓多发生于右心房扩大同时伴有心房颤动患者，或右心内置管患者，右心室血栓见于右心排血量低下的患者。

心腔内血栓多不规则，少部分游离血栓呈规则球形，这种球形血栓较少见，多发生于有严重二尖瓣狭窄的左心房内，另有少数病例报道右心房游离血栓部分呈钙化球形。心房游离血栓部分呈规则球形的机制尚未完全阐明。有研究认为，可能是血自房壁脱离后与房壁和二尖瓣多次多面碰撞雕琢的结果，以及由于血栓的旋转运动引起的向心力作用。球形血栓的病理学检查显示特征性的 Zahn 线——红细胞和血小板交替层与纤维蛋白混合的层叠。

三、症状体征

心脏附壁血栓或血栓脱落游离于心腔内但未形成瓣口阻塞时多无特殊临床表现，或因原心脏疾病的存在而表现为相应症状，因相对隐匿而容易漏诊，通常是因为发生血栓脱落造成相应器官栓塞才诊治。当游离血栓导致口阻塞时，可表现为突然晕厥、端坐呼吸、阵发性呼吸困难、心动过速、咳嗽、出汗等症状。当游离血栓或其脱落的碎片随血流冲击进入血液循环，引起体、肺循环栓塞症状，可表现为偏瘫、失语、突然严重肢体疼痛、肺水肿等。当心腔游离血栓引起冠状动脉栓塞时，可出现心肌梗死症状。

四、超声检查

心腔内血栓的超声表现与原发心脏病相关且不同，左心房血栓 常发生在二尖瓣狭窄尤其伴有心房颤动的基础上，常有左心房增大；左心室血栓多发生在心肌梗死、扩张型心肌病等室壁运动减弱的基础上，常有心室增大，节段性室壁运动异常或心室运动弥漫性减弱，部分伴有室壁瘤。原发右心血栓相对较少见，多来源于下腔静脉或下肢深静脉血栓。

1.附壁血栓

心腔内血以附壁血栓常见，左心房血栓多位于左心房后壁、侧壁及左心耳内，置换人工瓣膜者血栓可附着在瓣环或瓣体左心房面。左心房和左心耳血栓可单独存在或合并存在，后者经胸超声心动图不易显示全部。左心室血栓多位于心尖、室间隔、下壁等室壁运动显著减弱的部位，常见于室壁瘤形成的部位。附壁血栓多数基底部较宽，表面平整或不规则；新鲜血栓多呈低回声，有时难显现，陈旧、机化血栓回声较强，边界清楚，附壁血栓无活动性。

2.游离血栓

心腔游离血栓多呈不规则形，少数呈规则球形，全脱离者无附着点，可在心腔内自由漂动，活动度大；部分脱离者附着部位较细，呈蛇形样；右心内外源性血栓呈条形低回声在心腔内自由漂动。血栓可呈低回声、等回声或高回声，甚至可出现钙化。较小的血栓脱落后可经房室瓣口及主、肺动脉瓣口进入体、肺循环；而较大的血遇有瓣膜狭窄时不能通过狭窄瓣口，游离漂浮于心腔内、往返于房室瓣口与心房之间，可进一步加重瓣口狭窄。

五、其他检查

1.超声心动图

经胸超声心动图为心腔内血栓确诊的首选检查方法，但其检测左心房和左心耳血栓的敏感度及特异度均明显低于经食管超声心动图。而实时三维超声心动图、谐波成像和超声造影剂的使用增强了经胸超声心动图检测心脏血栓的能力。心腔内超声心动图可作为经食管超声心动图的替代成像方法，用于评估左心耳血栓，但不用于常规检查，仅作为一种补充方法。

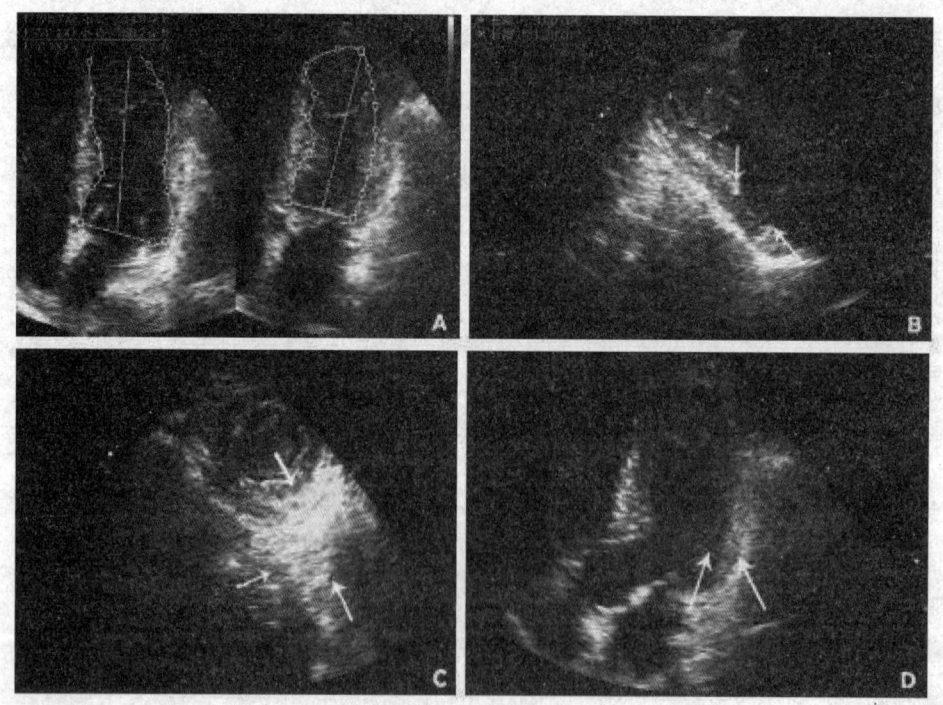

图 6-1 心腔游离血栓

超声心动图检查，彩超示左室心尖部运动及收缩幅度减低，EF30%（图 A），心尖部可见 3.0cm×1.7cm 的低回声为主的混合回声（图 B 至图 D），随心动周期而摆动。

2.心脏CT

心脏CT是公认的、但不广泛使用的心脏血栓成像技术，可用于心腔内血栓的检测具有较高的诊断准确性。CT成像中心腔内血栓表现为局部的充盈缺损，然而心房颤动时，由于心房功能严重受损，左心耳的血流淤滞可造成类似血栓形成的充盈缺损，会导致假阳性；另外CT存在着假阴性问题，这与CT成像时的图像质量及诊断医生的临床经验有关，目前CT不能完全取代经食管超声心动图，作为检测左心房/左心耳血栓的手段。

3.心脏MRI

心脏MRI可用于评估栓子的潜在来源，如左心耳血栓或左心室血栓。其与经食管超声心动图相比具有较高的重现性和较高的检测左心耳血栓的敏感度，但因有限的空间分辨率和对缓慢流动的易感性，可能会形成伪影。

六、诊断及鉴别诊断

1.诊断

心腔内探及团块回声，附壁或呈游离状态，结合心脏原发疾病，如二尖瓣狭窄、人工瓣膜置换、心肌梗死、扩张型心肌病等，或其他原发病如下肢深静脉血栓等，首先要高度怀疑血栓的可能性。若心腔内团块回声随血流冲击呈无序运动，或附着点小，摆动幅度大，结构疏松，即可做出心腔游离血栓的诊断。

在明确心腔内血栓诊断后，要进一步评价该血栓的风险等级及危急值分类，如血栓是附壁血栓还是游离血栓，是新鲜血栓还是陈旧血栓，如为附壁血栓其是否有部分或全部脱落的风险，如为游离血栓要测量径线并观察其活动度大小，以评估其是否存在通过瓣口引发栓塞，或堵塞瓣口的风险。

2.鉴别诊断

心脏原发肿瘤如黏液瘤、心脏赘生物及心脏转移瘤等也表现为心腔内的实性团块，存在脱落后成为游离栓子而造成栓塞的可能，与心腔内的血栓容易混淆，因而需要进行鉴别。

（1）心脏黏液瘤：多生长在心房，最常发生于左心房，偶发于左心室，常为良性肿瘤。多有蒂，多附着于房间隔中部，活动度较大，因有蒂牵拉可随血流在房室之间往返运动，溶栓治疗无效。心腔游离血栓无蒂，或仅有部分附着于房室壁成为带蒂血栓，大部分游离。游离血栓活动度虽大，但不会在房室之间往返运动，如较大左心房球形血合并二尖瓣狭窄时，仅局限于左心房内在瓣膜与心房壁之间往返运动，经抗凝或溶治疗后可消失。

（2）心脏赘生物：一般有明确的发热病史，通常伴有明显的临床症状，血培养有明确的细菌感染，根据发热和化验提示有感染性心内膜炎存在。赘生物多发生于血流冲击或局部产生涡流的部位，以二尖瓣和主动脉瓣赘生物多见。超声表现为附着在瓣膜游离缘，常在低压腔一侧，有蒂或无蒂，可不依赖于瓣叶的活动而活动。

（3）心脏转移瘤：患者一般有原发恶性肿瘤病史，心腔内转移瘤表现为心腔内形态、边界不规则、内部为实性肿块，大部分肿块体积大，肿块基底宽，与心房、心室壁连严重活动度差，可伴有心包积液。

第五节　急性二尖瓣腱索断裂

> 急性二尖瓣腱索或乳头肌断裂合并重度二尖瓣关闭不全的危急值分类为"红色"，需出具报告后10分钟内通报临床医生

一、概述

二尖瓣的正常功能依赖于瓣叶、瓣环、腱索、乳头肌及乳头肌附着点附近的心肌的协调运动，上述任何结构的异常均可导致关闭不全，急性二尖瓣腱索和（或）乳头肌断裂是其中导致病情危重的常见原因。该病通常急性发病，可以单独存在，也可以与其他心脏病合并存在，由于常引起急性左心衰竭和血流动力学的损害而成为致命性的心脏急危重症之一。

因此，当临床出现突发的呼吸困难考虑急性左心衰竭时，二尖瓣的结构和功能异常通常是重要的排查内容之一。如果患者出现较为严重的二尖瓣关闭不全，二尖瓣腱索及乳头肌的结构和功能是首要关注的，因为一旦明确病因，患者通常需要急诊手术以挽救生命。

当患者突然出现急性左心衰竭，常规经胸超声发现二尖瓣出现中重度偏心性反流时，应多切面对瓣叶、瓣环、腱索、乳头肌和左室壁的结构和功能进行扫查，一定要注意对合不良（包括脱垂）处的瓣缘是否有纤细的条索样断端，以明确是否存在二尖瓣腱索或乳头肌的断裂。除此以外，还要注意是否有赘生物附着、瓣膜穿孔和节段性室壁运动异常，以便能尽快找出原因为临床决策提供有力的证据。

二尖瓣腱索断裂和（或）乳头肌断裂并重度二尖瓣关闭不全一经诊断，常需要手术来解决。如果没有及时做出诊断，临床医生只能针对二尖瓣的严重关闭不全对症处理，单纯的药物治疗通常很难控制住心力衰竭的恶化，最终导致患者死亡。因此，及时发现病因及病理机制，对于选择恰当的急诊手术治疗方式具有重要的意义。

随着心脏外科介入技术的发展，二尖瓣腱索断裂所致的二尖瓣脱垂在很多情况下可以通过介入手术来治疗，如二尖瓣钳夹术、经皮二尖瓣人工腱索置换术等。超声心动图不仅在病因的诊断方面发挥了重要的作用，在瓣膜介入治疗过程中还起到了不可或缺的可视化引导作用。例如，在二尖瓣钳夹术中需要借助三维经食管超声进行定位，引导二尖瓣的夹子进入指定部位，并在收缩期夹住二尖瓣前后叶脱垂最严重的区域，夹子释放后即时评价二尖瓣反流的情况，如果效果不理想，则重新调整。因此，超声心动图在瓣膜病的诊断和治疗中具有举足轻重的地位。

二、病因病理

急性二尖瓣腱索/乳头肌断裂的常见原因是急性心肌梗死和感染性心内膜炎，除此以外还包括风湿性心瓣膜病，突发的高血压危象，搬重物，胸背部的撞击或心脏穿透伤等（表6-1）。

表6-1 急性二尖瓣腱索/乳头肌断裂的病因

常见原因	其他原因
急性心肌梗死	风湿性心瓣膜病
感染性心内膜炎	突发的高血压危象
	搬重物
	胸背部的撞击
	心脏穿透伤

如果仅为单纯的腱索断裂或乳头肌断裂，如外伤（撞击伤）、抬重物所致，通常心脏的其他结构正常，仅可见断裂的腱索或乳头肌。此时心腔大小多正常，可以有不等量的心包积液。如果合并有其他的心脏病，如风湿性心瓣膜病、感染性心内膜炎，则二尖瓣可有不同程度的增厚，瓣叶卷曲，或者有赘生物形成及瓣叶的穿孔。如果是由于急性心肌梗死累及二尖瓣乳头肌或腱索所致者，还可见乳头肌及其附着处心肌的坏死，心肌变薄，纤维化，向外膨胀，运动功能减退。此时受累的乳头肌多为后内侧乳头肌，因为它是由单一的右冠状动脉或左回旋支的小分支供血，而前外侧乳头肌有来自左前降支、对角支和左回旋支的多重供血，因此前外侧乳头肌的断裂不常见。乳头肌坏死后可变细，纤维化，收缩能力受损，严重者可断裂。

急性二尖瓣乳头肌断裂，尤其是整组乳头肌的断裂，常导致非常严重的二尖瓣关闭不全，会引起左心房内压力迅速升高，从而导致肺静脉回流受阻，引起急性肺水肿和心力衰竭，甚至出现心源性休克，这类患者如果不做急诊手术，预后极差。

三、症状体征

患者通常会突然出现不明原因的呼吸困难，严重者可出现端坐呼吸，咳粉红色泡沫样痰，心率增快，血氧饱和度及血压降低。

二尖瓣听诊区可出现不同程度的收缩期杂音，反流量过大时杂音有时反而不明显，因此不可因心尖部的收缩期杂音不明显而排除此病，双侧肺底可闻及湿音。

除了急性二尖瓣关闭不全本身引起的临床表现外，还可同时伴有原发病的临床表现，如急性心肌梗死患者出现突发的压榨性胸痛，感染性心内膜炎会出现反复发热，肝脾大，贫血等。

四、超声检查

1.二维超声

二尖瓣腱索断裂合并二尖瓣关闭不全时，可见收缩期二尖瓣的瓣叶对合不良，腱索断裂处的瓣叶，脱入左心房侧时出现脱垂，存在关闭的裂隙。瓣缘可见纤细线样的腱索断端随瓣叶启闭而甩动，合并乳头肌断裂时，甩动的腱索远端有低回声团附着并摆动，二尖瓣乳头肌可部分撕裂、单头断裂或全部断裂，急性心肌梗死中后内侧乳头肌更易发生断裂，多伴发下壁心肌梗死；脱垂的瓣叶活动度明显增大，呈"挥鞭样"运动，收缩期脱入左心房，舒张期返回左心室。合并感染性心内膜炎时，可见赘生物形成和瓣叶的穿孔。

2.彩色及频谱多普勒

彩色多普勒超声在收缩期，可见在二尖瓣口左心房侧出现异常的偏心性反流信号。根据受累瓣叶分区的不同，反流束走行的方向也不同，通常情况下反流束起自脱垂部位，向与脱垂瓣叶相反的方向冲击，如二尖瓣后叶的脱垂，则血流会向前叶方向冲击，需要注意的是，位于二尖瓣前后叶交界区附近的腱索断裂所致的瓣叶脱垂反流方向较为复杂，需结合多个切面进行观察，从而准确定位瓣叶受累的位置。由于二尖瓣反流量较多，会导致二尖瓣口前向血流增加，速度增快。

五、其他检查

对于急性二尖瓣腱索/乳头肌断裂的诊断，超声包括经胸和经食管超声是目前最理想的检查方法，尤其是经食管超声，在临床怀疑而经胸超声不能明确者，应做经食管超声来确诊或排除诊断。

除此以外，心脏磁共振（CMRI）组织分辨率高，可以显示乳头肌的结构和功能异常，如乳头肌梗死，可在一组或两组乳头肌内看见延迟增强，同时可有相关节段的心肌梗死。二尖瓣的活动度增大可提示乳头肌断裂。由于乳头肌断裂发病急，典型的患者超声心动图即可诊断，且CMRI检查时间较长，患者由于严重的心力衰竭，很难长时间平卧，因此临床应用较少。

六、诊断及鉴别诊断

1.诊断

当二维及彩色多普勒超声提示存在收缩期二尖瓣的反流，尤其当出现中重度偏心性反流时，超声心动图通过观察二尖瓣的瓣叶、瓣环、腱索、乳头肌的结构及活动情况，来明确是否存在腱索/乳头肌的断裂，尤其是当发现脱垂的瓣叶连接了较长的腱索断端时，一定要注意是否有乳头肌的断端连在腱索的末梢。

在明确诊断后还要进行定位诊断，即明确断裂的腱索累及二尖瓣的哪个区，以及其他合并的心脏病变，如赘生物、瓣叶穿孔、节段性室壁运动异常等。彩色多普勒超声能显示血液的反流方向，从而辅助判断腱索断裂累及的瓣叶区域，并能进行定量分析，确定反流量的大小。

2.鉴别诊断

（1）巴洛（Barlow）综合征：二尖瓣脱垂综合征或瓣膜松弛综合征，多见于青年男性瓣叶增厚，皱褶增多，呈黏液样改变，瓣下腱索有时也可呈黏液样改变，松弛并延长，导致二尖瓣脱垂，有时松弛的腱索易与腱索的断端相混淆导致误判。

（2）左室流出道动力性梗阻（LVOTO）：虽然我们最早是在肥厚型梗阻性心肌病中认识LVOTO的，但它可以存在于很多情况下，如伴有室间隔基底段增厚的高血压患者，应激性心肌病患者，急性心肌梗死患者等，这些患者中常伴有二尖瓣偏心性反流，彩色多普勒超声通常表现为源自二尖瓣前叶，向后叶冲击的偏心性彩色血流信号。这种偏心性反流，是由于LVOTO导致二尖瓣腱索及前叶被牵拉向左心室流出道而引起的二尖瓣对合不良。

（3）感染性心内膜炎：二尖瓣合并感染性心内膜炎时，二尖瓣体或瓣缘会有条索样赘生物形成，有时易与断裂的二尖瓣腱索断端相混淆。这类患者通常有慢性发热病史，贫血、脾大等临床表现，且二尖瓣赘生物较腱索粗糙，形状不规则，有时可以合并瓣膜穿孔。

第六节　人工瓣膜卡瓣

人工瓣膜卡瓣的危急值分类为"红色"，需出具报告后10分钟内通报临床医生

一、概述

人工瓣膜置换是心脏外科治疗严重瓣膜性心脏病常见的手段。人工瓣膜主要分为机械瓣和生物瓣两种。机械瓣的材料是合金，耐用但易形成血栓，需终身抗凝。生物瓣的材料是人体或动物组织，其不如机械瓣耐用，更容易发生结构上的损害，但不需终身抗凝人工瓣膜置换的患者，需要定期进行临

床评估和影像学检查，以便能及时发现人工瓣膜的结构异常和功能障碍。

人工瓣膜置换术后并发症并不多见，但是一旦发生，尤其是人工瓣膜卡瓣，是极严重的急性功能障碍，可能带来致命性后果，及时确诊是临床治疗的关键。X线透视、CT、MRI和经胸及经食管心脏超声是临床常用的影像检查模式，它们在不同的人工瓣膜结构和功能异常的判断中具有不同的价值。

当人工瓣置换术后的患者突然出现原因不明的低血压、心力衰竭，心前区听诊发现新的杂音，需要仔细检查人工瓣的结构及功能异常，尤其是较长时间没有监测凝血功能或近期有暂停抗凝药物的机械瓣置换者。对于经胸超声不能明确者，需行TEE来提高诊断的敏感度并进行鉴别诊断。

对于人工瓣膜卡瓣的诊断要关注以下几点：①人工瓣叶的活动性是首要关注的内容；②要考虑左心室收缩功能，常规计算每搏输出量和有效瓣口面积并与说明书提供的参考值对比；③优化跨瓣速度：与自体主动脉瓣狭窄相似，人工主动脉瓣的最大流速要从多个声窗去评估，以确保获得最高的速度。

目前对于血栓形成导致的卡瓣，溶栓治疗已经成为不适合手术的高危患者的更佳选择，经食管超声心动图（TEE）是监测溶栓疗效的理想影像手段。

随着国内经皮主动脉瓣置换（TAVR）手术越来越普及，术中生物瓣卡瓣的现象也逐渐增多，有时球囊扩张后主动脉瓣叶单个甚至三个瓣叶均不能关闭，持续处于开放状态，此时可采用瓣中瓣技术在原位再植入一个人工瓣即可解决问题。

二、病因病理

人工瓣膜卡瓣的特征是人工瓣膜的瓣叶活动受限或者不动。单瓣叶的不动可以由于人工瓣膜本身的结构或功能障碍所致，也可能是由于占位性病变导致的。

人工瓣膜急性功能障碍，在机械瓣多是因为抗凝药物的疗效不佳或突然中断诱发急性血栓形成引起碟片活动受限，最终导致人工机械瓣严重狭窄和关闭不全而出现严重血流动力学紊乱。

对于生物瓣，则是由于人工瓣膜的退行性变，尤其是发生钙化导致瓣叶活动受限，瓣膜狭窄或瓣叶撕裂，关闭不全。生物瓣发生卡瓣情况的较机械瓣少，随着TAVR技术的不断发展，生物瓣发生卡瓣的情况也在逐渐增加。生物瓣的卡压可为单叶或多叶，三个瓣膜均没有闭合者虽罕见但也偶尔发生。因此，在人工瓣膜置换术后，及时观察瓣叶的活动情况是人工瓣膜置换术后首要关注的问题。

三、症状体征

突发低血压，严重者可出现休克甚至死亡。部分患者可出现急性心力衰竭，依据受累人工瓣的位置不同可表现为急性左心衰竭或右心衰竭，同时可伴发心律失常。

置换机械瓣的患者瓣叶闭合时发出清脆的咔嗒声，当发生瓣膜卡压时，这种咔声常减弱或消失而听不到。此外，由于人工瓣的开放和闭合受限，听诊时可发现心前区出现新的杂音。

四、超声检查

1.二维超声

人工瓣叶活动度明显减弱，甚至固定不动。在机械瓣碟片的边缘或碟片上瓣架的交界处有时可探及低回声团块（血栓形成/血管翳）。三尖瓣机械瓣由于处于低压系统血流相对缓慢，更容易形成血栓。

生物瓣可在瓣叶或瓣架上探及多发强回声钙化团，瓣叶增厚，回声增强。在经皮主动脉瓣置换术中，人工瓣释放后，在舒张期人工瓣闭合时会发现缺少1个瓣叶，最多时3个瓣叶丝没有闭合而是始终处于开放状态，此时提示生物瓣出现了卡瓣现象。

2.彩色及频谱多普勒超声

人工瓣膜开放时的血流束变细，同时伴有不同程度的反流瓣口的血流呈花彩射流，跨瓣流速明显增快，压差增大。在排除了高动力状态，人工膜患者不匹配的情况下，当主动脉瓣人工瓣上流速＞3m/s，平均压差＞20mmHg，二尖瓣人工瓣上流速＞1.9m/s、平均压差＞5mmHg时，提示人工瓣狭窄。此外，还可通过连续方程式法来估测人工瓣的有效瓣口面积（EOA），通过与瓣膜原本的有效瓣口面积比较判断是否存在人工瓣的开放受限。

五、其他检查

1.X线透视

人工机械瓣的瓣叶在X线透视下即有很好的成像效果，可清晰显示瓣叶及瓣架结构，瓣叶的活动情况也可以清楚地看到。在X线透视下，调整投照的角度，便可以清晰地显示瓣叶活动是否受限。但该检查方法无法显示血栓或血管翳，无法探究卡瓣的原因。

2.CT检查

CT可以评估人工瓣的形态、结构异常，可估测人工瓣的开口是否狭窄，开放角度是否变小。通过测量瓣叶开放的角度来判定是否存在人工瓣的卡压。

3.磁共振（MRI）

MRI也可以用来发现人工瓣的功能障碍，尤其是当经胸超声的结果不能确定，而又不能进行经食管超声和CT时。MRI尤其对生物瓣和右心系统的人工瓣的结构和功能评价更有价值。此外，MRI的二维和四维血流向量成像及组织定征成像还能评估人工瓣膜卡压的血流动力学变化。

4.实验室检查

提示血液呈高凝状态，凝血时间缩短，国际标准化比值（INR）明显降低。

六、诊断及鉴别诊断

1. 诊断

当二维超声提示人工瓣膜的瓣叶活动受限，同时伴有瓣口的高速射流时，在排除了高动力状态和人工瓣膜-患者不匹配后，当主动脉瓣人工瓣膜上流速＞3m/s，平均压差＞20mmHg，二尖瓣人工瓣上流速＞1.9m/s，平均压差＞5mmHg 时，提示人工瓣开放受限，高度提示卡瓣可能。经食管超声心动图（TEE）对人工瓣叶结构和活动异常，显示得更清楚，对急性功能障碍诊断的敏感度，要明显优于经胸超声心动图。因此，当经胸超声心动图不能明确诊断时需行 TEE 检查。

在根据跨瓣流速和压差来判断是否存在人工瓣卡瓣时，要注意的是每搏输出量的大小会影响跨瓣压差。如果患者存在左心室收缩功能明显受损，左心室的每搏输出量下降，就会降低跨瓣速度和压差，降低对人工瓣卡瓣诊断的敏感度。同样，如果由于高动力状态等因素导致的每搏输出量增加，会明显加大人工瓣的跨瓣流速和压差，从而导致假阳性的判断结果。因此，每搏输出量的评估应成为人工瓣膜患者超声检查的必要部分。

2. 鉴别诊断

（1）血管翳：多见于主动脉瓣人工瓣膜，为增生的纤维组织，从瓣周向中心呈内向增长，逐渐导致人工瓣膜的开放受限。

（2）人工瓣膜感染性心内膜炎：在换瓣后 6 个月内出现反复高热，尤其是既往因感染性心内膜炎而换瓣的患者更多见。人工瓣膜结构内可见赘生物形成，生物瓣可引起瓣叶的损毁容易发生瓣周脓肿和瓣周漏，严重者可致人工瓣架部分脱离瓣环而摆动，需要再次手术。

（3）人工瓣膜-患者不匹配：尽管瓣膜的设计在改进，但是大多数人工瓣膜有固定的狭窄，尤其是较小尺寸的人工瓣膜。对人工瓣膜血流动力学结果的合理解释必须要考虑到类型型号和人工瓣的大小。当人工瓣膜的有效瓣口面积与正常的自体瓣膜相比明显减小时称为人工瓣膜-患者不匹配。此时人工瓣膜本身的结构和功能是正常的。有研究表明，当体表面积标化的人工主动脉瓣有效瓣口面积≤0.85cm2/m2 和人工二尖瓣＜1.2cm2/m2 时，跨瓣压差会骤然升高，提示存在人工瓣膜-患者不匹配的情况。

第七节 急性主动脉夹层

急性主动脉夹层的危急值分类为"红色"，需出具报告后 10 分钟内通报临床医生

一、概述

主动脉夹层动脉瘤即动脉血流将主动脉内膜撕裂，并进入动脉壁中层形成血肿，进一步撕裂动脉壁向远端延伸，从而造成主动脉真假两腔分离的病理改变。急性主动脉夹层是心血管疾病中的急危重症，进展快、病死率高，未经治疗者预后极差，发病 48 小时内病死率高达 68%。常用的分型有 DeBakey 分型和 Stanford 分型两种。DeBakey 分型分为三型：Ⅰ型，病变累及升主动脉、不同程度的降主动脉；Ⅱ型，病变仅累及升主动脉；Ⅲ型，病变仅累及降主动脉。Stanfrd 分型分为 A、B 两型：A 型，相当于 DeBakeyⅠ型及Ⅱ型，内膜裂口均起始于升主动脉；B 型，相当于 DeBakeyⅢ型，病变局限于降主动脉。主动脉夹层的关键因素为是否累及升主动脉（DeBakey Ⅰ/Ⅱ型和 Stanford A 型），该类型的夹层继发主动脉破裂、心包积液、主动脉瓣反流及累及冠状动脉的可能性较大，均为急性主动脉夹层的致死性并发症。

有高血压病史，不明原因突发性胸部或背部持续性剧烈疼痛的患者，应首先考虑此病。虽然常规经胸超声心动图对主动脉全貌评估的能力有限，只能对部分节段进行评价，但相较于其他检查方法，超声检查具有便捷、可移动、无需特殊准备等优点，因此在急诊急救需排查本病时仍具有一定价值。

典型的主动脉夹层超声表现为主动脉内活动的线状回声，为撕的主动脉内膜，将动脉管腔分为真腔和假腔，收缩期真腔扩张，假腔受压。除心脏超声检查中包括的升主动脉及主动脉弓，还可分别向上、下继续扫查远端动脉累及情况。此外超声心动图还可确定夹层是否累及主动脉瓣，进而指导临床的治疗方法选择。急性主动脉夹层病情凶险，未经治疗、治疗不及时或不当者病死率较高。一旦怀疑此病应争分夺秒明确诊断和治疗，及时的药物和手术治疗能够有效提高患者的生存率，改善患者的预后。如果发现急性主动脉夹层，首先嘱患者制动，并对临床提前预警，及时调整治疗策略，尽早开始药物治疗，其目的是控制疼痛、降低血压及心室收缩速率，防止夹层进一步扩展或破裂及其他严重并发症的发生。

二、病因病理

高血压及主动脉中层疾病，是发生主动脉夹层最重要的因素。①高血压：主动脉夹层因高血压所

致者占80%～90%，严重的高血压，可使主动脉壁长期处于应激状态，弹性纤维常发生囊性变性或坏死，易被持续高压血流冲破，导致夹层的形成；②主动脉中层病变：动脉粥样硬化、马方综合征和Ehlers-Danlos综合征等引起主动脉中层囊性变或发育不良、各种血管炎症等均会造成主动脉壁薄弱或结构异常，形成夹层；③外源性损伤。

内膜裂口形成后，夹层将主动脉分为真假两腔，血流穿入内-中膜，在远端某一部位穿回动脉真腔。主动脉夹层发展趋势：①形成主动脉瘤样变，最终破裂；②夹层累及主动脉分支开口，引起冠状动脉、头臂动脉、内脏动脉和下肢动脉缺血；③假腔闭合或血栓形成。

由于年龄增长等各种原因，主动脉血管壁可出现顺应性下降，也就是俗话说的血管弹性变差。此时血管内的血流对管壁造成的压力也会增大，从而进一步损伤血管壁，使主动脉血管内壁出现破口，血液从破口流入血管壁，最终形成主动脉夹层。

三、临床表现

取决于主动脉撕裂开口部位、延伸方向、范围、主动脉分支受累情况及是否有动脉瘤破裂。常见症状及体征如下所述。

1.疼痛

为本病最主要及突出的表现。90%以上患者出现突发性胸背部持续性剧烈疼痛，疼痛呈"撕裂样"或"刀割样"，可呈放射性。

2.血压异常

大部分病例伴有高血压，如出现心脏压塞、动脉瘤破裂或冠状动脉供血受阻引起的急性心肌梗死时，则出现低血压，或因远端肢体血流减少，导致四肢血压差别较大

3.心脏并发症表现

累及主动脉根部引起主动脉瓣关闭不全，重者可出现心力衰竭甚至心源性休克，累及冠状动脉开口可导致急性心肌梗死或恶性心律失常，可表现为胸痛、胸闷和呼吸困难。

4.累及主动脉重要分支血管导致器官或肢体缺血表现

主动脉弓三大分支或肋间动脉-腰动脉受累时，出现偏瘫或截瘫等症状，也可表现为一过性意识模糊、昏迷；累及腹腔干、肠系膜上动脉及肾动脉等重要内脏血管，出现急性肠缺血坏死、急性肝功能损害或急性肾功能不全等相应症状；累及肢体动脉时，表现为急性动脉栓塞的"5P征"（疼痛pain，感觉异常paresthesia，麻痹paralysis，无脉pulselessness，苍白pallor）。

5.主动脉夹层破裂

破入心包或胸腔引起心脏压塞或大量胸腔积血，破入食管、气管或腹腔引起胸痛、呼吸困难、咯血或呕血、休克甚至猝死等表现。

四、超声检查

1. 二维超声

（1）直接征象：受累节段主动脉不同程度增宽，多个切面显示管腔内活动的线状内膜回声，并将管腔分为真腔和假腔，真腔于收缩期扩张，假腔内可见云雾影或血栓形成，破口处内膜回声中断，断端呈飘带样运动。

（2）可能存在的伴发征象：主动脉瓣脱垂和主动脉瓣收缩中期关闭；主动脉压迫左心房；心包积液、胸腔积液；累及冠状动脉可引起室壁运动异常。

2. 多普勒超声

彩色多普勒显示真腔血流速度快，色彩鲜艳，真腔内脉冲多普勒接近于正常相应部位的频谱形态。假腔中血流速度慢，色彩暗淡，脉冲多普勒测得血流速度低于真腔。真、假腔间可见相交通的血流信号，收缩期血流自入口处进入假腔。累及升主动脉的分型，可见不同程度的主动脉瓣反流。

3. 经食管超声心动图　因食管紧邻胸主动脉，可得到高质量的主动脉图像，可以明确观察主动脉内径、夹层宽度、夹层入口及断端情况、冠状动脉受累情况，对主动脉夹层的诊断分型及指导治疗起很大的作用。

4. 声学造影

左心声学造影有助于识别主动脉真假腔和内膜撕裂口。

五、其他检查方法

1. 实验室检查

（1）D-二聚体：快速升高时提示发生主动脉夹层的可能性增大。

（2）血浆C反应蛋白：大于15mg/dl，是主动脉夹层患者低氧及预后不良的指标。

（3）心肌酶谱：结合心电图有助于与急性心肌梗死相鉴别。

2. 影像学检查

（1）CT及MRI：CT可显示主动脉夹层的各种征象，主要优点为显示内膜钙化灶内移，假腔内血栓，血液外渗、纵隔血肿、心包和胸腔积血等。计算机扫描血管造影（CTA）与MRI相似，综合评价主动脉夹层受累的范围、形态、不同部位动脉的直径及各分支受累情况、与周围组织的关系等，多角度多平面三维重建功能可明确各部位形态学改变，满足分型的诊断要求。

（2）数字减影血管造影（DSA）：动态显示夹层范围和病变全貌，造影剂进入假腔后，在真腔、假腔间可见线样负影，有时见充盈缺损，为附壁血栓。

六、诊断及鉴别诊断

1. 诊断

目前临床首选的诊断方式为主动脉计算机扫描血管造影（CTA）。超声心动图是首选的无创检查方式可作为急性主动脉夹层必要的初步评估手段，尤其是对于 Stanford A 型主动脉夹层，明确夹层部位、范围、破口位置，快速评价心功能、主动脉瓣膜功能及主动脉实受累情况，为制订手术方案提供帮助。经胸超声心动图诊断 Stanford B 型的敏感度较低，可进行经食管超声心动图检查，能明显提高诊断的准确性。

2. 鉴别诊断

急性主动脉夹层易误诊，累及冠状动脉导致室壁运动异常时应注意与急性心肌梗死相鉴别。主动脉瘤样扩张，并于管腔内出现伪像，与夹层不易区分。夹层内膜活动性大，伪像僵硬且固定，且不影响血流分布。当发现主动脉内有飘动内膜怀疑夹层时，必须有两个切面证实，同时排除来自其他结构的回声。主动脉壁间血肿是主动脉壁内出血导致局限血肿形成，超声表现为局部主动脉壁增厚、回声不均匀（可呈分层状），主动脉腔内无撕裂的内膜回声。此外还应注意与急性心包炎、急性胸膜炎、急腹症及急性下肢动脉栓塞相鉴别。

第八节　心脏破裂及假性室壁瘤形成

心脏破裂及假性室壁瘤形成的危急值分类为"红色"，需出具报告后 10 分钟内通报临床医生

一、概述

左心室游离壁破裂是急性心肌梗死导致死亡最常见的机械性并发症之一，可能发生在梗死后的首个 24 小时内，而多数发生于心肌梗死后 1 周内，以 4～7 天最多见，发生率约为 1%。急性严重的游离壁破裂是致命的，患者很难生存，可瞬间发生休克和心搏骤停。而亚急性或慢性的病例会形成假性室壁瘤，为临床诊断和治疗提供了宝贵的时间，使得部分患者能及时得到准确的诊断和恰当的治疗从而挽救生命，因此，早期确诊尤为重要。

当急性心肌梗死突然出现难以解释的低血压、休克时，心脏破裂是首先要排查的原因心脏超声的

作用就是首先明确是否存在心包积液。根据心包积液出现的时间和量的多少，尤其是心包腔内是否出现血栓来诊断心脏破裂。这其中心包腔内的血栓特异性高，且血栓集中的区域通常是心脏破口所在处，需仔细查找，有时由于血栓阻塞破口，局部的异常血流信号常探不到。

如果能早期发现心脏破裂，一方面可对临床提前预警存在高风险，有助于医患沟通；另一方面及时调整治疗策略，如减少甚至暂停抗凝治疗，患者制动，有时部分患者经过调整药物治疗策略即可缓解病情，血压逐步回升，病情逐步稳定而无需手术治疗。少数情况下，患者在急性心肌梗死发病数小时内即发生心脏破裂，如果早期发现，临床医生可根据具体情况排除溶栓治疗，选择冠脉内支架植入或冠状动脉旁路移植术，及时的手术治疗可明显降低病死率。

有时部分急性心肌梗死患者无明显症状或者无典型胸痛，当经胸心脏超声偶然发现左室壁局部的异常膨出时除了要关注是否存在节段性室壁运动异常以明确或排除心肌梗死的存在以外，还要考虑其他一些先天性心脏游离壁的畸形，如憩室，因为这些畸形并不像急性心肌梗死的心脏破裂需要急诊手术。

二、病因病理

心室游离壁破裂的危险因素与室间隔穿孔和乳头肌断裂相似。只是这个并发症更容易发生在由于左回旋支或后降支闭塞导致的下壁或侧壁梗死。在接受溶栓治疗的患者中，70岁以上的老年女性患者，更容易发生心脏破裂，尤其是那些溶栓失败的患者，心脏破裂的发生率更高。经皮介入治疗能比溶栓治疗明显减少心脏破裂的发生。

早期破裂是所谓的"夹层血肿"将心肌层劈开所致。这种类型的游离壁破裂在溶栓治疗的患者更常见。在心肌梗死后的4~5天，受累的心肌发生了广泛的坏死，浸润的中性粒细胞脱颗粒，还没有成纤维细胞进入梗死区，此时是室壁最薄弱的时候。

心包是一种纤维性结构，无法急性扩张，因此即使很少的血液进入心包腔也会导致心包内压力急剧上升而引发心脏压塞。游离壁的破裂也可能是渐进的，可导致纤维素性心包炎。

近2/3的假性室壁瘤形成于急性心肌梗死后，发生时间一般在急性心肌梗死一周内，这时左心室梗死心肌最为薄弱。另有1/3的假性室壁瘤形成和心脏外科手术相关，最常见手术的二尖瓣置换术。少见的假性室壁瘤形成原因继发于心脏创伤和心脏瓣膜炎。

三、症状体征

急性严重的心脏破裂通常表现为突发的低血压、休克，迅速导致死亡。但有些患者可呈现一种亚急性或慢性过程，此时患者多出现持续性或反复的胸痛而心肌标志物水平没有升高，反复的大量呕吐，难以解释的烦躁，低血压和晕厥，这些可能与心脏破裂早期游离壁小的撕裂有关。此时只有少量血液进入心包腔，如果在此阶段能及时手术，患者的生存率会显著提高。

四、超声检查

1. 二维超声

通常在生存患者中，很少能看见明显的左心室游离壁连续性中断和破口处的双向血流信号，较常见的二维超声表现是心包积液，即心包脏壁层回声分离，心包腔内可见无回声液性暗区。当然，急性心肌梗死出现少量心包积液是比较常见的，但通常出现在心肌梗死 3 天以后。如果心包积液量短期内明显增加，或者在心包腔内看到血栓形成，则高度提示心脏破裂（特异度>98%）。心包腔内如果没有积液，基本上可以排除心脏破裂。

心包腔内的新鲜血栓多为低回声，多聚集在破口附近，可随心脏搏动略有摆动。随着时间的推移，血栓的回声会增强，在局部固定形成假性室壁瘤。假性室壁瘤是游离壁破裂的一种限制类型。绝大多数的假性室壁瘤位于下侧壁或下后壁（对应于左回旋支或右冠的闭塞）。二维超声表现为左室壁与心包间有一无回声腔，其瘤壁为心包层与周围组织粘连而成。无回声腔与左心室间有一细长的颈连接，也有宽颈，瘤腔内可有血栓回声。

2. 彩色及频谱多普勒

左心室通过游离壁破口向无回声腔射流，双期、双向，收缩期进舒张期流出，于穿孔处获得高速湍流频谱。瘤体内血流缓慢，紊乱。

3. 超声心脏造影

当临床怀疑心脏破裂，常规经胸心脏超声检查未见到明显的游离壁连续性中断和异常血流信号时，可利用超声造影技术来辅助诊断，即如果在心包腔内发现有造影剂微泡的出现提示心脏破裂。

五、其他检查

1. 左心室造影

心室造影是确诊左心室假性室壁瘤的主要影像学检查手段。左心室造影可显示左心室、假性室壁瘤瘤体和与之相交通的心肌破口，瘤体收缩期可向外膨胀，舒张期则内收，部分瘤体内可见血栓形成。但若瘤体巨大或左心室明显扩大，瘤体内常显示不佳，但可见造影剂排空延迟和造影剂经破口进入瘤体。左心室造影是鉴别真、假性室壁瘤的"金标准"。左心室造影的局限性，是在心肌梗死急性期具有一定危险性，高压造影可增加瘤体破裂的概率，而低压造影瘤体结构常难于清晰显示。

2.增强 CT 和磁共振成像（MRI）

CT 和 MRI 具有较高的组织分辨力，可提供清晰的左心室腔、瘤体和破口，当患者有创检查风险较大时，可用以作为确诊的检查手段。有报道显示，MRI 和增强 CT 可用于左心室游离壁的破裂和假性室壁瘤的诊断，对外科手术具有指导价值。

六、诊断及鉴别诊断

1.诊断

急性心肌梗死患者在发病前 2 天即出现心包积液或者突然出现中-大量心包积液便应怀疑心脏破裂的可能，如果心包腔内有血栓形成，则高度提示心脏破裂可能。

虽然假性室壁瘤多是急性心肌梗死的一个并发症，但心外科术后及胸部创伤也可以导致。根据心包腔内的积液、血栓及心脏游离壁的破口这几个因素加起来形成的局限性的包块，可以明确假性室壁瘤的诊断。

2.鉴别诊断

（1）心肌梗死后的心包炎：急性心肌梗死出现心包积液是很常见的，通常出现在心肌梗死后 3 天。通常为少量积液，多位于左心室后壁和后房室沟，透声佳，没有纤维素渗出和血栓形成。

（2）真性室壁瘤：是由于梗死处心肌延展变薄，向外膨出而形成，故瘤壁为心肌或瘢痕，室壁的连续性完整，瘤体内可有血栓形成（表 6-2）。

表 6-2 假性室壁瘤与真性室壁瘤的鉴别诊断

项目	假性室壁瘤	真性室壁瘤
室壁断裂	有	无
最外层	心包	心外膜
内膜连续性	不	连续

（3）左心室憩室：是一种少见的先天性左室壁畸形。其特征是整个室壁呈手指样向外凸出，通过一个窄颈与心腔相通。有肌性和纤维性室两种类型，肌性憩室保留收缩功能，纤维性憩室则没有收缩功能或呈矛盾运动。憩室可单发或多发，多发生在心尖部和瓣周区域，可单独存在或与其他胸腹部畸形并存。憩室附近的心肌功能多正常，不存在节段性室壁运动异常。

第九节 急性肺栓塞

急性肺栓塞的危急值分类为"红色",需出具报告后10分钟内通报临床医生

一、概述

肺栓塞是内源性或外源性栓子堵塞肺动脉引起肺循环和右心功能障碍的临床和病理生理综合征的总称,包括肺血栓栓塞症、脂肪栓塞综合征、羊水塞、空气栓塞、肿瘤栓塞等。其中肺血栓栓塞症是指来自静脉系统或右心的血栓阻塞肺动脉或其分支所致疾病以肺循环和呼吸功能障碍为主要临床表现和病理生理特征,占肺栓塞的绝大多数,通常所称肺栓塞即指肺血栓栓塞。

急性肺栓塞是常见的致死性心血管疾病之一,突发致命性急性肺栓塞占34%,其中致死性病例中约59%的患者被漏诊,只有7%的患者得到及时正确的诊断和治疗。由于多数急性肺栓塞患者早期症状缺乏特异性,常被忽视,部分患者通常在未得到及时诊断治疗前数小时内死亡,是猝死的重要原因,因此其早期的识别与诊断至关重要。

急诊情况下实时动态超声心动图能直观地显示右心房、右心室和肺动脉内的栓子,从直接征象确诊急性肺栓塞,一旦获得直接征象,结合临床应刻不容缓行溶栓治疗或栓子剥脱术以及时挽救患者的生命;而间接征象如右心房、右心室增大,室间隔运动异常、三尖瓣反流肺动脉压力升高等表现多见,为急性肺栓塞诊疗提供重要的诊断依据。当患者出现明显的血流动力学改变,发生右心功能不全时,其病情严重且预后较差。

超声作为一线筛选性诊断手段,是急性肺栓塞影像学诊断的重要部分,是急诊情况下最重要、最实用、最及时的诊断工具,有助于治疗决策、溶栓治疗、病情监测及判断预后同时,超声心动图检查作为急性肺栓塞与急性心肌梗死的重要鉴别诊断手段之一,为急性肺栓塞的正确诊治提供了重要依据。

二、病因病理

1.病因

急性肺栓塞主要来源于深静脉血栓的脱落,多发于下肢或盆腔的深静脉,特别是从腘静脉上端到髂静脉段的下肢近端深静脉(占50%~90%)。其他原因有脂肪栓、空气栓、瘤栓、羊水栓塞、异物等。

急性肺栓塞的形成机制是深静脉血栓形成后脱落，随静脉血流移行至肺动脉内，形成肺动脉内血栓栓塞。

2.病理

急性肺塞导致肺动脉管腔阻塞，血流减少或中断，引起不同程度的血流动力学和气体交换障碍。

（1）循环系统障碍：肺血管阻塞和缺氧引发的肺血管收缩可导致肺血管阻力增加，急性肺栓塞早期肺动脉压代偿性升高以维持心排血量和血压，但后期随着神经、内分泌系统的过度激活，可引发右心室心肌受损甚至出现右心室梗死，最终导致心排血量明显降低，从而引起休克、死亡。

（2）呼吸系统障碍：气体交换障碍继发于血流动力学不稳定和右心室心排血量的降低，引起混合静脉血氧饱和度下降、肺的通气量和血流量比不匹配等，导致机体缺氧、呼吸困难，同时诱发心肌缺氧而加剧心肌损伤，因此呼吸系统与循环系统互为因果，最终引起心肺功能障碍。

三、症状体征

急性肺栓塞的临床表现常缺乏特异性，从轻者无症状至重者出现血流动力学不稳定，甚至猝死。

1.症状

急性肺栓塞的临床症状表现取决于栓子的大小、数量、栓塞的部位及患者是否存在心、肺等器官的基础疾病。多数表现为呼吸困难、胸痛、先兆晕厥、晕厥和（或）咯血。呼吸困难是急性肺栓塞最多见的症状，尤以活动后明显；胸痛亦是急性肺栓塞较常见的症状，多为胸膜炎样胸痛，多因远端急性肺栓塞引起的胸膜刺激所致，少数为心绞痛样胸痛，多因右心室缺血所致。

2.体征

主要是呼吸系统和循环系统体征特别是呼吸频率增加（超过20次/分）、心率加快（超过90次/分）、血压下降及发绀。低血压和休克罕见，但却非常重要，通常提示血流动力学储备严重降低。颈静脉充盈或异常搏动提示右心负荷增加。急性肺栓塞致急性右心负荷加重，可出现肝大、肝颈静脉反流征和下肢水肿等右心衰竭的体征。

四、超声检查

超声心动图可提供急性肺栓的直接征象和间接征象，在提示诊断、预后评估及除外其他心血管疾病方面有重要价值。

1.直接征象

肺动脉主干及左、右肺动脉近心端或右心房、右心室内血栓回声。

2.间接征象

（1）右心房、右心室扩大。

（2）胸骨旁左心室短轴切面左心室形态呈"D"形，室间隔运动幅度减低、平直，偏向左心室侧，右心室游离壁运动幅度减低甚至消失，右心室壁不增厚。

（3）肺动脉主干直径增宽或左肺动脉、右肺动脉直径增宽。

（4）下腔静脉增宽伴随吸气塌陷率减小。

（5）卵圆孔重新开放（右向左分流）

（6）三尖瓣反流和肺动脉高压。

（7）肺动脉前向血流频谱收缩中期，出现切迹同时伴有流速明显减低，血流加速时间缩短（<80ms）（通常所说的"指拳征"）。

五、其他检查

除心脏超声检查外，多种检查方法如CT肺动脉造影（CTPA）、血浆D-二聚体、下肢深静脉超声检查等，对急性肺栓塞的诊断和评估发挥着重要的作用。

1. 计算机扫描血管造影（CTA）

CTA是诊断急性肺栓塞的重要无创检查技术，也是急性肺栓塞的确诊手段，能够清晰显示肺栓塞的程度和形态以及累及的部位和范围。

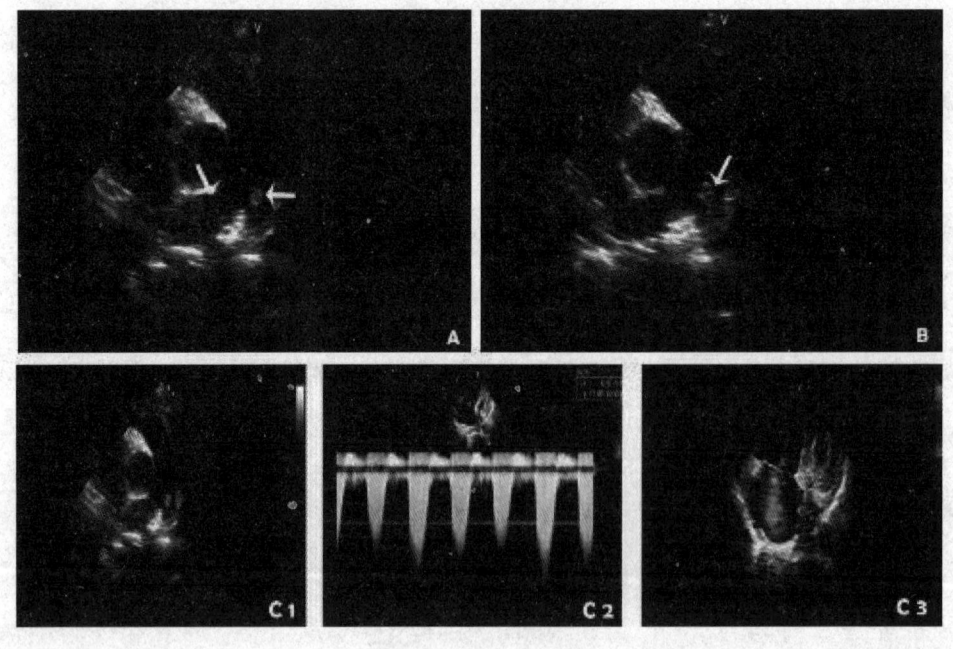

图 6-2 急性肺栓塞

CTA：以4ml/s的速率肘静脉注射非离子型造影剂80ml，行肺动脉扫描及三维重建。图A：左、右肺动脉被等回声充填，左肺动脉内可见稍高回声团块；图B：左肺动脉内稍高回声团块；图C：三尖瓣大量反流，肺动脉高压。印象：两侧肺动脉及大部分分支栓塞。

2.血浆 D-二聚体

急性肺栓塞时升高，敏感度可达 95%，但特异度低，仅作为急性肺栓塞的初步筛查。

3.肺动脉造影

肺动脉造影是诊断急性肺塞的"金标准"，直接征象有肺动脉内造影剂充盈缺损，伴或不伴"轨道征"的血流阻断；间接征象有肺动脉造影剂流动缓慢，局部低灌注，静脉回流延迟。属于有创性检查技术，存在一定的并发症和风险，故应严格掌握其适应证，目前主要用于介入治疗。

4.下肢深静脉超声

超声检查为诊断下肢深静脉血栓最简便的方法，若阳性可以诊断下肢深静脉血栓。由于急性肺栓塞和深静脉血栓关系密切，因此对急性肺塞有重要的提示意义，如能及早发现下肢深静脉血栓并进行干预，在一定的程度上可预防或减少急性肺栓塞的发生。下肢深静脉血栓超声表现为管腔内呈低回声，未见明显血流信号或血流呈"轨道征"或点状、断续状，探头加压管腔不被压瘪。

六、诊断及鉴别诊断

1.诊断

当患者出现呼吸急促、胸闷、胸痛、咳嗽、咯血、晕厥等临床症状，并排除急性肺部感染、慢性阻塞性肺疾病急性发作或其他原因引起的右心负荷过重所致的肺动脉高压血浆 D-二聚体水平明显增高，甚至出现血压降低，均需高度警惕急性肺栓塞的可能。结合临床症状、实验室检查及影像检查，可及时准确地确诊本病。超声心动图检查时发现右心房右心室、肺动脉、左右肺动脉内有血栓形成，即可确定诊断急性肺栓塞。超声心动图发现右心系统扩张，功能受损征象，应高度疑诊为急性肺栓塞。因肺血栓栓塞症多数情况下继发于下肢深静脉血栓，如果下肢深静脉血栓患者突然出现呼吸困难、胸痛、心悸，或伴有单侧或双侧不对称下肢肿胀、疼痛等，要警惕是否合并急性肺栓塞。

2.鉴别诊断

（1）急性肺栓塞与急性心肌梗死、主动脉夹层表现为急性胸痛疾病相鉴别：急性心肌梗死的疼痛常为压榨性钝痛，患者多无呼吸系统症状，心电图有 ST-T 的动态演变及相应心肌坏死标志物水平升高，超声心动图为室壁运动异常即可诊断。冠状动脉造影有助于明确诊断冠状动脉血管病变的位置和范围。主动脉夹层的疼痛多为向背部放射的撕裂样疼痛，患者多有高血压病史，伴有呼吸困难或晕厥，超声心动图检查发现主动脉内撕裂的内膜回声。将主动脉管腔分为真腔和假腔的声像，即可诊断。

（2）心脏压塞：呼吸困难是心脏压塞最突出的症状，也是急性肺栓塞最多见的症状，但急性肺栓塞多以活动后明显，心脏压塞患者查体可发现低血压、心音低钝、颈静脉怒张、奇脉等典型表现，超声心动图可见心包积液、右心房和（或）右心室塌陷征、室间隔摆动及心脏"摆动征"等特点应考虑此诊断。

第十节 急性下肢动脉栓塞

急性下肢动脉栓塞的危急值分类为"红色"，需出具报告后 10 分钟内通报临床医生

一、概述

急性下肢动脉栓塞是指多种因素形成的栓子（血栓、空气、脂肪、癌栓等）随血液流动堵塞于血管狭窄及分叉处，致肢体远端动脉机械性梗阻，进而引起肢体病理、生理性改变的一类疾病。任何年龄均可发生，尤以中老年人多见。

急性下肢缺血是临床常见的急症之一，年发病率为（1～15）/10000，其主要病因是急性下肢动脉栓塞。急性下肢动脉栓塞属于危急重症，其多起病急骤，进展迅速，常在动脉栓塞后 0.5～2.0 小时即可出现下肢疼痛、皮肤发白、脉搏减弱等相应临床症状，如不能及时处理，下肢会因缺血出现急性坏死，缺血时间超过 6 小时即有截肢风险，30 天截肢率最高可达 30%。此外，受累肢体的缺血坏死还会引起以高钾血症和代谢性酸中毒为主的代谢障碍，严重者可引起急性肾衰竭甚至死亡，相关 30 天死亡率可高达 25%。

多个外周动脉疾病诊疗指南均推荐"超声检查"作为外周动脉疾病的首选影像学检查方法。超声检查能够在短时间内显示急性下肢动脉栓塞的栓子位置、大小等直接征象，并获取管腔内血流动力学相关信息，可为临床评估肢体缺血程度提供依据，并为手术治疗提供支持当灰阶超声示下肢动脉管腔内可见条状或团块状实质样回声充填多普勒超声示管腔内无血流信号，且患者具有急性下肢缺血相关临床表现时，超声医生应予以重视，警惕急性下肢动脉栓塞的发生。超声医生对急性下肢动脉栓塞的准确判断、快速诊断和及时上报有助于临床早期干预，可在一定程度上降低由急性下肢动脉栓塞引发的截肢和死亡率。

二、病因病理

（1）心源性：为最常见的栓子来源，约占 75%，易继发于心房颤动、近期心肌梗死附壁血栓、心内膜赘生物和心腔黏液瘤等。

（2）血管源性：动脉瘤或人工血管腔内的血栓、脱落的动脉粥样硬化斑块等。

（3）医源性：心脏人工瓣膜置换和人工血管移植、动脉造影血液透析的动静脉瘘、动脉内留置导管、动脉疾病的腔内治疗等

三、症状体征

急性下肢动脉栓塞的主要临床表现为"5P征"。

（1）肢体疼痛（pain）：常为最早出现的症状。疼痛多起于栓塞平面处并向肢体远端延伸，可为持续性剧烈痛、进行性加重痛等。

（2）皮色苍白（pallor）：阻塞处动脉痉挛引起皮下静脉丛血液排空，使得栓塞处远心端肢体皮肤最初呈苍白色，随着病情进展，动脉痉逐渐缓解，皮肤可出现浅蓝色或紫色斑点严重者可呈"网格样"，斑点处触压可变白。

（3）动脉搏动减弱或消失（puselessness）：栓塞平面远心端的动脉搏动明显减弱或消失近心端动脉搏动剧烈。

（4）感觉异常（paresthesia）：栓塞平面远心端肢体感觉麻木，严重者可有感觉丧失。

（5）麻痹（paralysis）：患侧肢体可出现肌无力、足下垂、足趾无法活动等运动功能障碍。

四、实验室检查

肌酸激酶是骨骼肌损伤的重要标志物之一。既往研究提示，肌酸激酶升高的患者，其截肢风险明显升高（56.3% vs 4.6%）。然而，目前国内外尚无诊疗指南指出，血清学指标与急性下肢动脉栓塞的诊断及预后评估，存在明显相关性。

五、超声检查

下肢动脉扫查范围应包括股总动脉、股深动脉、股浅动脉、腘动脉、胫腓动脉干、胫后动脉、腓动脉、胫前动脉及足背动脉，应遵循由近心端至远心端逐级扫查的原则。

1.灰阶超声

急性下肢动脉栓塞处动脉管径可增宽，管腔内可见条状或团块状实质样回声充填。部分超早期的急性下肢动脉栓塞可见栓子在管腔内随动脉搏动轻度上下移动。

2.多普勒超声

动脉栓塞处彩色多普勒显示无血流信号，脉冲多普勒不能探及血流频谱：栓塞处近心端血流频谱阻力增高，可能由三相波变为双相波，舒张晚期血流反向，血流频谱形态呈低速高阻改变；栓塞处远心端血流收缩期峰值流速减低，频谱形态呈低速低阻单相波（小慢波）。

需要注意的是，下肢动脉斑块及血管壁钙化严重时，受钙化影响会产生声影伪像，受声影遮挡多普勒超声可能不显示血流，造成假阳性的表现。此时应继续扫查钙化近端及远端的动脉，判断血流是否显示。

六、其他检查方法

1.数字减影血管造影（DSA）

DSA是下肢动脉疾病诊断的金标准。栓塞部位早期表现为血管腔内"半月征"，远端动脉可出现栓塞后痉挛表现。作为一种有创性检查，DSA检查在一定程度上有发生出血、感染、血管破裂等并发症的风险，且辐射剂量大、不能用于肾功能不全及对造影剂过敏者。

2.计算机扫描血管造影（CTA）

CTA可反映动脉粥样硬化斑块、侧支循环情况及远端动脉的通畅程度，有助于术前手术方式的选择，已得到广泛应用。相较于其他检查CTA的一项重大优势在于其能够同时对胸腹主动脉进行评估，查找可能的栓塞来源。与DSA相似，CTA也存在肾毒性、致敏性等多种潜在风险。

3.磁共振血管成像（MRA）

由于MRA检查时间长，且对于体内有金属异物的患者无法进行检查，其通常不用于急性下肢动脉栓塞患者的辅助检查。

七、诊断及鉴别诊断

根据典型的临床表现"5P征"及超声表现，可以较明确地诊断急性下肢动脉栓塞。急性下肢动脉栓塞还需与以下疾病相鉴别。

1.动脉硬化性闭塞症

常见于中老年人，男性多于女性。为全身性疾病，病程较长，发生在大、中动脉，涉及腹主动脉及其远端主干动脉时，引起下肢慢性缺血。早期患肢出现冷感、苍白，进而出现间歇性跛行；后期患肢皮温明显降低、色泽苍白或发绀，出现静息痛。肢体远端缺血性溃疡或坏疽。超声表现为管壁内-中膜增厚，伴动脉粥样硬化斑块形成，管腔呈不规则狭窄、闭塞。

2.血栓闭塞性脉管炎

常见于男性青壮年，多数有吸烟嗜好，累及中、小动静脉，好发于下肢，为慢性节段性动脉内膜炎及腔内血栓形成。患肢呈现白、发绀，随病情进展可出现间歇性跛行或静息痛，患肢末端出现缺血性溃疡或坏疽，发病前或发病过程中出现复发性游走性浅静脉炎。超声表现为管壁内-中膜增厚，管腔呈节段性狭窄、闭塞，并有伴行静脉病变。

第十一节　腹主动脉瘤破裂

> 腹主动脉瘤破裂危急值分类为"红色"，需出具报告后 10 分钟内通报临床医生

一、概述

腹主动脉瘤是指腹主动脉壁发生永久性、局限性扩张，外径增加为相邻未受影响的主动脉的 1.5 倍以上，其最重要的体征为脐周及左上腹膨胀性搏动性肿物。破裂是本病最严重的临床问题和致死原因。伴腹部搏动性肿物，患者突发腹痛及失血性休克时，腹主动脉瘤破裂为最重要的排查内容。腹部血管超声可显示瘤体及腹腔状态，有助于评估瘤壁完整性，是否有瘤周或腹膜后血肿、腹腔积血，对确诊具有重要意义，有助于临床采取合理措施，尽快抢救患者生命。

腹主动脉瘤破裂是最凶险的血管外科疾病之一，病情发展迅速，死亡率高达 80%，近 50% 的患者在入院前死亡。手术治疗是挽救患者生命的唯一选择，其至关重要的前提是尽可能缩短术前准备时间。目前，对腹主动脉瘤破裂的抢救强调 90 分钟的时间窗，其中急诊评估诊断更应控制在前 30 分钟内。典型腹主动脉瘤破裂三联征（腹部搏动性包块、腹痛及失血性休克）仅见于不足 30% 的患者。腹部血管超声尤其适合对危重患者进行快速诊断，常被作为初步评估的第一选择。腹主动脉瘤破裂的直接征象为局部瘤壁连续性中断，间接征象主要为瘤旁或腹膜后血肿和腹水。一旦发现任何破裂征象，需立即对临床预警，以便尽快安排下步诊治。

未经治疗的腹主动脉瘤越大，破裂风险越高。据报道，其直径达到 70mm 时，一年内破裂率高达 32.5%。腹主动脉瘤的手术指征为外径＞55mm 或每年生长速度＞10mm。国人主动脉管径相对较细，手术指征放宽至外径 50mm。因此，若腹主动脉瘤直径＞50mm，应在超声报告中给予重点描述，并在结论中再次强调。此外，一些提示腹主动脉瘤稳定性不佳的征象，也应在报告中重点强调。例如，局部瘤壁菲薄或突出呈囊袋状；瘤壁内出血；附壁血表面粗糙、连续性中断；CDFI 发现瘤体血流注入瘤壁等。若患者就诊时无症状，超声医生还应口头嘱咐其疾病的潜在生命威胁，提醒其充分重视，以免酿成惨剧。

腹主动脉瘤的观察受消化道气体干扰很大，破裂患者消化道胀气尤其严重，加之其病情危重、配合度差，破裂征象显示通常不够理想。此种情况下，应注意避免患者体位过多变动更不能要求其以标

准体位配合，可尝试从左侧腹对腹主动脉做冠状切面检查。若受肠气遮挡等影响，未能扫查到腹主动脉瘤，仅发现血肿、积液等间接征象，也要考虑到腹主动脉瘤破裂的可能。

必须再次强调，对于怀疑动脉瘤破裂的患者，缩短术前准备时间可以挽救患者的生命。实际上，患者就诊时病情危重，未进行任何影像学检查，急诊医生根据症状，做出腹主动脉瘤破裂诊断并紧急手术的例子并不少见。因此，在诊断确实存在困难时，我们要及时终止检查，让临床安排抢救或行其他有效检查。切勿为了看清楚而反复观察，耽误了宝贵的救治时间。

二、病因

腹主动脉瘤绝大多数为伴随动脉硬化而发生的退行性病变，其危险因素包括男性、高龄（>65岁）、吸烟、高血压、家族史等。外伤、感染、动脉炎症和动脉壁发育不良也可导致腹主动脉瘤。其病理改变主要是内膜消失及诸多因素造成的动脉壁机械完整性破坏大多数腹主动脉瘤腔内都有血凝块，血凝块可机化、感染和脱落。

吸烟与腹主动脉瘤的进展及破裂密切相关。未经治疗的腹主动脉瘤越大，破裂风险越高腹主动脉瘤破裂后，血肿首先聚集在大动脉旁，随后经肾旁间隙蔓延至侧腹部或腰大肌内，也可沿髂动脉到达盆腹膜外间隙。血肿突破入腹腔可致死。

根据出血部位、扩展范围、全身状态等情况，将破裂性腹主动脉瘤分为3种情形：①开放型 腹主动脉瘤破入腹腔中，迅速出现休克者；②限制型 腹主动脉瘤破入腹膜后腔，形成腹膜后血肿，造成暂时填塞状态者；③封闭型 腹主动脉瘤破裂孔较小，出血被后腹膜组织或形成的纤维组织被膜局限、封闭者。据统计只有约20%以下的病人破入腹腔内大量出血而迅速死亡；约80%病人破入腹膜后腔且多见于左侧。此外尚有腹主动脉瘤破入邻近静脉或肠管内，形成具有特殊表现的主动脉腔静脉瘘等或腹主动脉肠瘘等，较为少见。

三、症状体征

多数腹主动脉瘤在破裂前，患者一般无症状。有症状者表现：①腹部搏动性肿块；②压迫症状：如上腹部饱胀不适、泌尿系梗阻、下肢肿胀等；③疼痛：主要为腹部、腰背部疼痛，突发持续剧痛可能预示瘤体破裂；④瘤体内血栓脱落引起的远端动脉急性栓塞。

破裂是腹主动脉瘤最严重的并发症。突发腹部或腰背部剧烈疼痛、休克、腹部搏动性包块称为腹主动脉瘤破裂三联征，但上述表现通常不同时出现。腹主动脉瘤破裂后，可于腹膜后形成限制性血肿。若血肿破入腹腔或腹主动脉瘤直接破入腹腔，则病死率极高。此外，瘤体还可破入下腔静脉，形成主动脉-腔静脉瘘。偶尔破入十二指肠，引起消化道大出血。

四、超声检查

1. 腹主动脉瘤主要累及肾动脉水平以下的腹主动脉。受累动脉呈局限性囊状或梭形扩张，管径增加至相邻未受影响主动脉管径的 1.5 倍以上。瘤内可有血栓，表现为管腔内中低回声，CDFI 显示腹主动脉瘤内呈红蓝相间的涡流信号。

2. 腹主动脉瘤破裂最直接的征象为瘤壁破口，但显示率通常不高。

3. 腹主动脉瘤破裂的间接征象

（1）瘤旁或腹膜后血肿，表现为主动脉瘤旁、瘤后或肾旁片状、团块状低回声或不均质回声。

（2）腹盆腔积血：腹腔和盆腔内游离液性无回声区，伴絮状弱回声。

4. 超声造影检查比 CTA 所需时间短，可在条件允许时进行。破裂征象包括主动脉管腔延迟显像，造影剂活动性外溢至瘤体周围。

5. 一些征象提示腹主动脉瘤稳定性不佳（有学者称其为濒临破裂），也应在报告中给予重点提示。例如，局部瘤壁菲薄或突出呈囊袋状；瘤壁内出血（动脉瘤壁内月牙形无回声区）；附壁血栓表面粗糙、连续性中断；CDFI 发现瘤体血流注入瘤壁，呈裂隙征、新月征。

6. 测量与扫查的其他注意事项

（1）测量腹主动脉瘤大小时，需找到腹主动脉瘤最大处，记录其位置，并从外壁到外壁，测量其最大前后径和左右径，上下径测量并非必要。

（2）对于走行迂曲的瘤体，测量的切面既不是患者身体的横断面，也不是残余管腔的横切面，而是垂直于瘤体走行长轴的横切面。斜切面的测值会大于瘤体实际大小，应注意避免。

（3）腹主动脉瘤只会增大，不会变小，要注意回顾以往报告。

（4）应注意评估主动脉分支的受累情况。瘤体入口与肾动脉开口的关系对制订术式有决定作用，若肠系膜上动脉起始部与动脉瘤入口的距离大于 20mm，通常提示肾动脉未受累。另外，要注意扫查腹主动脉瘤是否累及髂动脉分叉。

五、其他检查

1. 腹主动脉瘤破裂的影像学检查

（1）CT 检查在腹主动脉瘤筛查、诊断及术后随访中应用广泛。CTA 能立体显示主动脉瘤瘤体及其远近端动脉的形态、明确其与周围组织的关系，对确诊及制订手术方案常有决定意义。

（2）CTA 对诊断腹主动脉瘤破裂最为敏感，破裂征象包括主动脉包含征、腹主动脉壁钙化中断征、高密度新月征及活动性造影剂外渗等。但检查耗时较长，且涉及患者转运过程，因此不适用于血流动力学不稳定的危重患者。

（3）MRA 的作用与 CTA 大致相同，但费用较贵，耗时较长，且要求患者体内无金属移植物，应用受到一定限制。

2.腹主动脉瘤破裂风险的评估

（1）腹主动脉瘤最大直径，是目前被广泛应用于评估其破裂风险的指标。

（2）基于 CTA 重建、限定元分析技术获得的参数，可用于判断腹主动脉瘤的破裂风险。

（3）PET/CT 检查中，局部瘤壁对放射性示踪剂的摄取状况，能够反映该处的炎性活动，进而用于评估瘤体的破裂风险，但临床价值仍有待观察。

（4）纤溶酶原激活物抑制剂 1（PAI-1）等指标，也被报道与腹主动脉瘤破裂有关，但尚未被广泛推荐。

六、诊断及鉴别诊断

腹主动脉局部管腔扩大，最大径达相邻正常段动脉外径 1.5 倍，可诊断腹主动脉瘤。腹主动脉瘤破裂的直接征象为局部瘤壁连续性中断，间接征象主要为瘤周/腹膜后血肿及腹水。若受条件所限，不能观察到上述典型超声征象，需根据腹部搏动性包块剧烈腹痛及休克症状等综合判断。

本病的鉴别诊断包括：

1.腹部占位或脓肿

急诊患者胃肠道气体较多、病情危重、配合度差，加之腹膜后血肿位置较深，通常难以发现。部分腹膜后血肿延伸至肾周、腰大肌内，容易误诊为占位或脓肿，扫查中要仔细辨别组织结构，利用 CDFI 判断可疑血肿的血供情况，避免漏诊、误诊。

2.假性腹主动脉瘤

常有外伤史。病变处腹主动脉管壁连续性中断，并自破裂口处局限性外凸、形成瘤腔，瘤壁为周围纤维结缔组织形成，较厚。瘤口处可探及"双期双向"频谱。

3.夹层动脉瘤

原发于腹主动脉者少见，多为胸主动脉的夹层动脉瘤延续形成。管腔内可见真假腔，内膜片分隔在二者间规律摆动。

4.其他腹部囊性病变

借助多普勒成像容易鉴别。

第十二节 下肢深静脉血栓形成

> 下肢深静脉血栓形成急性期，特别是出现股青肿或股白肿的表现时，其危急值分类为"红色"需出具报告后 10 分钟内通报临床医生
>
> 下肢深静脉血栓形成的亚急性期或慢性期的危急值分类为"橙色"，需出具报告后尽快通报临床医生

一、概述

深静脉血栓形成（deep venous thrombosis，DVT）一般是指下肢深静脉管腔内，由于各种原因形成不正常凝结引起的静脉回流障碍性疾病，多发生于下肢；血栓脱落可引起肺动脉栓塞（pulmonaryembolism，PE），两者合称为静脉血栓栓塞症（venous thromboembolism，VTE）。DVT 常导致 PE 和血栓后综合征（post-thrombotic syndrome，PTS），显著影响患者生活质量，严重者甚至导致患者死亡。

DVT 可发生于深静脉或浅静脉，其中以深静脉居多，多由于长期卧床、心力衰竭、外伤、手术和妊娠等原因引起。在临床中发现，左下肢血栓形成远远高于右下肢，特别是原发性髂-股静脉血栓形成。血管外科学认为左与右之比为 2~3∶1。临床观察对 600 余例下肢静脉血栓患者治疗总结发现左与右之比为 7~8∶1。近年来，本病的发病率在逐年增加。据报道，美国每年有 25 万~50 万人患深静脉血栓性疾病；英国患下肢深静脉功能不全者占人口的 0.5%，其中大部分是下肢深静脉血栓形成的后遗症。国内深静脉血栓形成也呈逐年增多趋势。

本病好发于下肢，血栓形成后，血栓远端静脉高压，从而引起肢体肿胀、疼痛及浅静脉扩张或曲张等临床表现。严重者还可以影响动脉供血，并使静脉瓣膜受损，遗留永久性的下肢深静脉功能不全进而严重影响生存质量。左髂总静脉还可受到右髂总动脉跨越时的挤压而形成了凹陷。有时下肢深静脉血栓还可以向心性延伸至下腔静脉，甚至堵塞肾静脉而引起肾功能衰竭，从而威胁患者生命。

近年来，由于各种大型手术的开展，下肢深静脉血栓亦成为术后常见的并发症之一。下肢深静脉血栓的常见检查手段包括计算机体层摄影（CT）、磁共振成像（MRI）、静脉造影、彩色多普勒超声检查，其中彩色多普勒超声检查为诊断下肢深静脉血栓的首选检查方法。下肢深静脉血栓不同发病阶段的诊疗方式不尽相同，所以准确诊断下肢深静脉血栓的发病时期，越来越受到临床医生的关注。

二、病因病理

19世纪中期德国著名医学家魏尔啸（Rudolf Virchow）提出静脉血栓形成的三大因素是血液滞缓、静脉壁的损伤和高凝状态，至今仍为各国学者所公认。

1 静脉血流滞缓

手术中脊髓麻醉或全身麻醉导致周围静脉扩张静脉流速减慢，手术中由于麻醉作用致使下肢肌内完全麻痹失去收缩功能，术后又因切口疼痛和其它原因，卧床休息下肢肌肉处于松弛状态，致使血流滞缓诱发下肢深静脉血栓形成。手术持续时间与深静血栓的发生有关。手术持续时间1~2小时，20%发病；2~3小时，46.7%，3小时以上62.5%（国外报道的发病率远较国内高），并发现50%在术后，第1天发生30%，在术后第2天发生。临床上观察证明，血栓常起自静脉瓣膜袋静脉连续处，以及比目鱼肌等处的静脉窦，比目鱼肌静脉窦内的血流，是依靠肌肉舒缩作用向心回流。因此它是血栓形成的易发部位。血栓也可发生于无瓣膜，但易发生血栓，可能因被前方的右髂总动脉压迫所致。约24%髂外静脉是有瓣膜的在此瓣膜的近端，也有相当高的血栓发生率。

2.静脉壁的损伤

（1）化学性损伤：静脉内注射各种刺激性溶液和高渗溶液，如各种抗生素有机碘溶液高渗葡萄糖溶液等，均能在不同程度上刺激静脉内膜，导致静脉炎和静脉血栓形成。

（2）机械性损伤：静脉局部挫伤撕裂伤或骨折碎片创伤，均可产生静脉血栓，形成股骨颈骨折损伤，股总静脉骨盆骨折，常能损伤髂总静脉，或其分支均，可并发髂股静脉血栓形成。

（3）感染性损伤：化脓性血栓性静脉炎，由静脉周围感染灶引起较为少见，如感染性子宫内膜炎，可引起子宫静脉的脓毒性血栓性静脉炎。

3.血液高凝状态

这是引起静脉血栓形成的基本因素之一。各种大型手术是引起高凝状血小板粘聚能力增强，术后血清前纤维蛋白溶酶活化剂和纤维蛋白溶酶两者的抑制剂水平均有升高，从而使纤维蛋白溶解减少。脾切除术后，由于血小板骤然增加，可增加血液凝固性烧伤或严重脱水，使血液浓缩也可增加血液凝固性。晚期癌肿，如肺癌、胰腺癌、胃或结肠癌，当癌细胞破坏组织同时常释放粘蛋白凝血活素等。某些酶的活性增高，也可使血凝固。大剂量应用止血药物，也可使血液呈高凝状态。

综合上述，静脉血栓形成的病因，静脉血流滞缓和血液高凝状态是两个主要原因。单一因素尚不能独立致病，常常是两个或两个以上因素的综合作用，造成深静脉血栓形成。例如产后深静脉血栓形成发病率高，即是综合因素所致产后子宫内胎盘剥离，能在短期内迅速止血，不致发生产后大出血与血液的高凝状态有密切关系。妊娠时胎盘产生大量雌激素，足月时达最高峰。其雌三醇的量可增加到非孕时的1000倍，雌激素促进肝脏产生各种凝血因子，同时妊娠末期体内纤维蛋白原也大量增加，致使血液呈高凝状态产后，再加卧床休息使下肢血流滞缓从而有发生深静脉血栓的倾向。单纯血流滞缓不足以产生本病，有时伴有血管壁的损伤，如直接损伤慢性疾病或远处组织损伤产生白细胞趋向性因子，使白细胞移向血管壁，同样内皮细胞层出现裂隙，基底膜的内膜下胶的显露均可使血小板移向血管内膜，导致凝集过程的发生。

三、症状体征

根据发病时间，DVT分为急性期、亚急性期和慢性期。急性期是指发病14天以内；亚急性期是指发病15～30天；发病30天以后进入慢性期；早期DVT包括急性期和亚急性期。本病最主要临床表现是一侧肢体的突然肿胀，病人局部疼痛感明显，行走时加剧，轻者局部仅感沉重，血栓形成早期可以没有明显症状，这是静脉血栓容易被忽略的原因之一。

患者查体检可有以下特征：

1. 患肢肿胀

肿胀的发展程度须依据每天用卷带尺精确的测量并与健侧下肢对照粗细，单纯依靠肉眼观察是不可靠的，这一体征对确诊深静脉血栓具有较高的价值，小腿肿胀严重时常致组织张力增高。

2. 局部压痛

按压下肢静脉血栓部位，患者常有明显的压痛感，疼痛的原因主要有2方面：一是血栓在静脉内引起炎症反应，使患肢局部产生持续性疼痛；二是血栓堵塞静脉使下肢静脉回流受阻，引起患侧肢体胀痛，直立时疼痛加重，压痛主要局限在静脉血栓产生炎症反应的部位。如股静脉行径或小腿腓肠肌处。由于挤压小腿有使血栓脱落的危险，故检查时用力不宜过大。

3. 霍夫曼（Homans）征阳性

Homans征也称直腿伸踝试验，将患者足向背侧急剧弯曲时，可引起小腿肌肉深部疼痛。小腿深静脉血栓时，Homans征常为阳性。这是由于腓肠肌及比目鱼肌被动伸长时，刺激小腿血全静脉而引起的。

4. 浅静脉扩张

下肢深静脉阻塞，可引起同侧下肢浅静脉压升高，发病1～2周后可发生下肢浅静脉曲张。浅静脉曲张属于代偿性反应，当下肢主干深静脉堵塞后，下肢静脉血通过浅静脉回流，浅静脉代偿性扩张。因此浅静脉曲张在急性期一般不明显，是下肢静脉血栓后遗症的一个表现。

5.股青肿

下肢 DVT 广泛累及肌肉内静脉丛时，由于髂股静脉及其侧支全部被血栓阻塞，组织张力极度增高，致使下肢动脉痉挛，肢体缺血甚至坏死，临床上表现为疼痛剧烈，患肢皮肤发亮伴有水疱或血疱，皮色呈青紫色，称为疼痛性股青肿（phlegmasia cerulea dolens），常伴有动脉痉挛，下肢动脉搏动减弱或消失，皮温降低进而发生高度循环障碍。病人全身反应强烈，伴有高热、甚至出现休克表现及下肢湿性坏疽。

6.股白肿

当下肢发生深静脉急性栓塞时，下肢水肿可在数小时内达到最高程度，肿胀呈可凹性及高张力，阻塞主要发生在股静脉系统内，当合并感染时，刺激动脉持续痉挛，可见全肢体的肿胀、皮肤苍白及皮下网状的小静脉扩张，称为疼痛性股白肿（phlegmasia alba dolens）。

下肢深静脉血栓患者多以下肢肢体肿胀和疼痛就诊，而同时肿胀和疼痛的症状，会在直立或者行走后加重，同时会伴有肢体皮温升高、颜色改变，当病变累及到一定程度的时候，会出现皮下浅静脉扩张，有类似静脉曲张的表现。当患者发生股青肿和股白肿时，需紧急手术取栓，方能挽救患肢。同时，对于下肢深静脉血栓的患者，一定要密切注意是否有胸闷、气短、胸痛、咳痰带血等，这暗示着血栓可能已经发生脱落，导致肺栓塞，严重者可以出现重度呼吸困难，甚至晕厥等，危及患者生命。

四、实验室检查

急性深静脉血栓形成的实验室检查，应首选血液D-二聚体（D-dimer）浓度测定。D-二聚体是反映凝血激活及继发性纤维蛋白溶解的特异性分子标志物

在凝血或血栓形成过程中，凝血酶水解纤维蛋白原，纤维蛋白原被激活成纤维蛋白单体，然后在因子 XIII 作用下转变为不溶性的纤维蛋白，血液凝固，血栓形成。血栓在纤溶酶的作用下降解成大小不规则的多肽小片段，其中最小的片段和最简单的降解产物即是 D-二聚体。血液中 D-二聚体浓度的增高，不但反映了纤溶系统的活性，而且揭示了凝血过程的先期发生。因此，如血液 D-二聚体水平异常增高，则可揭示凝血和纤溶活性的异常。测定血液中的 D-聚体含量，可以判定血栓的存在。但手术后或重症病人 D-二聚体浓度也有升高。如果 D-二聚体浓度正常时，其阴性价值更可靠，基本可排除急性血栓形成的可能，准确率达 97%～99%。

急性深静脉血栓形成的实验室检查还包括：①血常规：DVT 急性期常有白细胞总数和中性粒细胞轻度增加；②血液生化：可有乳酸脱氢酶（LDH）的增高；③血液黏稠度、血液凝固性、血液流变学及微循环检查等，对诊断和排除 DVT 具有一定帮助。

五、超声检查

虽然对于深静脉血栓形成（DVT）目前有 CT、MRI、静脉造影等多种影像学检查和诊断方法，但超声检查以其安全、快捷、便利和低成本，已成为诊断 DVT 的首选影像学检查方法。

1.彩色多普勒超声

彩色多普勒超声检查利用下肢深静脉管腔内回声高低、静脉管腔宽度、静脉管腔内血流再通和侧支循环的情况来判断急性、亚急性、慢性血栓。

DVT 彩色多普勒超声声像图主要特征为：

（1）静脉管腔内能见到点状、片状回声或实质性回声团块，形态不规则，且边界光滑，不活动或是随着远端肢体挤压轻微漂动。

（2）血栓段的静脉管直径显著增宽。

（3）探头加压管腔未被压瘪。

（4）彩色多普勒血流显像可见无血流信号或者血流充盈缺损，只有部分难以探及血流频谱。

有研究表明，利用彩色多普勒超声诊断下肢静脉血栓和下肢静脉逆行造影的复合率达 90%；同时，彩色多普勒超声检查与下肢静脉逆行造影相比，具有操作方便、安全快捷、图像显示直观等优点，又可以更准确地诊断血栓的发生位置和累及范围。彩色多普勒超声检查可以鉴别下肢深静脉的急性、亚急性、慢性血栓形成，但是无法确定准确的发病时间。

2.超低速血流成像技术

近年来，新出现的超低速血流成像技术（super microvascular imaging，SMI）是一种改进型多普勒超声技术，可以更敏感地显示下肢深静脉内的低速血流信号，更准确地判断下肢深静脉血栓形成是否存在贴边血流，是否存在部分再通和侧支建立；可以准确地判断不完全性、急性下肢深静脉血栓和慢性下肢深静脉部分机化再通及侧支循环的情况，但是仍然难以确定准确的发病时间。

3.压力式超声弹性成像技术

采用压力式超声弹性成像技术检测不同时期的下肢深静脉血栓，通过所选敏感性区域内的弹性评分，判断下肢深静脉血栓的软硬程度，采用的狭窄深静脉血栓评分标准如下：①当弹性图显示以红色为主（硬度＜平均硬度）时，评为 1 分；②当弹性图显示红色和绿色相间（硬度=平均硬度）时，评为 2 分；③当弹性图显示绿色（硬度＞平均硬度）时，评为 3 分；④当弹性图显示绿色和蓝色相间（硬度＞平均硬度）时，评为 5 分；⑤ 当弹性图显示以蓝色（硬度＞平均硬度）为主时，评为 5 分。

4.剪切波成像技术

剪切波成像技术（shear wave elastography，SWE）的能量≤频谱多普勒超声的能量，因此用以检查静脉血栓的硬度完全安全。

应用 SWE 技术检测下肢急性、亚急性和陈旧性血栓的模量值，发现模量值呈现急性血栓＜亚急性血栓＜陈旧性血栓，并且急性血栓和陈旧性血栓的差异比较明显；但是在急性血栓和亚急性血栓中，虽然也存在差异，却不是特别明显。

采用以上 2 种弹性成像的方法研究下肢深静脉血栓的形成时间，均存在一定的不足。SWE 技术应用模量值判断下肢深静脉血栓的时期，虽然急性期与陈旧期血栓的模量值差异比较大，较容易区分，但是在区分急性期与亚急性期血栓的模量值差异不明显；因此，对于准确区分以上 2 个时期的血栓存在一定困难。尽管下肢深静脉急性、亚急性和陈旧性血栓的弹性评分不同，但是还是难以准确判断下肢深静脉血栓的发病时间。

综上所述，彩色多普勒超声检查可以正确评估急性、亚急性、慢性下肢深静脉血栓形成；SMI 有助于正确评估不完全性血栓形成和是否存在良好的侧支循环；SWE 对下肢深静脉血栓分期的应用价值，尚待进行更深入的研究。

六、其他检查

1.螺旋 CT 静脉成像（MSCTV）

MSCTV 对于诊断 DVT 的正确性较高，并可同时检查腹部、盆腔和下肢深静脉情况。MSCTV 也为无创性检查，对下肢 DVT 的诊断价值越来越受到临床重视。利用 MSCTV 的多种图像后处理功能，可对血栓进行多角度、多方位的观察，为临床提供更多的诊断信息，使血栓的显示更加形象、直观，通过对栓子的 CT 值进行测量，可大致推断栓子的形成时间，对于临床选择适当的治疗方案具有重要意义。

2. MRI 静脉成像

MRI 能正确显示髂、股、腘静脉血栓，但不可以满意地显示小腿静脉血栓。随着磁共振技术的不断发展，磁共振成像对下肢深静脉血栓的诊断优势逐渐得到体现，近年来各国学者不断探索其新的检查方法，包括相位对比血管成像、时间飞跃法磁共振血管成像、VESPA（venous enhanced subtracted peak arterial）、动态增强磁共振血管成像、磁共振直接血栓成像、平衡稳态自由进动序列非增强 MR 血管成像等系列成像方法

3.静脉造影

静脉造影诊断 DVT 的正确性高，是诊断下肢深静脉血栓形成的金标准，不仅可以有效判断有无血

栓、血栓部位、范围、形成时间和侧支循环状况，并且常被用来判断其余方法的诊断价值。静脉造影的缺点是为有创伤的检查，患者可能发生造影剂过敏、造影剂相关肾病及血管壁损伤等风险。

七、诊断及鉴别诊断

深静脉血栓形成（DVT）不能仅凭临床表现作出诊断，必须结合彩色多普勒超声、CT、MRI 等影像学检查及 D-二聚体（D-dimer）浓度测定等辅助检查加以证实。此外，DVT 发病时间的判断对本病治疗及患者预后具有重要意义。由于静脉系统存在大量的侧枝循环，早期的血栓形成并不会妨碍静脉血的顺利回流。只有血栓蔓延到一定长度，堵塞侧枝循环近远端开口的时候，才在临床上表现出下肢肿胀。虽然早期深静脉血栓形成没有明显的症状，但是对于有经验的医生来说，还是可以通过仔细的体检发现一些蛛丝马迹的，如挤压小腿肚子时深部出现疼痛往往提示小腿静脉血栓形成（Homan 征）。一旦怀疑深静脉血栓，应尽早检测血液 D-二聚体，B 超探测深静脉等，大部分的深静脉血栓病例可以得到早期诊断。

DVT 鉴别诊断包括：

1.髂总静脉受压综合征

该综合征起病较缓慢，多见于女性,经期及妊娠中晚期症状加重，超声显示髂总静脉被髂动脉压迫狭窄或阻断，血管内通常无血栓回声。

2.下肢浅静脉炎和浅静脉血栓形成

表现下肢局部疼痛、肿胀，硬条索状肿物，触痛明显。超声显示局部表浅静脉增宽，管壁增厚，回声增高,有血栓时,血管腔内见实质性回声。深静脉血管回声及血流显示正常。

3.深静脉瓣功能不全

临床表现为下肢沉重、疼痛、肿胀，站立或行走加剧。超声显示静脉壁光滑，连续性好，静脉瓣延长，不能在中间相互闭合，血流倒流。应用彩色多普勒测出蓝色负向血流和频谱，在 Valsala 试验和增加试验后尤为明显。深静脉瓣变形、增厚、缩短，回声增高，深静脉腔可压陷，做 Valsalva 试验或增加试验后有明显的反向彩色血流和静脉反流频谱。继发性深静脉瓣功能不全，多为深静脉血栓形成后的后遗症，超声显示静脉壁不光滑。

第七章 儿科超声危急值诊断与鉴别诊断

第一节 小儿出血性休克

> 出血性休克的危急值分类为"红色",需出具报告后 10 分钟内通报临床医生

一、概述

出血性休克是由于各种原因导致短时间内大量出血,失血量超过总血量的 20%,有效循环血容量明显减少。短时间内大量活动性出血会导致休克,血容量失代偿时,心排血量减少,周围血管收缩,血压下降,组织血流灌注不足,大量红细胞丢失加剧组织缺氧、微循环障碍,进而发生器官功能和代谢障碍。及时准确诊断后,彻底止血才能从根本上治疗失血性休克,挽救患儿生命。

外伤是儿童发病和死亡的主要原因,创伤性失血性休克所致死亡占创伤早期死亡的 30%~40%,外伤后超声应该积极寻找出血病因及部位。首先可以根据急诊超声检查流程(FAST)进行检查,然后检查各器官回声及被膜连续性,同时需要注意腹膜后是否有血肿等。当超声发现外伤性出血性休克患儿,腹部有大量透声不良的液性回声时,应该立即告知临床医生,及时止血,挽救患儿生命。新生儿出现出血性休克症状时,超声应注意重点检查是否有颅内出血、头皮血肿、肺出血、肾上腺出血等。

各种原因导致的患儿快速大量失血,如治疗不及时,患儿病情会急剧恶化,导致患儿死亡,如及时救治,则可显著减低病死率,所以,早期诊断及治疗尤为重要。超声在快速确定休克原因、确定出血部位、评估出血量及在监测休克患儿心脏功能等方面,都有重要的应用价值。

二、病因

多种原因均可导致小儿快速失血,主要包括外伤、颅内出血、心脏外科手术肺出血、胃肠道出血、

遗传性出血性疾病和血小板减少症等。新生儿常见原因为颅内出血头皮血肿、肺出血、肾上腺出血等。小儿常见原因为外伤导致器官损伤破裂、血管破裂，其中血管损伤是创伤患儿中病死率最高的原因之一，最常损伤的动脉是髂动脉、肾动脉、腹主动脉，其次是肠系膜上动脉和腹腔干，最容易损伤的静脉是下腔静脉、髂静脉和肾静脉。另外，小儿消化道畸形也可导致出血，如梅克尔憩室、肠重复畸形、直肠周围血管畸形等，消化道肿瘤破裂也是出血性休克的病因，如肝母细胞瘤、肾母细胞瘤等破裂。

二、症状体征

症状体征与患儿失血速度及失血量相关：①轻度休克：即失血量为全身血量的 15%～20%，休克症状可不明显，脉搏稍快，血压正常或稍低；②中度休克：即失血量为全身血量的 20%～40%，可表现为烦躁不安、口渴、呼吸急促、意识模糊、脉搏增快血压下降、尿量减少等；③重度休克：即失血量为全身血量的 40%～50%，可表现为意识模糊，甚至昏迷，瞳孔大小正常或扩大，对光反射迟钝，脉搏快而弱，血压明显降低或测不出，四肢凉、尿量明显减少或无尿等；④危重休克：即失血量超过全身血量的 50%，昏迷、脉搏触及不到、无尿、重度发绀。

三、实验室检查

早期可无明显异常，如果失血时间稍长，可表现为血红蛋白增高、血细胞比容上升、尿素氮与肌酐的比例增大等。

四、超声检查

出血性休克的超声表现与病因有关，如外伤导致实质器官破裂会有相应的超声征象，小儿与成人腹部外伤图像并无差异，但大部分小儿腹壁薄，图像显示可以较成人更清晰，如高频探头可清晰显示器官损伤情况及被膜连续性，实质器官出血早期多表现为器官内边界模糊的不均回声区。腹部外伤所致出血性休克，超声同时可以观察到腹腔内或腹膜后大量液性回声，内可有点样回声漂浮。

血管损伤超声通常表现为相应供血区内缺血表现或血流信号明显减少或消失，如肠系膜动脉损伤，肠管缺血可表现为肠壁增厚、肿胀等，小儿血管损伤多为钝性伤，并且多伴随邻近器官的损伤。

新生儿重度颅内出血Ⅳ级时超声表现为脑室扩张、脑室内出血及脑实质出血。新生儿肾上腺出血为肾上腺区混合回声包块。新生儿肺出血的超声表现主要包括碎片征、肺实变伴支气管充气征及胸腔积液、肺不张、胸膜线异常等。

小儿消化道畸形出血量通常不大，有相应畸形的超声表现，如梅克尔憩室表现为黏膜形态异常的肠袢，一端盲端、一端与回肠相连，肠重复畸形表现为有平滑肌结构的囊性结构。

小儿消化道肿瘤破裂可以看到相应部位的肿瘤超声征象，如肝母细胞瘤、肾母细胞瘤、神经母细胞瘤等。虽然病因不同，但所有快速大量出血的超声表现通常有透声不良的液性回声。

五、其他检查

1.中心静脉测压

可表现为中心静脉压和肺动脉楔压降低，心排血量降低，静脉血氧饱和度减低，全身血管阻力增高。

2. CT 检查

CT 检查具有快速扫描，后处理技术水平高的优势，可以对患者器官损伤部位、程度、出血情况等进行全面的检查，然后通过强大的后处理技术，将患者损伤情况以清晰图像的形式展现出来，可以为患者的有效治疗提供科学的指导依据，尤其在多器官损伤及脾损伤方面较超声诊断准确率更高。

3. CT 血管造影（CTA）

与超声相比，CTA 在识别腹膜后腹腔和盆腔血管损伤方面具有更高的准确性，但是，血流动力学不稳定患者不应考虑 CTA。动脉期成像可提供最佳的可视化动脉结构，结合门静脉期成像，可帮助区分动脉出血和静脉出血，并可以清晰地识别出与内膜损伤或痉挛有关的局部狭窄区域。

六、诊断及鉴别诊断

1.诊断

休克的临床诊断，需结合病史、临床表现及辅助检查，有外伤史的患儿首先要考虑出血性休克。超声检查可以发现出血部位、估测出血量，为临床确定诊断失血性休克提供可靠依据。

2.鉴别诊断

出血性休克与其他原因引起的休克相鉴别：①其他外伤性低血容量性休克，可有烧伤病史等，主要根病史及辅助检查；②分布性休克，如感染性休克，一般有全身的炎性反应，血清超敏 C 反应蛋白、降钙素原等明显增高；③过敏性休克，可有明确的过敏原、过敏史，起病突然，出现呼吸困难、烦躁不安、意识不清、昏迷抽搐等；④心源性休克，通常在心肌受损或心室充盈障碍的情况下，有可能引起心源性休克，如心肌破裂、急性心脏压塞等。

此外，休克的诊断、鉴别诊断也需结合实验室检查，主要包括血常规和血涂片、尿液分析、生化、心电图、胸部 X 线片、腹部超声、心脏超声等，如怀疑器官（血管）损伤时可行血管造影。

第二节　小儿急性阑尾炎

> 小儿急性阑尾炎的危急值分类为"橙色"，出具报告后应尽早通报临床医生

一、概述

急性阑尾炎是儿科最常见的急腹症，常见于 5~15 岁的儿童和青少年，其最重要的并发症是穿孔。因为阑尾一旦大范围穿孔就失去了最好的手术时机，所以坏疽性阑尾炎阑尾腔张力极高的粪石梗阻性阑尾炎、急性阑尾炎穿孔早期或小穿孔均是需要小儿外科紧急处理的急腹症，属于超声危急值的"橙色"部分，一旦发现，应尽早报告给临床，以免延误治疗。穿孔后继发腹膜炎、腹腔粘连可导致肠梗阻，所以早期诊断、早期治疗对于改善患儿预后极为重要。

急性阑尾炎虽然不一定都需要立即手术，但它是小儿外科最常见的急腹症。而且小儿急性阑尾炎发生穿孔的概率比成人高，可能在出现症状后 6~12 小时即迅速进展至穿孔，婴幼儿被确诊时已经穿孔的发生率更高，而穿孔后就失去了最佳手术时机，并发症及病死率也明显增加，所以如何确定极易穿孔的急性阑尾炎至关重要。

阑尾炎的超声表现为阑尾增粗肿胀，周围系膜肿胀。研究表明，超声发现阑尾周围较多渗出液、周围系膜明显增厚肿胀及阑尾黏膜下层的缺失都是阑尾穿孔的重要预测因素，而腹腔游离液体并不是特异性的。另外超声可以有效判断阑尾炎是否穿孔，为临床选择治疗决策提供依据。

小儿腹痛极为常见，虽然阑尾炎是最常见的急腹症。但是仍需要与内科疾病相鉴别，减少不必要的手术创伤。超声是诊断小儿阑尾炎的最佳最常用方法之一，超声诊断阑尾炎最为关键的一步是找到阑尾。小儿腹腔超声应常规检查阑尾。

二、病因病理

阑尾腔内阻塞是阑尾炎最常见的病因，其中粪石阻塞最为常见，因为小儿阑尾细小，容易发生阻塞及分泌物引流不畅，造成阑尾肿胀，张力增高，继而影响阑尾管壁血运导致感染发生。其次引起阑尾炎的常见病因是细菌感染，致病菌多为金黄色葡萄球菌、大肠埃希菌，并可合并厌氧菌感染。

阑尾炎的病理表现与阑尾炎病变阶段相关：急性单纯性阑尾炎黏膜层充血；化脓性阑尾炎时，阑尾腔内积脓，黏膜破坏，浆膜充血；坏疽性阑尾炎时，累及阑尾壁全层，阑尾壁坏死，周围较多渗出，

此时极易发生穿孔。

三、症状体征

1. 症状

新生儿阑尾炎临床症状仅表现为哭闹、吐奶，或败血症症状。小儿阑尾炎最常见的症状是腹痛，典型的腹痛最早在脐周或上腹，后转移至右下腹，疼痛开始时呈间断钝痛后来表现为持续剧烈疼痛，发生穿孔后腹痛可有一过性减轻。伴随症状包括恶心、呕吐和发热。

与成人比较，小儿急性阑尾炎呕吐多，恶心少，症状不典型时可仅表现为腹泻和里急后重（在盆腔形成阑尾周围脓肿时），或尿频尿痛（由于阑尾炎症靠近输尿管和膀胱而继发），而腹痛并不明显，也可不发热，症状不典型时容易导致临床误诊。

2. 体征

最常见的体征是腹部压痛。在疾病早期，腹部可能很软，后期麦氏点压痛明显，也可出现反跳痛，如果是盲肠后位阑尾，疼痛可以随着髋关节的伸展而加重。因为小儿网膜发育不完全，不能包裹局限穿孔部位，所以与成人相比，小儿阑尾炎穿孔后更容易发生弥漫性腹膜炎，此时患儿腹部体征加重，通常会有腹部弥漫性压痛。研究表明，症状持续时间长腹泻和高热与阑尾炎穿孔明显相关。小儿阑尾炎的穿孔率随患儿年龄的增长而降低。

四、实验室检查

急性阑尾炎的实验室检查主要是血常规和 C 反应蛋白，多表现为白细胞计数和 C 反应蛋白增高。

五、超声检查

阑尾炎的超声表现与病理类型相关，但无论哪种类型的阑尾炎超声均有周围系膜肿胀，呈片状高回声。

1. 单纯性阑尾炎

阑尾最大外径超过 0.6cm，黏膜增厚。

2. 化脓性阑尾炎

阑尾管径全程增宽，外径多大于 1cm，阑尾壁早期增厚，后期管腔张力特别高时可变薄，腔内可见脓液，液体透声差，张力高，也可见粪石，阑尾周围可有少量渗出。超声探头压痛最明显的点为阑尾肿胀处，阑尾不可压缩。

3. 坏疽性阑尾炎

超声表现与化脓性阑尾炎类似，炎症累及阑尾全层，部分肠壁发生坏死，阑尾壁分层消失，模糊不清，阑尾周围脓液渗出较化脓性阑尾明显增多。

4.阑尾周围脓肿

阑尾炎穿孔后，因为积脓流出，阑尾张力明显减低，腔多萎瘪，部分可显示阑尾壁连续性中断，部分阑尾显示不清，阑尾周围可形成脓肿，位置不固定，多在右下腹肠间或盆腔，周围系膜增厚肿胀明显。粪石在阑尾炎穿孔中更为常见，部分患儿可在阑尾腔内或脓肿包块内看到粪石。化脓性、坏疽性阑尾炎及阑尾周围脓肿多伴阑尾周围肠系膜淋巴结反应性肿大，淋巴结不一定很大，但形态饱满，实质回声更低，淋巴结周围脂肪组织回声增强，周围也可以有少许渗出。

不同于小儿阑尾炎，新生儿阑尾炎发现时多已穿孔，超声表现多不特异，有时可在积液内看到管腔萎瘪、管壁僵硬的阑尾，呈"等号征"。

早期阑尾炎或阑尾炎穿孔后或阑尾位置异常时，超声可能会出现假阴性结果。阑尾炎假阴性结果最主要的原因，是缺乏肠道超声检查技术和经验。在这种情况下，应全面扫查寻找阑尾炎的间接征象（系膜网膜增厚、积液、肿大淋巴结等）。但是，即使对于有经验的超声医生来说，阑尾有时也很难显示，特别是在阑尾位于盲肠后或盆腔及在非常肥胖的患儿中，在这些情况下，在紧贴右侧腹壁的右侧腹，充分压迫腹壁或让患儿左侧卧位可能探查到阑尾。另外，没有显示阑尾全程是导致超声漏诊的另一个常见原因，而局限在尖端的局灶性阑尾炎的发生率约为5%。因此，应全程探查阑尾。有时坏疽性阑尾炎时，阑尾壁的气体可能被误认为肠腔内的气体，或阑尾穿孔后周围脓肿形成，阑尾完全坏死是假阴性结果的罕见原因。此时，判断阑尾是否穿孔，应结合白细胞计数、C反应蛋白、体温和腹膜刺激征范围是否较前增大等。

阑尾炎假阳性结果见于以下情况：右下腹其他管状结构炎症类似阑尾炎（梅克尔憩室炎、升结肠憩室炎）、周围肠管病变累及阑尾（末段回肠病变、克罗恩病、感染性小肠结肠炎等）。

六、其他检查

1. CT 检查

CT对诊断急性阑尾炎具有极高的敏感度，并且可以很好地区分阑尾炎是否穿孔。然而，由于CT的高剂量电离辐射，小儿疑似阑尾炎患者的首选检查方法仍是超声。

2. MRI 检查

MRI是诊断阑尾炎非常好的检查方法。其优点是具有很高的对比分辨率，诊断明确。对超声不能确诊的孕妇和小儿阑尾炎患者尤其有用，可避免CT辐射，缺点是造价高。

七、诊断及鉴别诊断

1.诊断

典型的症状体征及实验室检查，临床通常可以做出明确诊断，但是当临床不能确定患儿是否存在阑尾炎时，超声检查有一定的诊断和鉴别诊断的作用。

2.鉴别诊断

（1）梅克尔憩室炎：梅克尔憩室是胎儿出生后肠端卵黄管退化不完全形成的，是胃肠道最常见的先天性憩室，位于远端回肠系膜对侧缘，通常在脐周探及，其内常有异位的胃黏膜及胰腺组织，容易发生溃疡、穿孔等，首发症状通常是便血。当发生炎症时，症状与阑尾炎相似。超声表现为一段黏膜形态异常的肠袢，有盲端，周围系膜肿胀，也可有液体渗出，与阑尾炎的鉴别要点是没有附着在盲肠上。超声检查可以观察到阑尾超声表现正常。

（2）中性粒细胞减少性结肠炎：见于免疫功能低下的中性粒细胞减少症，通常见于血液系统恶性肿瘤化疗中的患儿。主要是由于肠道黏膜损伤，宿主防御能力受损和各种病原体感染导致。超声显示盲肠、升结肠壁增厚肿胀，周围系膜增厚肿胀。超声检查可以观察到阑尾超声表现正常。

（3）继发性阑尾炎：当内科疾病炎性肠病，如克罗恩病、溃疡性结肠炎或肠结核等累及阑尾时，阑尾也可表现为增粗肿胀，鉴别要点是继发性阑尾炎病程长，抗感染治疗效果差，超声上多段肠壁受累，阑尾周围系膜肿胀多不如原发性阑尾炎明显等。

第三节　小儿绞窄性肠梗阻

绞窄性肠梗阻的危急值分类为"红色"，需出具报告后 10 分钟内通报临床医生

一、概述

肠梗阻是小儿外科常见的急腹症。绞窄性肠梗阻，由于梗阻点近端肠管扩张或机械性因素压迫肠壁静脉和动脉，静脉回流受阻，受累肠壁会出现淤血、缺血，并导致毛细血管、淋巴管回流障碍，肠壁水肿，肠壁渗透性及毛细血管通透性增加，大量血浆、血液成分组织液渗出，进入肠壁肠腔和腹腔，有效循环量锐减，水和电解质紊乱。动脉受压肠壁供血明显减少或阻断，肠壁缺血缺氧，绒毛膜脱落、

变性坏死、穿孔。当肠壁通透性增加或肠壁穿孔时，肠内细菌产生的大量毒素进入腹腔可被腹膜吸收，引起全身中毒，严重时呼吸、循环系统均可受累。绞窄性肠梗阻属于严重可危及生命的疾病，但是临床早期诊断困难，所以，超声应快速准确诊断绞窄性肠梗阻，为临床及时准确治疗提供可靠依据。

当小儿出现急性剧烈持续性腹痛时，需要高度警惕可能危及生命及合并严重并发症的疾病。小儿绞窄性肠梗阻就是其一，短时间内病情可明显加重，如腹内疝继发的绞窄性肠梗阻典型超声表现为"十字交叉征"，肠扭转继发的绞窄性肠梗阻特异性的超声征象是"漩涡征"。如果患儿有急腹症的临床表现，有"十字交叉征"或"漩涡征"，并机械性肠梗阻，肠蠕动减少或消失，肠管明显扩张，张力高，腹腔较多积液，透声差时，要高度怀疑绞窄性肠梗阻，需立即告知临床医生，及时展开治疗。

继发性绞窄性肠梗阻，由于肠管两端及其系膜血管同时阻塞，肠壁血运障碍，有快速穿孔和并发败血症等风险。文献报道，一旦绞窄性肠梗阻发生并发症，病死率高达40%，所以绞窄性肠梗阻需要急诊手术治疗，早期诊断可减少医疗纠纷，挽救患儿生命。有时超声医生因为小儿超声诊断经验不足，对"十字交叉征"认识不够，无法确定患儿腹痛原因是腹内疝，可能只发现局部肠管扩张，而无法判断病因。这样的患儿因为病情进展迅速，一定提示患儿家长及临床医生短期复查，一旦发现腹水量短期快速增加，诊断性穿刺出血性腹水，可指导临床立即手术治疗，挽救患儿生命。

二、病因

新生儿肠梗阻的病因多为先天性疾病，如先天性肥厚性幽门狭窄、十二指肠狭窄、闭锁、环形胰腺、先天性肠旋转不良、胎粪性肠梗阻，肠闭锁、巨结肠、先天性肛门闭锁等。小儿后天常见的肠梗阻的病因是肠套叠、异物、斜疝、粪石、囊肿型肠重复畸形、腹内疝等。既往有手术史（尤其并发腹膜炎）的小儿肠梗阻的病因多为粘连性。粘连性肠梗阻是腹部手术、腹部炎症后的常见并发症，占肠梗阻的20%～63%，是儿童肠梗阻常见原因。绞窄性肠梗阻的常见病因是腹内疝和肠扭转。

三、症状体征

病因不同，肠梗阻的临床表现不尽相同，但与成人相似，小儿机械性肠梗阻的主要症状也是痛、吐、胀、闭。

1.疼痛（哭闹）

通常开始表现为突然发作的间歇性的腹部绞痛，婴幼儿表现为间歇性哭闹，如果疼痛（哭闹）特征有变化，如从间歇性疼痛（哭闹）变为持续性疼痛（哭闹），可能表明出现了严重的并发症，如肠壁坏死或穿孔。

2.呕吐

呕吐时间及内容物与梗阻部位相关，十二指肠降部胆总管汇入十二指肠乳头以上部位梗阻、呕吐时间早，只呕吐胃内容物；十二指肠降部胆总管汇入十二指肠乳头以下部位的梗阻、开始呕吐胃内容物，然后出现黄绿色的胆汁，最后为绿褐色的胆汁，并具有特征性的臭味。新生儿结肠梗阻或肛门闭锁呕吐时间晚，可以呕吐粪便，患儿全腹胀，拒绝进食。

3.腹胀

大部分患儿有腹胀。低位肠梗阻时肠管弥漫性扩张，腹胀明显，但出现时间相对较晚。高位肠梗阻时，肠管扩张主要局限于上腹部，梗阻点位于胃幽门、十二指肠或小肠近端时，腹胀较少。急性机械梗阻的特征是肠蠕动增加，肠鸣音明显，随着梗阻时间的延长，肠蠕动可能减少，肠鸣音减弱。

4.排气排便减少或消失

胎粪性肠梗阻的新生儿，临床表现通常是在出生后 48 小时内未能排出胎粪、腹胀明显。

5.腹膜刺激征

肠梗阻出现绞窄后腹膜炎体征明显，压痛、反跳痛。

6.脓毒血症

发热、心动过速、白细胞计数增多和代谢性酸中毒等败血症休克的特征，提示可能有肠壁缺血、坏死或穿孔。除此以外，肠梗阻的临床表现，还包括自身疾病（病因）相应的临床表现。

三、实验室检查

白细胞计数明显升高，是肠梗阻发生绞窄的重要指标。

四、超声检查

超声医生在接诊临床疑似肠梗阻的患儿时，应首先判断是否有肠梗阻，然后判断梗阻位置、确定梗阻病因，最后确定有无绞窄，为临床及时准确诊治提供可靠依据。

（1）梗阻近端连续扩张的一段肠管，小肠管径并不绝对也不十分重要，最重要的是扩张肠管的张力高。急性机械梗阻早期在梗阻近端小肠蠕动明显，肠内容物呈往返运动。梗阻远端肠管萎瘪是肠梗阻的另一个重要超声表现，即远端肠管内没有内容物或很少内容物。

（2）在扩张肠管与萎瘪肠管的交界处即为梗阻点，这对判断病因及外科选择手术方式有一定意义。

（3）部分病例在梗阻点处，可以观察到肠梗阻的病因，如十二指肠隔膜、环形胰腺、肠旋转不良合并中肠扭转（"漩涡征"）、肠闭锁、肛门闭锁、肠套叠（"同心圆征"）、异物、斜疝、粪石、囊肿型肠重复畸形、腹内疝（"十字交叉征"）及粘连索条等，每种疾病有各自相应的超声表现。

这些表现均位于扩张与萎瘪肠管交界部，其中粘连索条比较难以显示。

（4）当肠梗阻有绞窄时，可以有以下征象：腹内疝继发的绞窄性肠梗阻典型超声表现为"十字交叉征"，如肠扭转继发的绞窄性肠梗阻特异性的超声征象是"漩涡征"，即肠管、系膜及静脉围绕肠系膜根部肠系膜动脉旋转。机械性肠梗阻并绞窄时，肠蠕动减少或消失，肠管可呈闭袢、明显扩张、张力高，腹腔内较多游离液体，肠壁厚度＞4mm，或厚薄不均，多普勒超声（CDFI）或静脉造影剂（CEUS）检查，肠壁灌注减少或消失以及肠壁穿孔时腹腔内游离气体。

五、其他检查方法

1. X线检查

放射线在传统的肠梗阻查中被广泛应用，发挥着重要的作用，床旁 X 线对不能转运的新生儿也是诊断、动态观察很好的检查方法。新生儿十二指肠狭窄或闭锁、环形胰腺均可表现为"双泡征"、或"三泡征"。空肠闭锁梗阻时可表现为"鱼肋征"，扩张肠腔内见环状皱襞，位于左中上腹部。回肠中远段闭锁梗阻时表现为扩张的肠管占满腹腔，立位腹部 X 线片显示液平面位置高低不平，呈阶梯状排列。典型的绞窄性小肠梗阻可表现为"咖啡豆征"、"假肿瘤征"等。麻痹性肠梗阻的 X 线表现为肠管散在、多发的小液平，也可出现广泛扩张、宽窄不等的液平；透视显示肠蠕动明显减弱或消失。

消化道造影可以较准确判断梗阻部位，通过"线样征"等特有征象，在诊断腔内或隔膜性梗阻病因方面有更高的价值，可以为临床选择是否手术治疗提供线索。但对于机械性梗阻患儿，由于存在腹胀，容易诱发绞窄、穿孔等并发症，消化道造影的应用受到了一定程度的限制。

2. CT检查

CT 是诊断肠梗阻的最佳检查。同时可以显示梗阻病因、梗阻部位及肠壁缺血的情况，可以更好地指导治疗。典型的表现为梗阻近端肠管扩张，内见气液平面，梗阻远端肠管萎瘪。绞窄性小肠梗阻 CT 表现：肠壁环形对称性增厚；增强扫描后病变处肠壁无强化或强化减弱；肠扭转时呈鸟嘴样改变；肠系膜密度增高、模糊、云雾状；腹水。

研究表明，超声在小肠梗阻的诊断中的准确性与 CT 相当，优于普通 X 线，在确定阻塞部位的准确性可能在 CT 扫描和腹部 X 线检查之间。

六、诊断及鉴别诊断

1. 诊断

典型的临床表现为"痛、吐、胀、闭"，典型的超声表现：近端肠管连续扩张、远端肠管萎瘪，是诊断肠梗阻的重要依据，当腹腔内较多游离液体，肠壁厚度＞4mm，或厚薄不均，多普勒超声检查（CDFI）或静脉造影检查（CEUS）肠壁灌注减少或消失，要警惕绞窄性肠梗阻。

2.鉴别诊断

胃十二指肠溃疡急性穿孔的剧烈腹痛，和急性腹膜炎与绞窄性肠梗阻症状相似，超声及X线可以鉴别。

第四节　小儿消化道穿孔

> 消化道穿孔的危急值分类为"红色"，需出具报告后10分钟内通报临床医生

一、概述

消化道穿孔是各种原因导致的从食管到结直肠的某段肠壁出现破损穿孔，肠内容物及消化液漏入腹腔，肠腔内细菌及其产生的大量毒素进入腹腔造成急性腹膜炎，被腹膜吸收入血后，引起全身中毒。超声检查不但有助于消化道穿孔的诊断，在确定穿孔部位及诊断病因方面，也较X线有明显优势，并且具有快速诊断、无辐射等优点，尤其适用于小儿患者。

当儿童出现突发性剧烈如刀割样持续性或阵发性加重的腹痛并迅速扩散，局部或全腹性腹膜炎时，要警惕消化道穿孔。消化道穿孔可引起急性腹膜炎、休克、肠梗阻、多器官衰竭、肠瘘等，严重影响患者生活质量，甚至威胁生命。肠腔外气体是超声诊断消化道穿孔的最重要的征象。透声不良的游离性或包裹性腹水，也是高度提示临床医生怀疑肠穿孔患儿已经发生消化道穿孔的重要征象。发现上述征象超声医生应立即告知临床医生，引起临床医生的高度重视，迅速采取急救措施。

因为消化道穿孔起病急，病情进展迅速，而小儿网膜及系膜等发育不完善，对于包裹和局限穿孔部位的能力远不如成人，其预后取决于是否能及时确诊并进行处理，所以早发现早诊断、早治疗至关重要。

消化道穿孔的游离性气体多位于较高的位置，如果患儿立位，可位于膈下，如果卧位也可以位于肝前缘或前腹壁，后方有"彗星尾征"；除游离气体外，穿孔的气体也可呈包裹性，多位于穿孔局部，周围可有积液及局部粘连。

二、病因

新生儿消化道穿孔多发生于胃，主要是由于胃壁肌层发育异常，胃壁肌层缺损，其次是小肠，多见于引起肠壁缺血缺氧或感染损伤的疾病，如坏死性小肠结肠炎（多发生于早产儿，最严重的并发症是肠穿孔，常见于回肠远端或结肠近端，是新生儿消化道穿孔的最常见的原因）、消化道畸形（如肠闭锁，它的发生是由于胚胎早期子宫内血管损伤引起的。小肠闭锁是消化道闭锁的最常见类型，其中空肠闭锁比回肠闭锁更常见。小肠闭锁宫内穿孔的发生率高于胎粪性肠梗阻）、胎粪性肠梗阻、胎粪性腹膜炎。而结肠穿孔可见于肛门闭锁、先天性巨结肠等。

儿童消化道穿孔常见病因为先天性畸形，如梅克尔憩室，是胚胎发育过程中卵黄管肠端未闭合形成的，为末段回肠憩室样突起。异物进入憩室，或憩室颈部狭小，憩室腔和梗阻形成炎症，造成憩室肠壁坏死、穿孔；或憩室内异位的胃黏膜和胰腺组织分泌盐酸及消化酶，腐蚀肠壁黏膜产生溃疡，引起出血、穿孔。研究表明，10%~15%的梅克尔憩室患者可出现穿孔。

消化道穿孔也可由肠旋转不良、肠扭转和腹内疝引起，上述疾病病理表现为近端肠管扩张和静脉淤血回流障碍并逐渐加重，继而动脉供血受阻，局部缺血、坏死和壁完整性的丧失最终可导致穿孔。

异物也是造成儿童消化道穿孔较为常见的病因之一，常见物体为尖锐的玩具、磁力珠或磁性物体、牙签等，虽然异物导致的穿孔可发生在胃肠道的任何地方，但更常见于小肠。

内科疾病如过敏性紫癜、回盲综合征、消化性溃疡也可继发消化道穿孔，胃十二指肠溃疡因为黏膜的酸性消化损伤，导致黏膜糜烂，使深层组织暴露，局部炎症，进而局灶性穿孔。炎症性肠病，如克罗恩病、溃疡性结肠炎也可继发消化道穿孔，其中克罗恩病最常见，可累及胃肠道的任何节段，但最常累及的部位是末端回肠。如果炎症透壁性扩展，则可发生窦道或脓肿等并发症。发生在肠管的淋巴瘤，在化疗过程中可以发生肠穿孔。

肠套叠是小儿常见急腹症，较少发生自发性穿孔，多是灌肠治疗过程中发生的并发症。

外伤也可引起消化道穿孔，外伤是儿童发病和死亡的主要原因。约80%的外伤是由于钝器外伤造成的，腹部是第二常受累及的部位。但小儿腹部外伤导致肠损伤相对少见。肠壁损伤可导致肠壁血肿或全层损伤，发生肠穿孔。外伤性肠破裂最常发生在回肠。消化道肿瘤导致的穿孔和医源性穿孔（如胃镜、肠镜检查，组织活检、穿刺）在成人更为常见，在儿童相对并不多见。

三、症状体征

新生儿消化道穿孔多见于低出生体重儿及早产儿，出生后突然出现进行性腹胀、呕吐、拒食伴呼吸困难。病情迅速恶化，进入中毒性休克状态。而空肠闭锁导致消化道穿孔的新生儿通常首先表现为腹胀和胆汁性呕吐。

患儿典型表现为突发性剧烈腹痛并迅速扩散，如刀割样，呈持续性或阵发性加重，十二指肠穿孔的临床表现，通常是腹部疼痛突然发作。局部或全身性腹膜炎是消化性溃疡穿孔的典型特征，但并非所有患者都出现以上症状，可伴有发热、恶性呕吐、四肢冰凉、脉搏快呼吸浅及感染性休克症状。对于胃十二指肠穿孔的患儿，腹膜炎的体征可能并不明显，尤其是空腹穿孔或穿孔被局限包裹时。

梅克尔憩室炎也可继发穿孔，患儿通常在10岁之前发病，主要表现为右下腹的非特异性症状，包括腹痛，呕吐和发热，有些患儿既往有黑色黏液便病史。梅克尔憩室患儿，最常见的临床表现是消化道出血，但是患儿也可能只表现为右下腹疼痛，经常被误诊为急性阑尾炎。

四、超声检查

肠腔外气体是诊断消化道穿孔的最重要的征象。游离性气体多位于较高的位置，如肝前缘或膈下，后方有"彗星尾征"；包裹性气体多位于穿孔局部，周围可有积液及局部粘连。需要注意的是，有些肠穿孔可能并不显示游离的气体，所以高度怀疑肠穿孔的患儿，超声显示透声不良的游离性或包裹性腹水，也是提示已经发生肠穿孔的重要征象。穿孔局部肠管周围肠系膜增厚粘连。穿孔局部肠壁可以有不同程度增厚、管壁连续性中断、中断处内容物溢出等超声表现。

不同病因导致的肠穿孔，多有各自原发疾病的表现。新生儿肠闭锁导致肠梗阻继发的消化道穿孔，超声可以观察到闭锁近端连续扩张的肠管张力明显较高，远端肠管萎瘪的典型的肠梗阻征象。

新生儿坏死性小肠、结肠炎，在起病的6~24小时的超声表现，根据疾病的严重程度而有所不同，从肠管扩张到肠壁积气、门静脉气体及最终腹腔内出现游离气体。需要注意的是，建议在起病48小时内连续复查两次超声，因为这是最容易发生穿孔的时间阶段。

小儿急性阑尾炎首选超声检查，穿孔时典型超声表现为阑尾管壁僵硬、连续性中断，阑尾腔张力不高，腔内也可见粪石，阑尾周围脓肿形成，右下腹肠间隙渗出液。梅克尔憩室炎穿孔，超声通常表现为右下腹回肠远端周围一段黏膜形态异常的袢，有盲端，周围伴随炎症表现，部分患儿憩室内或腹腔内可见异物回声。肠套叠首选超声检查，典型表现是横切呈"同心圆征"，纵切呈"套袖征"，穿孔多发生在灌肠治疗时，超声可观察到腹腔游离液体增多。

克罗恩病超声表现为末段回肠或结肠节段性、跳跃性分布的肠壁全层增厚，层次清晰局部肠系膜增厚呈高回声。

非霍奇金淋巴瘤是儿童最常见的肠道恶性肿瘤，最常累及回肠，超声表现为肠壁回声明显减低、不均匀增厚，肠壁层次不清，部分呈结节状。

五、其他检查

1. X线检查

胸部X线片上膈肌下方的游离气体是诊断消化道穿孔的特异性征象。X线对消化道金属异物敏感性也高。复杂胎粪性肠梗阻和产前穿孔的患儿，X线片可能表现出胎粪腹膜炎特征性表现，即胎粪溢出形成的钙化灶，肠袢分离征象，假性囊肿周围钙化灶或沿腹膜表面分布的不规则点状钙化。与腹腔内钙化类似，男婴阴内钙化也是胎粪性腹膜炎的有力指标。需要注意的是，胎粪腹膜炎并不是胎粪性肠梗阻的特异征象，也见于产前肠穿孔。

空肠闭锁的新生儿X线有典型的表现，即胃、十二指肠和空肠近端形成所谓的"三泡征"。回肠闭锁的患儿，X线为低位肠梗阻的表现。

2. CT检查

CT已经成为成人急腹症的首选，上腹腔内游离气体、游离液体及脓肿均是肠道穿孔的CT特征，同时CT对于穿孔的病因大部分也可以做出明确的诊断。但是对于小儿来说，由于辐射剂量较大，应该选择性应用，如果在有腹部外伤，但没有实体器官损伤的患儿中观察到腹水，则应考虑应用CT查找胃肠道穿孔。CT对小肠穿孔的敏感度和特异度分别为92%和94%。

六、诊断及鉴别诊断

气腹是诊断消化道穿孔的重要征象。但气腹并不全是消化道穿孔引起的，也并非都是急腹症，需要与以下疾病相鉴别。

1. 真性气腹

人工气腹、腹部术后残留气体、腹腔穿刺、产气性腹膜炎等。

2. 假性气腹

多为胸腔来源如肺气肿、膈下脓肿、正压通气、肺泡破裂、哮喘等。小肠和结肠的穿孔通常需要手术治疗（微穿孔除外）。微穿孔的腹膜污染通常很小，并且可以自发密封。

找到穿孔的根本原因（如远端梗阻）很重要，如果明确了穿孔的部位，则可不必破坏正常的解剖结构（如胃周围韧带）。

第五节 新生儿颅内出血

> 新生儿Ⅲ、Ⅳ级脑室内出血为重症颅内出血，危急值分类为"红色"，需出具报告后10分钟内通报临床医生

一、概述

颅内出血（intracranial hemorrhage，ICH）又称为出血性脑血管病或出血性卒中，是因脑血管破裂使血液外溢至颅腔所致。新生儿颅内出血（intracranial hemorhage of thenewborn，NICH）为新生儿期常见颅内病变，与围生期窒息或产伤密切相关。根据出血部位的不同，新生儿颅内出血包括脑室周围-脑室内出血、硬脑膜下出血、蛛网膜下腔出血及小脑出血等。

新生儿颅内出血，是引起新生儿死亡和神经系统发育障碍的主要原因之一。颅内出血的类型中，脑室周围-脑室内出血的发生率高且危害最大。早产儿、低出生体重儿、机械辅助通气、Apgar评分＜5分、新生儿低血压、高碳酸血症和体外膜肺氧合（ECMO）治疗等，均是发生重度脑室内出血的高危因素。

无论何种原因所致的新生儿颅内出血，其临床表现有很多相似之处，但预后有很大差异，与病因、出血类型、出血量密切相关，诊断与治疗是否及时也是直接影响预后的关键因素。颅内出血的并发症包括脑积水、认知障碍、脑瘫及惊厥等。在脑室内出血患儿中，通常Ⅰ级和Ⅱ级脑室内出血患儿的预后良好，或有可能较同龄儿略差。Ⅲ级脑室内出血不伴白质损害者，病死率低于10%，存活患儿中认知或运动障碍的发生率为30%～40%。Ⅳ级脑室内出血伴有脑室周围白质出血性梗死和（或）脑室周围白质软化者，病死率接近80%，发生脑瘫和认知障碍等严重神经系统后遗症的发生率达90%。

当早产儿、低出生体重儿、机械辅助通气、Apgar评分＜5分、新生儿低血压、高碳酸血症和行ECMO治疗等的新生儿突然出现神经系统症状，如过度兴奋或嗜睡、昏迷，肌张力增高或减弱，吸吮、拥抱反射减弱或消失，惊厥，呼吸节律改变、瞳孔改变、对光反应迟钝或消失和前囟张力增高，皮肤颜色呈苍白或灰色，并进行性恶化，首先要考虑重度脑室内出血的可能。

新生儿颅脑超声显示侧脑室内径增宽，脑室内异常高回声或低回声团，呈絮状、网状或团块状，可延伸至侧脑室前角、下角；也可在侧脑室内显示积液分层现象，分层上方为透声好的液性无回声区，下方为沉淀的血凝块，则为Ⅲ级脑室内出血伴脑室扩张。如果此时在脑室周围脑实质内，出现异常不

规则高回声区，常位于同侧额顶叶，也可位于基底神经节、颞叶、枕叶、脑干，则为Ⅳ级脑室内出血伴周围白质出血性梗死。

新生儿颅内出血，如能早期发现，临床可予以药物治疗，如止血药物、抗惊药物、糖皮质激素、渗透性利尿药、利尿降压药物、脑代谢激活剂等；对部分患儿可行手术治疗，如颅内血肿置管引流术、开颅血肿清除术、介入脑血管栓塞术等；或结合其他治疗，如高压治疗、输血、康复治疗等。轻症者及时治疗，可以治愈，一般无明显的后遗症，病情较重者可能留下不同程度的后遗症，如智力低下、偏瘫、脑瘫、视觉障碍、听力障碍等，影响患儿正常生活及寿命。若未能早期发现和及时治疗，患儿可出现脑疝、呼吸衰竭等并发症，甚至死亡。

因此，对于有新生儿颅内出血可能的患儿，应尽早行颅脑超声检查，以明确是否存在颅内出血及其部位、类型、严重程度，尤其是新生儿Ⅲ、Ⅳ级脑室内出血，尽早确诊、合理治疗，对预后具有重要的意义，是改善颅内病变患儿生存质量的关键。

二、病因病理

新生儿颅内出血的病因可以是单一的，亦可由多种病因联合所致。新生儿颅内出血常见病因为颅脑外伤、新生儿产伤、缺氧，产伤正逐渐减少，缺氧有增加趋势。早产儿所特有的脑室管膜下胚胎生发层基质的解剖学结构，是早产儿好发脑室内出血的主要原因。血小板减少性紫癜、再生障碍性贫血、血友病、白血病、脑肿瘤、晚发性维生素K缺乏症等，亦可致颅内出血。

三、症状体征

脑室内出血大多在出生后3日内发生，约有50%的脑室内出血发生在第1日，至出生后第6日90%以上有脑室内出血的发生。

脑室周围-脑室内出血，主要发生于胎龄较小的未成熟儿，源于室管膜下的生发层毛细血管的破裂。出生后24~48小时为高发病时段，多数起病急骤，进行性恶化，出生后不久即出现深昏迷、去脑强直与惊厥，易于数小时内死亡；少数患儿症状不典型，伴意识障碍、局限性"微小型"惊厥、眼球运动障碍、肢体功能障碍等，症状时轻时重，生存率较高，但易并发脑积水。

脑实质出血程度差异很大，可分为点片状出血、早产儿多灶性脑实质出血及脑血管畸形所致脑实质出血。单纯点片状脑实质出血，临床无明显的神经系统症状，不伴严重神经系统问题。早产儿多灶性脑实质出血，常见于孕周和出生体重很小的早产儿，伴神经系统明显异常，预后不良，结局是多灶性脑组织液化。脑血管畸形所致脑实质出血，多为突发，可见呕吐及颈强直等脑膜刺激症状，出现呼吸困难、惊厥、抽搐、偏瘫、单瘫等，可有前囟饱满、张力增高、逐渐昏迷，首次出血患儿可部分甚至完全恢复，但以后将会反复出血，可有脑积水，预后与出血灶部位、大小、周围组织受压水肿程度、治疗状况有关。

四、实验室检查

1. 一般检查

血常规、血清胆红素、血细胞比容和生化等检查，新生儿颅内出血可伴贫血、红细胞沉降率加快、周围血白细胞计数增加，如为白血病所致时可见幼稚细胞。任何原因所致的脑出血，均可出现一过性蛋白尿、糖尿及高血糖等变化。

2. 病因学检查

应结合病史与临床表现进行相应检查，如血象、凝血功能、骨髓穿刺等，以鉴别出血原因。

五、超声检查

颅脑超声适用于囟门未闭的婴幼儿，宜作为常规筛查新生儿早期有无颅内出血的首选手段，对新生儿颅内出血的诊断率较高，可以随时了解是否有颅内出血、出血部位、血肿及脑室大小的变化等，也是随访颅内出血转归的最好手段，如了解颅内出血的吸收情况、脑室有无扩张、有无囊腔形成等。

脑室内出血（intraventricu larhemorrhage，IVH）超声表现可以分为4级

1. Ⅰ级

室管膜下出血。声像特征为侧脑室前角和体部下方见团片状回声增强区，经前囟冠状切面显示出血位于侧脑室前角下方，经旁矢状图显示位于丘脑尾状核沟处，出血可位于单侧或者双侧，较大出血灶压迫侧脑室前角使之变形。出血2～3周后，室管膜下出血中心区呈低回声或无回声，周围绕以高回声，形成室管膜下小囊泡。此泡随后逐渐吸收消失。

2. Ⅱ级

室管膜下出血穿破室管膜进入脑室引起脑室内出血。声像特征为脑室内出现异常强回声团，以侧脑室三角区及后角最常见，脉络丛增宽、形态不规则或显示孤立小块状高回声。足月儿脑室内出血常见于脉络丛，不伴有室管下出血。脉络丛的出血性团块逐渐变为囊泡、吸收减退。

3. Ⅲ级

脑室内出血伴脑室扩张。声像特征为脑室内异常高回声或低回声团合并脑室扩张，显示为侧脑室内径增宽，血凝块在脑室内呈絮状、网状或团块状，侧脑室内可能显示积液分层现象，分层上方为液性无回声区，透声佳，下方为沉淀的血凝块。2～3周后复查显示血块回声逐渐增强，中央部出现液化呈无回声。脉络丛上的出血性高回声常与脉络丛回声分界不清，仅表现为双侧脉络丛回声不对称和

（或）形态不规则。如果脑室内出血量较少，仰卧位时仅为侧脑室后角和三角区显示回声增强，大量出血时高回声团块填充可延伸至侧脑室前角、下角，同时伴有侧脑室扩张。

4. Ⅳ级

脑室内出血伴周围白质出血性梗死。声像特征为脑室扩张，脑室内异常高回声或低回声团，合并脑室周围脑实质内异常不规则高回声区，出血常发生在同侧额顶叶，也可位于基底神经节、颞叶、枕叶、脑干。脑实质出血灶逐渐形成囊腔，或与侧脑室相通，形成脑穿通畸形。

Ⅰ～Ⅲ级脑室内出血彩色多普勒超声显示脑血管走行分布正常，但受缺氧缺血性损伤影响或颅内压升高、脑组织血流灌注减低，脉冲多普勒检测可显示血流动力学异常。Ⅳ级颅内出血因出血块占位压迫作用及周围脑组织水肿等，导致局部血流信号缺失。

六、其他检查

1. 头颅CT

颅内出血在CT中表现为密度增加。CT可清晰显示脑室内出血、脑实质出血、蛛网膜下腔出血及硬脑膜下出血，但对室管膜下出血、大脑顶部及后颅凹硬脑膜下出血的分辨率偏低。CT可精确判断出血部位、范围，并可估计出血量，显示出血后的脑积水情况。一般CT诊断颅内出血的最佳时间在出生后7～10天。

2. 头颅MRI

新生儿颅内病变检查以MRI T1加权像为主。MRI对新鲜颅内出血分辨率稍差，出血3天后，在T1加权像上呈高信号而被清晰鉴别。出血2个月左右，在MRI中表现可与新鲜出血时相似而不易鉴别。MRI可清晰显示各种类型颅内出血。磁共振血管成像或脑血管造影，是明确出血原因和病变部位最可靠的方法，尤其是脑血管造影即可确定诊断，还可进行介入治疗。

七、诊断及鉴别诊断

1. 诊断

（1）病史：多有围生期窒息史、产伤史，或为胎龄<34周、出生体重<1500g的早产儿。

（2）临床症状：出生后不久出现神经系统症状，如意识改变（过度兴奋、嗜睡、昏迷）、肌张力改变（增高或减弱）、原始反射异常（吸吮反射和拥抱反射减弱或消失）、惊厥，脑干征（呼吸节律改变、瞳孔改变、对光反应迟钝或消失）和前囟张力增高。皮肤颜色可呈苍白或灰色等外周灌注不良迹象。早产儿常无明显异常围生史和（或）临床症状。

任何小儿出现上述临床表现时，均应考虑到新生儿颅内出血的可能性。如有出血性疾病史或有外伤等诱因，而无明显颅内感染表现，更应考虑本病。应及时进行影像学检查，明确病因。

2.鉴别诊断

（1）新生儿缺氧缺血性脑病：与颅内出血患儿的病史、临床表现和体征相似，但新生儿缺氧缺血性脑病的围生期窒息史更为明确，出生后不久出现明显的神经系统症状和体征。新生儿缺氧缺血性脑病常可与颅内出血并存。可通过影像学检查进行鉴别。

（2）新生儿败血症：大多无明显症状，有时可表现为反应低下、少动、面色苍白、肌张力低下等非特异性症状，可进行血培养等实验室检查确诊。

（3）早产儿脑室周围白质软化：与脑室内出血相似，均好发于早产儿，但胎龄趋向更低，常无明显临床症状和体征，通过影像学检查进行鉴别。

（4）新生儿低血糖：无症状性低血糖者多见，有时呈非特异性表现，如嗜睡、震颤、激惹、肌张力减低、惊厥等神经系统症状，确诊取决于血糖测定。

（5）其他类型的颅内出血

1）硬膜下出血和蛛网膜下腔出血：硬膜下出血通常分为小脑幕上和小脑幕下两种类型，前者最常见，多因大脑表面的细小桥静脉撕裂出血所致；后者多由于小脑幕撕裂所致。硬膜下出血声像特征为一侧额顶叶与颅骨之间出现梭形回声区。蛛网膜下腔出血声像特征为中脑裂隙增宽或纵列池增宽伴回声增强。蛛网膜下腔出血和大脑表浅硬脑膜下出血患儿的预后大多良好。颅后凹内硬脑膜下出血患儿的预后不良，早期病死率高。颅脑超声检查对硬膜下出血和蛛网膜下腔出血诊断不敏感，可以结合头颅CT和MRI进行鉴别。硬膜下穿刺检查有助于幕上硬膜下出血的诊断，对新生儿和前囟尚未闭合的婴幼儿，在前囟的侧角进行硬膜下穿刺即可确诊。脑脊液检查有助于蛛网膜下腔出血的诊断。

2）小脑出血：早产儿、低出生体重儿小脑出血占颅内出血的40%；体重<750g时，小脑出血发生率高达19%。小脑出血可因压迫脑干而出现屏气、呼吸不规则、呼吸浅表、心动过缓、四肢瘫痪、反复窒息发作等，短时间内死亡。较大患儿病程也可进展缓慢，甚至临床症状改善，但不多见。颅后凹小脑内出血患儿的预后不良，早期病死率高。小脑出血时，经前区超声检查不敏感，经颞囟颅后窝超声检查，可显示小脑半球或蚓部小块状高回声团，或显示为小脑半球回声弥漫性不均匀增强。出血性团块回声逐渐减低，局部可呈囊泡、吸收减退。可结合头颅CT和MRI进行鉴别。

第六节　小儿卵巢畸胎瘤合并蒂扭转

> 小儿卵巢畸胎瘤合并蒂扭转的危急值分类为"红色"，需出具报告后 10 分钟内通报临床医生

一、概述

卵巢肿瘤在所有儿科肿瘤中占比不足 1%，大部分小儿卵巢肿瘤是良性肿瘤，卵巢囊性畸胎瘤是儿童期及青少年期最常见的卵巢肿瘤，大约占卵巢良性肿瘤的 90%。因此，卵巢肿瘤蒂扭转最常见的肿瘤是良性成熟囊性畸胎瘤。发病初期，受影响的卵巢悬韧带的血管蒂扭转，影响了静脉和淋巴回流，并且因为动脉壁较厚，不易塌陷，所以导致卵巢弥漫性肿大随着时间的推移，会导致卵巢包膜肿胀，继而形成动脉血栓，最终导致卵巢的缺血和梗死。如果扭转不治疗，可能发生全身感染。治疗原则是一经确诊，尽快手术。

小儿妇科急腹症种类较多，如何准确、快速地做出鉴别诊断是非常重要的，在一系列超声诊断卵巢扭转的研究中，超声诊断的阳性预测值为 87.5%，特度为 93.3%，证实了超声快速诊断卵巢扭转的可能性。有报道称，延误诊断可能会导致严重的并发症，包括附件或卵巢丢失、致命性血栓性静脉炎或腹膜炎。因此，及早地诊断与上报至关重要。经直肠超声和经阴道超声检查方法诊断的准确度比经腹超声检查方法更好，小儿可酌情选择。

二、病因

正常卵巢和小儿畸胎瘤不易发生扭转，然而青少年的输卵管或输卵管系膜明显活动、盆腔韧带延长、输卵管痉挛、剧烈运动或腹内压的突然变化，可能引发正常卵巢的扭转，若合并大的畸胎瘤，更容易使卵巢在其血管蒂上摇摆发生扭转。

三、症状体征

良性肿瘤较小时多无症状，常在妇科检查时偶然发现。肿瘤进一步增大时，腹部可扪及肿块，并可出现尿频、腹胀、便秘等症状。

蒂扭转的典型症状是体位改变后突然发生一侧下腹剧痛，常伴恶心、呕吐甚至休克。

四、超声检查

1.卵巢畸胎瘤扭转的蒂血管扭转后多表现出"漩涡征"、"麻花"状，移动探头动态扫查子宫与畸胎瘤之间，扭转的蒂部可有旋转感。蒂部血管扭转的程度与血流信号的有无及频谱类型相关。蒂部血管能否清晰显示也受到患儿的肥胖程度及机器的分辨率的影响。

2.依据卵巢畸胎瘤内毛发、皮脂、浆液、钙化或脂肪所占的比例不同，声像图表现各不相同。特征性超声表现包括声影、脂液分层、"面团征"等。液性无回声内可有明显强回声光点或光团。良性畸胎瘤多以囊性成分为主，恶性畸胎瘤多以实性成分为主，壁不规则，分隔较厚，可有多个乳头突起。

3.腹腔一般可探及游离液性无回声。

4.与健侧卵巢对比，患侧卵巢体积明显增大。

5.探头和病灶相接触时可有触痛感。

五、其他检查

1.实验室检查

如果畸胎瘤是恶性的，可伴有甲胎蛋白水平升高。

2. CT 检查

盆腔可见混杂密度肿块，内有脂肪性密度，内可见钙化、牙或骨组织，易于诊断。

3.磁共振成像

很少用于卵巢扭转，常见的非特异性表现为子宫扭曲侧血管充盈、盆腔腹水和脂肪平面的消失。

六、诊断及鉴别诊断

1.诊断

患儿若为体位改变后突然发生一侧下腹剧痛伴有恶心、呕吐等症状，并且超声检查下腹部可见畸胎瘤图像及附件血管蒂形成典型的"漩涡征"，则高度提示卵巢畸胎瘤蒂扭转可能。

2.鉴别诊断

（1）黄体囊肿破裂：无停经史、无阴道流血，多发生在月经后期，黄体破裂后卵巢呈花球状，周围可见凝血块回声及游离液性暗区。血、尿 HCG 阴性。

（2）异位妊娠破裂：附件区可见团块状高回声，腹盆腔可见积液，停经史和血 HCG 增高可鉴别。

（3）输卵管系膜囊肿或卵巢囊肿蒂扭转：临床表现与畸胎瘤合并蒂扭转相同，附件区可见无回声囊肿，边界清晰，包膜完整，张力较高，输卵管根部可见"涡征"。

（4）急性阑尾炎伴周围脓肿：阑尾增粗，阑尾根部可见粪石回声，阑尾周围可见透声不好的液性无回声，周围可见高回声网膜组织包裹。

（5）卵巢蒂扭转：患侧卵巢肿大，卵巢周边可见大小不一的圆形无回声，这可能是原发性卵巢蒂扭转的特征性表现。当卵巢包膜下出现无回声液体时，常提示扭转卵巢坏死可能病情较严重，急需手术切除。

第七节　小儿先天性胆总管囊肿合并破裂

小儿先天性胆总管囊肿合并破裂的危急值分类为"红色"，需出具报告后 10 分钟内通报临床医生

一、概述

先天性胆管扩张发病率约占胆道良性疾病的 1%，先天性胆管扩张症是小儿常见的胆道畸形，可发生于肝内、肝外胆管的任何部分，因好发于胆总管，也称为先天性胆总管囊肿。胆管的直径根据儿童的年龄而异（表 7-1），任何大于年龄上限的胆管直径都应考虑异常。

表 7-1　不同年龄儿童的胆总管直径范围和平均值

年龄（岁）	直径范围（mm）	平均直径（mm）
≤4	2~4	2.6
4~6	2~4	3.2
6~8	2~6	3.8
8~10	2~6	3.9
10~12	3~6	4.0
12~14	3~7	4.9

根据胆管扩张的部位、范围和形态，分为五种类型（表 7-2）。在日本和东南亚国家的发病率（1/1000）显著高于欧美国家（1/150000~1/100000），女性发病率为男性的 3~4 倍，多发病于婴幼儿时期和儿童期，约 20% 发病于成年期。随着腹部超声和 CT、MRI 等影像学检查的普及，10%~36% 的确诊患儿为无症状患儿，胆管扩张的诊断率明显升高。

表 7-2 先天性胆总管囊肿的 Todani 分型

	年龄（岁）	直径范围（mm）	平均直径（mm）
Ⅰ型	胆总管囊性扩张		最常见，约占90%，可累及全部或部分肝总管、胆总管，胆管呈球状或葫芦状扩张，直径最大可达250mm，扩张部远端胆管严重狭窄，胆囊管一般与囊状扩张汇合，其左右肝管及肝内胆管正常
Ⅱ型	胆总管憩室样扩张		为胆总管侧壁局限性扩张呈憩室样膨出，少见
Ⅲ型	十二指肠壁内胆总管末端扩张		胆总管末端十二指肠开口附近囊性扩张，囊状扩张进入十二指肠腔内致胆管部分梗阻
Ⅳ型	多个肝内外胆管扩张		肝内胆管有大小不一的多发性囊性扩张，肝外胆管亦呈囊性扩张
Ⅴ型	肝内胆管扩张（Caroli病）		肝内胆管多发性囊性扩张伴肝纤维化，肝外胆管无扩张，是一种罕见的常染色体隐性遗传病

先天性胆总管囊肿在临床上较为罕见，该病在亚洲地区的患病率在 1/13 000 左右，其中多为女性病例，先天性胆总管囊肿破裂发病率为 1.8%～7%，常继发胆汁性腹膜炎，病情危重尤其是此病好发于婴儿期，患儿缺乏表达能力，病史常模糊，对诊断该病增加了难度。对于一个剧烈腹痛患儿，超声检查提示胆管扩张、腹水，实验室检查提示血脂肪酶、淀粉酶、胆红素升高，要考虑先天性胆总管囊肿合并破裂的可能，避免误诊、延误治疗。超声可清晰显示出先天性胆总管囊状扩张症发生的具体范围、部位、形态与程度，超声可为此类患者手术治疗与预后提供参考依据。本病一经确诊应尽早手术，否则危及患儿生命。

二、病因

先天性胆管囊肿的患儿随着年龄的增长，囊肿破裂及发生癌变的可能性增大。自发性穿孔是胆管扩张的罕见并发症，据报道胆总管囊肿破裂。在儿童期的发生率明显高于成人期，破裂的高发年龄小于4岁，好发部位在囊肿与胆总管交界处。其病理机制不明，推测可能与胆总管远端神经肌肉发育不良、胆管壁先天性薄弱、胆总管远端狭窄、胰胆管合流异常、胆管内反流的胰液刺激其黏膜及胆管病毒感染有关。

三、症状体征

先天性胆管扩张合并囊壁破裂可导致胆汁性腹膜炎。腹部压痛、腹肌紧张和反跳痛是腹膜炎的典型体征。患儿腹痛的位置在中腹或右上腹，继而延及全腹。腹膜受到刺激，可引起反射性恶心、呕吐及感染中毒症状等。约70%的患儿有黄疸，90%的患儿右上腹可以触及包块。极少部分患儿可因形成包裹性积液而腹膜炎症状不明显。

四、超声检查

1.先天性胆管囊肿可发生于任何部位，多以胆总管囊肿多见，囊肿多呈椭圆形、球形或呈纺锤形，可延至肝门或胰头等部位，表现为胆总管或肝内胆管出现局限性或节段性扩张的无回声区。有时可见囊壁局部连续性中断，是该病的直接征象。但是当破裂口较小时，超声通常不能明确显示。

2.破裂口较小时，扩张的胆管周围可形成包裹性积液。严重者腹腔可见大量积液。

五、其他检查

1.实验室检查

白细胞计数及中性粒细胞百分比增高。病情险恶或机体反应能力低下的患儿，白细胞计数不升高，仅中性粒细胞百分比升高。血脂肪酶和淀粉酶可升高。

2. CT 检查

能很好地显示病变胆管大小、形态、范围及其与周围结构的关系，是否存在并发症，但其胆管显示效果差于磁共振胰胆管成像（MRCP）检查。

3. MRCP 检查

具有无创、敏感度（70%～100%）和特异度（90%～100%）高等优势，可清楚、立体显示胆管树全貌和胰胆汇合部异常。

4.诊断性腹腔穿刺

合并腹水患儿，可行超声引导下腹水诊断性穿刺，若抽出胆汁样液体，有助于诊断本病。

5.胆道造影检查

术中行胆道造影联合胆道镜检查、肝内胆管及胆总管远端探查，可提高诊断准确率，有效减少术后并发症。

六、诊断及鉴别诊断

1.诊断

患儿上腹部疼痛剧烈、恶心呕吐，超声检查可见肝内胆管及胆总管扩张，腹腔可见积液，则高度怀疑胆总管囊肿合并破裂可能。如果超声引导下诊断性穿刺腹水为胆汁样液体，则可证实该诊断。

2.鉴别诊断

（1）小儿囊肿型胆道闭锁：超声检查发现肝门区囊性占位时，需考虑胆道闭锁可能。胆囊形态、囊肿大小、肝内胆管是否扩张和囊肿与肝内胆管是否相通有助于两者的鉴别。如胆囊小或未显示，形态僵硬，囊肿较小，肝内胆管无扩张多提示胆道闭锁，反之多考虑胆总管囊肿。

（2）肝多发囊肿：肝的多发囊肿之间互不相通，且没有沿胆管走行的分布特点，可用于鉴别诊断 Caroli 病。

（3）胰腺囊肿：胰头区的囊肿可能误认为胆总管囊肿，可观察囊肿与胆管之间的关系两者是否相通。

（4）胃十二指肠溃疡穿孔：既往有消化性溃疡病史，表现为腹痛、压痛、腹肌紧张硬如板状，腹部立位 X 线检查可见膈下游离气体。

（5）急性胰腺炎：小儿急性胰腺炎多见于 4 岁以上儿童，有暴饮暴食或胆囊结石病史，可查血尿淀粉酶相鉴别。

（6）急性胆囊炎伴穿孔：超声检查可发现胆囊窝积液、胆囊壁缺损，但是胆总管壁的完整性良好。

（7）肝破裂：一般有外伤史，腹腔穿刺可抽出不凝血，而先天性胆管扩张破裂腹腔穿刺可抽出胆汁样液体。

（8）十二指肠重复畸形：壁可见肌层结构，常发生在十二指肠降部。

第八节　新生儿危重先天性心脏病

> 各类型新生儿危重先天性心脏病的危急值分类为"红色"，需出具报告后，10 分钟内通报临床医生

总　述

先天性心脏病是指胚胎在母体内发育过程中，由于各种原因导致心血管系统发育异常，婴儿出生时即存在的心血管系统结构畸形和（或）功能异常的病变。新生儿危重先天性心脏病一般是指多发的心脏大血管严重结构畸形，造成血流动力学严重异常，在新生儿期就会表现出症状，致患儿出现难以纠正的低氧血症、酸碱失衡，并进行性恶化，或并发反复呼吸道感染、心力衰竭，内科治疗难见成效，一般需要外科或者介入治疗才能生存。

新生儿危重先天性心脏病主要包括两类：动脉导管依赖型先天性心脏病，房间隔依赖型先天性心

脏病。动脉导管依赖型先天性心脏病血液供应多数来自于未闭的动脉导管和（或其他侧支循环，一旦动脉导管闭合或有闭合趋势，将很快出现严重缺氧及进行性酸中毒，危及生命，迅速导致死亡。动脉导管依赖型先天性心脏病又可分为3类：①依赖动脉导管供应部血流的先天性心脏病：包括肺动脉狭窄、室间隔完整型肺动脉闭锁、伴室间隔缺损的肺动脉闭锁、严重的三尖瓣下移畸形、其他心脏复合畸形伴肺动脉闭锁或狭窄（如合并重度肺动脉瓣狭窄的法洛四联症）等右心系统梗阻疾病；②依赖动脉导管供应主动脉血流和冠状动脉血流的先天性心脏病：包括左心发育不良综合征、重度的主动脉狭窄或主动脉弓缩窄、主动脉弓离断、严重的二尖瓣狭窄、Shone综合征等左心系统梗阻疾病；③室间隔完整的完全型大动脉转位：室间隔完整的完全型大动脉转位既是动脉导管依赖型也是房间隔缺损依赖型先天性心脏病。房间隔依赖型先天性心脏病左心房的血液来源为右心房，所以必须有房间隔缺损或卵圆孔开放，使混合于右心房的氧合和未氧合血液得以流入左心房，从而进入体循环动脉供血身体各部位，否则患儿无法生存。

患儿多数出生后有不同程度的发绀，进食或哭闹时加重，可为全身性，也可为差异性发绀。部分患儿出生后不久出现明显的心力衰竭症状，或者数日内出现进行性缺氧、生长发育迟缓，并有反复呼吸道感染等表现。发绀通常随动脉导管、卵圆孔缩小而迅速加重，一旦完全闭合则出现非常严重的缺氧、发绀、代谢性酸中毒，多数迅速死亡。所以新生儿危重先天性心脏病是新生儿期致死性疾病。但是由于危重先天性心脏病患儿在出生后早期可能没有明确的特征，多仅表现为发绀杂音不典型，导致早期诊断困难。超声是诊断新生儿危重先天性心脏病最重要的方法之一节段分析诊断法是先天性心脏病正确诊断的关键。如果发现患儿为动脉导管依赖型和（或房间隔依赖型先天性心脏病，则为危重状态。

对于新生儿危重先天性心脏病，积极合理的治疗是挽救生命的唯一方法。准确进行术前评估是制订最优手术方案、把握最佳治疗时机的前提。超声可以鉴别新生儿期危重先天性心脏病为手术提供合理的建议，有利于临床制订最优的手术方式，可避免延误治疗而危及生命。

室间隔完整型肺动脉闭锁

一、概述

室间隔完整型肺动脉闭锁（pulmonary atresia with intact ventricular septum，PAIVS）是一组少见、严重、复杂的发绀型动脉导管依赖型先天性心脏病，占先天性心脏病的1%～3%。本病患儿在出生后均有发绀,该病自然病死率极高,多在婴儿期死亡,如果不进行药物治疗和手术干预,患儿2周内死亡率达50%,6个月内死亡率为85%。幸存者多并发有心内畸形,如粗大动脉导管未闭和巨大房间隔缺损。新生儿期一经诊断即应尽早进行手术治疗,多数情况需要急诊或限期手术。本病的临床诊断和治疗均较为困难,预后极差。

室间隔完整型肺动脉闭锁的患儿肺部的血液供应,多数来自于未闭的动脉导管和(或)其他侧支循环,一旦动脉导管闭合或有闭合趋势,将很快出现严重缺氧及进行性酸中毒,危及生命,迅速导致死亡。PAIVS解剖变异大,病理解剖包括肺动脉瓣的完全梗阻、发育不良且发育程度不等的右心室及三尖瓣、伴或不伴冠状动脉畸形。

二、症状体征

多数患儿为足月新生儿,出生时体格发育一般正常,没有明显的临床症状,肤色多数正常。但通常在出生后头1天或者数日内,出现进行性缺氧,一般状态差,喂奶困难,呼吸急促,鼻翼扇动,皮肤苍白厥冷,活动能力低,生长发育迟缓,体重不增等,少数可猝死。出生后有不同程度的发绀,进食或哭闹时加重。发绀通常随动脉导管缩小而迅速加重,一旦完全闭合则出现非常严重的缺氧、发绀、代谢性酸中毒,多数迅速死亡。三尖瓣关闭不全和心力衰竭较严重者,通常有周围水肿等,体检时脉搏多数为正常或细速,伴明显三尖瓣关闭不全者可出现胸前突出,多数有左心室搏动增强,一般没有震颤。可有肺部啰音、周围静脉扩张、水肿和肝大等。

心脏听诊多数无特异性表现,第二心音单一明亮,可有第三心音、第四心音和奔马律,约50%的患儿没有明显的心脏杂音,有的在心前区有较轻而柔和的收缩期杂音或连续性杂音,第一心音之后可有喷射性喀喇音。伴三尖瓣关闭不全者,胸骨左缘靠近剑突部位有全收缩期杂音,可伴震颤。

三、超声检查

超声心动图显示室间隔连续完整,肺动脉瓣闭锁时呈团状或带状强回声无启闭运动,未探及明确的肺动脉瓣启闭现象,漏斗部严重狭窄或闭塞,右心室内径增大右心室壁增厚、右心室腔狭小或右心室腔内径在正常范围、甚至扩大。肺动脉主干闭锁者超声心动图可不显示漏斗部及肺动脉瓣,仅显示动脉导管连于主肺动脉,与左右肺动脉相连三尖瓣回声增强,关闭不拢或脱垂,部分患者三尖瓣位置下移。三尖瓣口舒张期血流不能显示,或仅显示局限于瓣口微量血流信号,伴有动脉导管未闭的患者,肺动脉端可探及源于降主动脉的左向右的双期连续性的分流频谱,最高峰值流速位于收缩期,而肺动脉瓣口无血流信号通过。伴有房间隔缺损者,可观察到房水平右向左的分流。

另外,超声可以测定三尖瓣与二尖瓣直径的比值,该指标可作为参考指标提供一些右心室发育程度的证据。新生儿三尖瓣与二尖瓣直径的比值<0.7，提示右心室发育不良，建议在一期手术时加做体肺分流。

检查主要诊断该病并评估右心室和三尖瓣的发育情况、肺动脉瓣的闭锁类型和肺动脉的发育情况及冠状动脉是否存在畸形，为临床提供确诊和分型的依据，指导外科选择手术方式。

超声不足之处是对于冠状动脉畸形的判断不够准确，应进一步行心导管检查明确。对于没有条件行心导管检查的单位，可根据三尖瓣Z值预测冠状动脉畸形。有证据提示三尖瓣Z值越小，同时存在冠状动脉畸形可能越大，甚至有学者认为Z值<-2.5即有助于预测冠状动脉瘘和RVDCC（右心室依赖型冠状动脉循环）。

四、其他检查

1. 心导管检查

怀疑合并冠状动脉畸形的PAVS，建议行心导管检查。能够直观显示冠状动脉畸形及特点，评估冠状动脉瘘的位置和大小，并提供右心室形态学和部分指标，如右心室指数（RVI）、右心室发育指数（RVDI），辅助判断右心室发育情况。

2. CT和MRI

CT和MRI在PAIVS诊断中不常规使用。CT和MRI可显示肺动脉发育情况和侧支循环建立情况。

五、诊断及鉴别诊断

1. 诊断

超声心动图能够清晰显示本病的病理解剖改变及血流动力学变化，是确诊本病的无创诊断方法。

2. 鉴别诊断

（1）三尖瓣闭锁：在三尖瓣闭锁，虽然右心室腔发育极小，右心室壁增厚与右心室发育不全型的患者的右心室发育极为相似，但所有三尖瓣闭锁患儿均有室间隔缺损并且肺动脉瓣叶的开放幅度可正常；但是，在部分三尖瓣闭锁患儿，可伴有肺动脉瓣狭窄肺动脉瓣开放受限，彩色多普勒观察时可见血流通过狭窄的肺动脉瓣口时，血流速度增高故在检查过程中，如注意到肺动脉瓣的情况，两者不难鉴别。

（2）重症法洛四联症：重症法洛四联症中肺动脉瓣重度狭窄，右心阻力负荷明显增加，右心室明显增厚，右心室小，主动脉骑跨的程度较轻时易于与本病相混淆，但如注意有无室间隔缺损同时并存，肺动脉瓣口可探及红五彩镶嵌色的高速血流通过，即能将两者相鉴别。

主动脉弓离断

一、概述

主动脉弓离断综合征（interrupted aortic arch，IAA）是一组罕见畸形，系主动脉弓两个节段之间没有血流直接连通，造成主动脉弓缺如或仅残留纤维束，其中，主动脉弓和降主动脉之间完全离断者称为主动脉弓离断或缺如，两者之间仍有残余纤维束而内腔互不通者称为主动脉弓闭锁，二者血流动力学状态无差别。该病占先天性心脏病的1%~4%，虽然发病率低，但属于新生儿危重型先天性心脏病，预后很差，若治疗不及时，约75%出生后1个月内死亡，90%在1年之内死亡。

单纯的主动脉弓离断非常罕见，常合并心内畸形。常见的合并畸形为室间隔缺损、动脉导管未闭，称为"主动脉弓离断三联征"，绝大部分合并动脉导管未闭，极少部分没有动脉导管未闭的病例则通过侧支血管为降主动脉供血。根据升主动脉与降主动脉中断的位置可将主动脉弓离断分为3型：中断的位置在左锁骨下动脉开口以远部位（A型）、在左颈总动脉和锁骨下动脉之间（B型）、在无名动脉起点和左颈总动脉之间（C型）。

二、症状体征

患儿出生后，由于肺动脉的阻力下降，心内的左向右分流量增加，可较早出现明显的心力衰竭，多数有呼吸困难、进食困难、发绀、周围动脉灌注明显减少并发育不良等表现。体格检查时，通常可观察到差异性发绀，四肢的血和脉搏可有明显差异，部分表现为近心端血压高，远心端血压低，部分出现右上肢血压高而左上肢与双下肢血压低。少数可观察到侧支循环体征。伴有肺动脉高压、心力衰竭或其他合并畸形时，可有相应的体征。

三、超声检查

1.超声检查目的及临床价值

（1）明确主动脉弓离断的部位，与无名动脉、左颈总动脉和左锁骨下动脉的远近关系，离断部位距降主动脉的长度。

（2）合并畸形的探查，肺动脉高压情况。

（3）侧支循环情况。

（4）术后评估吻合口通畅情况，关注有无残余梗阻的形成

2.超声表现

（1）胸骨上窝主动脉弓长轴切面显示正常的升主动脉上升弧度消失，且位置内移，近乎垂直向

上延伸，升主动脉与降主动脉的连续性中断。根据中断的位置确定分型，降主动脉借未闭的动脉导管（PDA）与肺动脉相通，动脉导管多粗大，犹如主动脉弓（易误诊为主动脉弓）。

（2）心底大动脉短轴切面显示升主动脉内径明显变细，小于肺动脉内径的 40%，左高位切面可见左右肺动脉、动脉导管形成的"三指征"。

（3）四腔心及左心室长轴切面可见左心扩大，左心室壁厚，合并肺动脉高压时，右心室扩大肥厚。并可见较大的室间隔缺损，室水平以左向右分流为主。

（4）CDFI：主动脉弓内血流中断，未闭的动脉导管可见右向左为主的分流信号

四、其他检查

1.胸部 X 线

肺血增多，通常主动脉结构显示不清，无名动脉增粗，降主动脉影通常不明显，心脏扩大，肺动脉段突出或呈瘤样扩张。少数可有肋骨压迹等侧支循环的表现。

2.心导管检查和心血管造影

表现类似于最严重的主动脉缩窄，心导管不能直接通过主动脉近端到达其远端，通常可从肺动脉经未闭的动脉导管进入降主动脉。升主动脉造影可显

示离断病变的部位、类型和其他合并畸形。

3. CT 和 MRI

CT 和 MRI 均可直接显示主动脉弓离断位置，可进行明确诊断，明确主动脉弓部病变累及长度及分支动脉情况。

五、诊断及鉴别诊断

1.诊断

二维超声心动图可直接显示主动脉弓部离断的病理解剖部位，是诊断本病的主要检查方法。多普勒超声检查有助于显示其血流动力学的变化。对于部分图像质量较差的患儿，超声心动图可进行提示性诊断

2.鉴别诊断

主动脉严重缩窄时，狭窄远端血管的灌注压力及流量显著下降，这时腹主动脉血流速度下降，加速时间延长，甚至成为持续存在于全心动周期的单相血流，通常与主动脉弓离断合并细小 PDA 患者的腹主动脉血流改变相同，其在肺动脉与降主动脉之间存在压差。此时，两者需要鉴别，需要特别仔细观察主动脉弓降部看似离断的部分是否还存在着细小、不易显示、走行迂曲的连接或者血流信号。

完全型肺静脉异位引流

一、概述

完全型肺静脉异位引流（total anomalous pulmonary venous connection，TAPVC）是指全部肺静脉未直接引流入左心房，而是直接或间接经体静脉引流入右心房系统，是一种少见的发绀型房间隔依赖型先天性心脏病，占先天性心脏病的 1.5%～3.0%，对血流动力学影响较严重，预后极差，如不采取手术干预，75%～80%的患儿在 1 岁以内死于充血性心力衰竭。

完全型肺静脉异位引流分为心上型、心内型、心下型及混合型四型，其中心下型和混合型大多数在婴幼儿期死亡。此病均有房间隔缺损或卵圆孔开放，其他并存的心脏血管畸形有动脉导管未闭、主动脉缩窄、永存动脉干等。

二、症状体征

症状体征与 TAPVC 分型及是否合并引流部位梗阻相关，合并肺静脉严重阻塞者，通常在出生后当日即有明显的临床表现，可出现肺水肿，有明显的呼吸困难和发绀，可出现喂养困难、呼吸急促、鼻翼扇动、四肢末端湿冷、心率增快等表现，并有反复呼吸道感染。部分患儿出生后不久可出现明显的心力衰竭症状，只有少数患儿没有明显心力衰竭，相对平稳地度过婴儿期，甚至儿童期。无引流部位梗阻性病变且房水平分流量较大者，出现症状晚，发绀通常不明显。发绀可呈间歇性，随体力活动而加重。少数可出现杵状指、趾。有的患者出现左侧胸廓隆起，肝脏肿大。听诊有心音变化及杂音。当患儿胸骨左缘出现连续性杂音，多数提示肺静脉畸形引流部位存在狭窄病变。出现心力衰竭的患者可有相应体征。

三、超声检查

1. 主要目的

（1）明确异位引流的类型。

（2）有无肺静脉梗阻。

（3）心脏大小和伴发畸形。

（4）有无肺动脉高压。

（5）术中与术后的随访。

2. TAPVC 共同超声表现

左心房小，壁光滑，左心房无肺静脉汇入（肺静脉与左心房不连接），右心房、右心室内径增大，室间隔呈反向运动，伴有房水平右向左分流，肺动脉增宽，患儿因房间隔缺损存活。

3.各型TAPVC超声表现

（1）心上型：超声显示上腔静脉增宽，肺静脉汇合点及其共同肺静脉干。左心室长轴和心尖四腔观可见肺静脉管状回声位于左心房后方，经胸骨上窝或胸骨旁短轴观可显示肺静脉汇合的典型声像图，动态扫查4条肺静脉汇合为共干，肺静脉共干汇入上腔静脉。

（2）心内型：此型肺静脉异位引流经冠状静脉窦时，超声显示左房室沟处冠状静脉窦扩张，胸骨旁左心长轴观显示略向前上方膨突至左心房。CDFI显示扩张的冠状静脉窦与左上腔静脉连接，因血流量增加而出现血流信号增强。如果未显示冠状静脉窦扩张，可追踪显示肺静脉入右心房的位置，诊断肺静脉异位引流至右心房。

（3）心下型：此型肺静脉异位引流经剑突下显示经膈肌的下行静脉声像，肺静脉经心房的后方，向下汇入下腔静脉或门静脉。心下型肺静脉异位引流常有狭窄，导致静脉回流受阻CDFI可显示局部血流梗阻。

4.彩色多普勒成像重点内容

可发现血流自右心房经ASD向左心房分流，与单纯ASD相反。彩色多普勒成像重点内容：①识别垂直静脉与永存左上腔静脉，其血流方向相反；②识别肺静脉与伪像；③显示异位引流的梗阻，局部狭窄。梗阻部位包括肺静脉总干、垂直引导静脉或限制性房水平分流（小的房间隔缺损甚至卵圆孔未闭）。肺静脉异位引流的患儿常有不同程度的左心发育落后，表现为左心房和左心室小，Z值负值增大，超声心动图应常规检测左心室舒张末期容积、左心室容积指数、左心室质量、每搏量、心排血量等，评价左心室发育。定期超声心动图评价肺动脉压的动态变化，应用三尖瓣反流和肺动脉瓣反流的压差，定量肺动脉压收缩压和舒张压。

四、其他检查

1.X线检查

肺纹理增多，肺动脉段突出，右心房、右心室增大。年龄较大的心上型完全型肺静脉异位引流的患儿，位于左上纵隔的垂直静脉和位于右上纵隔的扩张上腔静脉与位于下纵隔的右心房和右心室构成"8"字形心影。

2.心脏造影

（1）右心导管可经过腔静脉系统和右心房直接进入肺静脉，也可由右心房经未闭卵圆孔或ASD进入左心房。

（2）心上型完全性肺静脉异位连接，上腔静脉和无名静脉血氧含量高于股动脉血氧含量接近肺静脉，下腔静脉血氧含量不高，而右心房血氧含量很高。

（3）心下型完全性肺静脉异位连接的下腔静脉血氧含量高，而上腔静脉低。

（4）肺动脉和肺静脉造影可显示异位肺静脉、垂直静脉的走行。造影可显示位于心脏后方的汇总静脉与腔静脉、右心房或冠状静脉窦等相连，并可显示血流径路及扩张的肺静脉。

3. CT 表现

术前行 CT 检查可以明确肺内静脉发育情况。

（1）增强扫描：CT 可清晰显示两心房的形态及上、下腔静脉结构。

（2）三维重建：可以显示异位引流的肺静脉与腔静脉、右心房的连接关系，显示引流部位。直观显示上述细节，有利于手术方案的设计。

4.心电图

提示右心室和右心房肥大。

5.心导管检查

提示右心房压增高，肺血流量与肺动脉压亦增高，周围动脉血氧含量低。

五、诊断及鉴别诊断

1.诊断

在诊断完全型肺静脉异位引流方面，超声心动图已基本上取代了传统的心血管造影，可做出明确诊断，进行分型；但对于混合型及心下型，由于发病率较低，积累的经验较少，容易漏诊。

2.鉴别诊断

（1）无顶冠状静脉窦：冠状静脉窦的顶部缺如，剑下双心房观，其分流与共同肺静脉干的血流通过冠状静脉窦引流入右心房的血流动力学改变极为相似。但在无顶冠状静脉窦患者多切面观察房间隔，均未能探及房间隔部位的回声中断，仅在剑突下双心房断面，可观察到左心房的血流通过顶部缺如的冠状静脉窦进入右心房。

在引流入冠状静脉窦的心内型 TAPVC 患者，其冠状静脉窦明显扩张，可检出肺静脉形成的共同肺静脉干引流入冠状静脉窦的开口，并同时伴有 ASD 及房水平的右向左分流。

（2）部分型房室间隔缺损：肺静脉引流入冠状静脉窦的心内型，常容易与部分型房室间隔缺损相混淆。如果检查者缺乏经验，常将扩张的冠状静脉窦壁视为房间隔的残端组织，而误将心内型肺静脉异位引流诊断为部分型房室间隔缺损。应采用多切面、多方向扫查，注意房室瓣环部位有无房间隔残端组织。如在某个角度可探及房间隔残端组织，则应考虑可能是心内型肺静脉异位引流；通过观察有无共同的肺静脉干及冠状静脉窦是否扩张，即可做出鉴别。

完全型大动脉转位

一、概述

完全型大动脉转位（transposition of great artery，TGA）指心房与心室连接一致，心室与大动脉连接不一致，解剖结构上主动脉与右心室相连，肺动脉与左心室相连。完全型大动脉转位是新生儿期最常见的发绀型先天性心脏病，发病率为0.2%～0.3%，占先天性心脏病总数的5%～7%，居发绀型先天性心脏病的第二位。室间隔完整的完全型大动脉转位既是动脉导管依赖型也是房间隔缺损依赖型先天性心脏病。

完全型大动脉转位的预后很差，易发生心力衰竭，死亡率高，如不进行手术治疗，通常早期夭亡，未经治疗者30%于出生后数日内死亡，50%在1个月内死亡，90%在1年内死亡。完全型大动脉转位的胚胎学形成机制与圆锥动脉干的分隔与旋转异常有关。主动脉下方出现圆锥，与三尖瓣不直接连续，肺动脉下方圆锥消失，与二尖瓣之间为纤维连续，大血管前后的相对关系出现反转，主动脉从原来的后位转为前位，从右心室发出，后位的肺动脉由左心室发出。常见主动脉在肺动脉的右前方，也可见主动脉在肺动脉的正前方、左前方，极少数位于肺动脉的右后方。

完全型大动脉转位形成体循环和肺循环之间相互平行的循环系统，两个循环系统必须依靠室水平、房水平和大动脉水平存在的血流混合维持患儿生命，其血流动力学改变取决于是否伴有其他畸形，左右心血液沟通混合程度及肺动脉是否狭窄。超声可明确诊断，并能判断是否合并其他畸形。根据畸形情况完全型大动脉转位分为3类：完全型大动脉转位并室间隔完整、完全型大动脉转位合并室间隔缺损、完全型大动脉转位合并室间隔缺损及肺动脉狭窄。完整型或仅合并小房室间隔缺损的完全型大动脉转位因混合血少更危重，更需要及早救治。存活的婴儿，一般都合并大的室间隔缺损或单心室，或同时合并室间隔缺损与肺动脉狭窄，部分患者可仅合并房间隔缺损。

二、症状体征

临床表现为发绀，出现早，半数出生时即存在，绝大多数始于1个月内。随着年龄增长及活动量增加，发绀逐渐加重。发绀为全身性，若同时合并动脉导管未闭，则出现差异性发绀，上肢发绀较下肢重。出生后3～4周婴儿出现喂养困难、多汗、气促、肝脏肿大和肺部细湿啰音等进行性充血性心力衰竭等症状。患儿常发育不良,早期出现杵状指、趾。

三、超声检查

超声心动图检查应按节段分析法识别各结构的连接关系,确定大动脉之间的位置关系、动脉干下圆锥(漏斗部)、冠状动脉起源与分支、并发畸形(室间隔缺损、肺动脉狭窄、房间隔缺损、动脉导管未闭等),包括术中经食管超声和术后超声心动图评价,另外需测量左右心室大小,评估室间隔的位置,评估左、右心室压力;测量主动脉、肺动脉内径及两者比值,评估肺动脉高压情况。

二维超声显示房室连接正常,心室大动脉连接不一致,则可确立诊断。完全型大动脉转位在左心室长轴观可见主动脉与肺动脉起始部交叉关系消失呈平行排列,主动脉位于右前方。起自右心室,肺动脉位于左后方,起自左心室,主动脉瓣的位置高于肺动脉瓣;胸骨旁大脉短轴切面中可显示主动脉与肺动脉根部的位置关系,可见主动脉与肺动脉为两个环状回声无环绕关系,在绝大多数病例中,主动脉瓣位于肺动脉瓣的右前方,也可见主动脉在肺动脉的正前方、左前方,极少数位于肺动脉的右后方。探头稍朝上,可见位于后方的肺动脉分叉为左、右肺动脉。主动脉主干较长,显示有无名动脉、左颈总动脉、左锁骨下动脉等分支。

剑突下切面可同时显示两侧心室的流出道及大动脉,对诊断完全型TGA特别有价值。

彩色多普勒超声检查有助于心内分流方向、大小的判定及合并畸形的检出。胸骨上窝主动脉弓长轴切面容易显示未闭的动脉导管。在显示肺动脉时,CDFI可见经动脉导管的分流血流。剑突下四腔或双房切面常用于检查有无卵圆孔未闭或房间隔缺损,结合多普勒检查可评估分流量。室间隔缺损常见于流出道间隔及膜周部,胸骨旁左室长轴切面是显示对位不良流出道间隔缺损的最佳切面。术前对冠状动脉解剖类型的正确判断也十分重要。

四、其他检查

选择性右心室造影时可见主动脉发自右心室,心室造影可见肺动脉发自左心室,选择性升主动脉造影可显示大动脉的位置关系,判断是否合并冠状动脉畸形选择性造影准确显示冠状动脉的起源位置和畸形,TGA常合并冠状动脉畸形,行大动脉调转手术需要移植左、右冠状动脉,左、右冠状动脉的位置与移植的距离有关,移植中任何冠状动脉的扭曲和狭窄都会导致手术失败。单侧冠状动脉畸形可给左、右冠状动脉移植带来困难。

五、诊断及鉴别诊断

1.诊断

超声心动图检查是目前无创检出本病的最佳方法之一。二维超声可清晰显示心房、心室、大动脉位置及其相互之间的连接关系和空间方位。检查时，应按节段分析法的顺序，依序确定心房位、心室襻、大动脉的空间方位及其相互之间的连接关系等。

彩色多普勒超声可探及室水平的双向分流。若合并的 VSD 面积大于主动脉瓣口开放的面积，室水平的分流压差极小，分流通常呈层流状态，血流速度较低。合并肺动脉狭窄者，心室入主肺动脉的血流为高速湍流，呈五彩镶嵌色。大动脉转位伴有动脉导管未闭的患者，可于主肺动脉内探及源于降主动脉的双期连续性血流。

2.鉴别诊断

（1）右心室双出口：右心室双出口为部分型大动脉转位，易与完全型大动脉转位相混淆尤其是右心室双出口的大动脉转位类型。主动脉起源于右心室，而肺动脉骑跨于室间隔之上大部分从右心室发出，与 TGA 的主要差别在于大动脉的骑跨。因此，应从多角度、多切面观察，以便对两者进行鉴别。如果超声探测切面的角度不能与检查部位的心脏结构垂直，所获得的骑跨度可出现误差，显示大动脉起源的心室不够满意，容易造成误诊。因此，应反复细致观察，准确判断大动脉的起源部位和骑跨的程度。完全型大动脉转位肺动脉瓣与二尖瓣直接连接且主动脉与肺动脉多呈前后位，而右室双出口的主动脉与肺动脉并列。

（2）肺动脉闭锁合并室间隔缺损：大主动脉转位型肺动脉闭锁，主动脉位于右前方，起源于右心室。肺动脉闭锁位于瓣膜水平，尚可观察到主肺动脉腔及左、右肺动脉。若显示肺动脉的起源不清楚，可探查剑突下右心室流出道、双动脉长轴断面，有利于对两者进行鉴别。

第八章　浅表器官超声危急值诊断与鉴别诊断

第一节　急性睾丸扭转

> 急性睾丸扭转的危急值分类为"红色"，需出具报告后 10 分钟内通报临床医生

一、概述

睾丸扭转（acute testicular torsion）又称精索扭转，是由于睾丸和精索本身的解剖异常或活动度加大而引起的扭转，造成精索内血液循环障碍，继而引起睾丸出现缺血性改变。若不能及时纠正，容易导致不可逆的睾丸萎缩及坏死，严重影响患者的生殖功能和生存质量。因此，及时准确地诊断急性睾丸扭转并进行有效的外科干预是该疾病治疗的关键。

睾丸扭转是阴囊急症中最严重的一种，在急性阴囊疼痛疾病中占 25%～35%。睾丸扭转时间在 6 小时内为急性期睾丸扭转，在 6 小时内得到扭转纠正的睾丸挽救率可达 90%，12 小时内纠正挽救率为 50%，24 小时内则小于 10%。睾丸扭转后缺血持续时间由三部分构成：①患者发病至就诊；②患者就诊至确诊；③确诊至复位纠正。当患者及时就医情况下，就诊至确诊睾丸扭转的时间是决定睾丸缺血时间的最重要因素。

超声是目前鉴别急性阴囊疼痛疾病最常用、最高效的检查方法，超声医生对睾丸扭转的诊断准确性至关重要。诊断急性期睾丸扭转时，灰阶超声图像显示睾丸位置上移或呈横位睾丸和附睾大小、形态和结构改变不明显，或睾丸体积轻度增大、内部回声略减低。彩色多普勒超声（CDFI）图像示病睾与健侧对比血流信号减少或消失，睾丸动脉流速下降，血流阻力指数升高。精索增粗、呈同心圆结构是睾丸扭转的特异性征象。

国内文献报道的睾丸扭转误诊率远高于国外，可达 70% 以上，主要原因包括以下几个方面：①其症状和体征与急性睾丸炎或附睾炎等类似，临床工作中极易误诊为此类疾病；②睾丸扭转的临床症状多样，患者疼痛时间过长、疼痛泛化，部分病例表现不典型；③超声仪器对血流显示敏感度较差、仪

器血流参数调节不佳、睾丸扭转早期血流信号减弱不明显；④临床及超声医生经验不足、对睾丸扭转认识不够。因此，在诊疗过程中，超声医生应对急性睾丸扭转有足够的认识和警惕，严格执行诊疗规范，明确睾丸扭转与其他疾病的鉴别要点，最大程度地避免漏诊和误诊，同时要注意对超声仪器的使用和调节，以保证诊断的准确性。

一旦怀疑睾丸扭转，应第一时间复位、急诊手术探查，切除坏死睾丸，对侧睾丸进行预防性固定。术中超声可提供重复检查、动态监测，能提高手法复位成功率，持续观察患侧睾丸血供的恢复情况，评估外科治疗效果。术后可通过超声随访3～4个月，以检测复位后睾丸是否发生萎缩。

二、病因

睾丸按扭转发生的部位可分为鞘膜内型和鞘膜外型。大部分扭转为鞘膜内型，可发生于任何年龄段；鞘膜外型较少见，好发于睾丸未降的新生儿。发生急性睾丸扭转的原因主要包括以下几个方面：①睾丸发育不良、睾丸系膜过长或阴囊过大，鞘膜将睾丸附睾完全覆盖，以上因素增加了睾丸的活动度；②附睾仅与睾丸上、下极的某一极附着，导致二者连接不完全；③睾丸下降不全或异位等解剖结构异常，睾丸呈水平位；④睡眠时迷走神经异常兴奋导致提睾肌收缩增加或睡姿改变压迫阴囊引起扭转；⑤剧烈运动、外伤及环境温度变化等可直接导致提睾肌痉挛、收缩不规律并发生扭转。左侧睾丸发病率高于右侧，可能与左侧精索较长有关。双侧睾丸同时扭转的概率极低。

当精索沿其正常走行方向发生旋转时导致精索内动、静脉不同程度扭曲，供应睾丸的血流突然减少或中断，进而导致睾丸的急性缺血。扭转角度为90°～720°不等，角度越大睾丸缺血症状越明显。按缺血程度分为不全扭转型和完全扭转型。最初为精索静脉受压，睾丸中血液回流障碍，而动脉血流灌注依然持续，此时称为不全扭转期；当精索高度肿胀，压迫睾丸动脉并导致血管内血栓形成，睾丸组织无血流灌注，则称为完全扭转期。睾丸损伤程度与扭转时间和扭转角度密切相关，睾丸扭转4小时即可引起睾丸实质不同程度的缺血、坏死，生精功能受损；超过6小时精子及睾丸上皮细胞大量凋亡，血-睾屏障破坏，精子与血液接触后产生精子抗体，同时睾丸存活概率明显降低，以上病理生理改变都将一定程度上影响患者的生育功能。

三、症状体征

急性睾丸扭转典型的临床表现为突发性一侧阴囊剧烈疼痛，患者常在睡眠中惊醒，或发病于剧烈活动或外伤后，起初通常为隐痛，持续性加重进展为剧烈疼痛，沿精索向上放射至腹股沟、下腹部或腰部，通常伴有恶心和呕吐症状。可出现一过性肉眼血尿。急性期查体患侧阴囊可无明显红肿，睾丸明显肿胀，触痛明显，由于提睾肌痉挛和精索扭转缩短，使睾丸抬高呈横位，甚至提升至腹股沟外环口处，睾丸与附睾的相对位置变化，提睾反射减弱或消失。托高阴囊时，睾丸疼痛加剧，即阴囊托高试验阳性或弱阳性。

四、实验室检查

睾丸扭转患者在血常规检查时白细胞计数可正常或轻度升高。

五、超声检查

超声检查具有无创、特异性高和可重复检查等特点，对急性睾丸扭转具有重要的诊断价值，为其首选的筛查方法。检查过程中双侧睾丸附睾的灰阶、彩色多普勒及频谱多普勒图像特征的对比是诊断该疾病的关键。

1. 二维

睾丸扭转的声像图表现因扭转持续时间及扭转程度不同而有所变化。灰阶图像示急性期睾丸和附睾大小、形态和结构大多无明显改变，二维图像与健侧类似。少部分病例见睾丸体积轻度增大及睾丸内部回声略减低。随着扭转时间延长，睾丸体积明显增大，实质回声减低、不均匀，见细网状或小蜂窝状结构则提示发生组织坏死。可伴有附睾增大、内部回声不均匀。精索增粗、扭转成团呈同心圆结构是睾丸扭转的特异性征象。

2. 彩色多普勒超声（CDFI）和脉冲多普勒（PW）

彩色多普勒和频谱多普勒是诊断急性期睾丸扭转的可靠依据。急性期睾丸呈缺血性改变，与健侧相比血流信号减少或消失，睾丸动脉流速下降，血流阻力指数显著升高，同侧精索动脉阻力指数也升高。非急性期睾丸扭转彩色多普勒血流成像显示，患侧睾丸内无明显血流信号或仅有少量血流信号，周围因机体炎性组织反应而血流增多，血流信号丰富呈"环岛征"。

值得注意的是，发生急性期睾丸不全扭转时患侧睾丸回声、血流信号与健侧对比多无明显改变，睾丸位置也可无明显异常，因此按照常规超声观察睾丸回声、血流信号等方法极易造成漏诊。有研究认为，观察到精索组织的漩涡状回声可能是诊断睾丸不全扭转的唯一可靠征象。

3. 彩色多普勒能量图（color Doppler energy imaging，CDE）

CDE 具有血流敏感性高、角度依赖性小及无混叠等特点，在显示睾丸内极低速细小血流及血管走向分布方面优于常规彩色多普勒超声，可更加真实准确地评估扭转急性期睾丸实质内血供情况，同时可以动态观察手术前后睾丸血流变化、评价术后效果。但 CDE 对图像稳定性要求稍高，不能显示血流的速度和方向，无法判断动、静脉，所以 CDE 可作为彩色多普勒超声的有效补充而不能独立用于诊断。

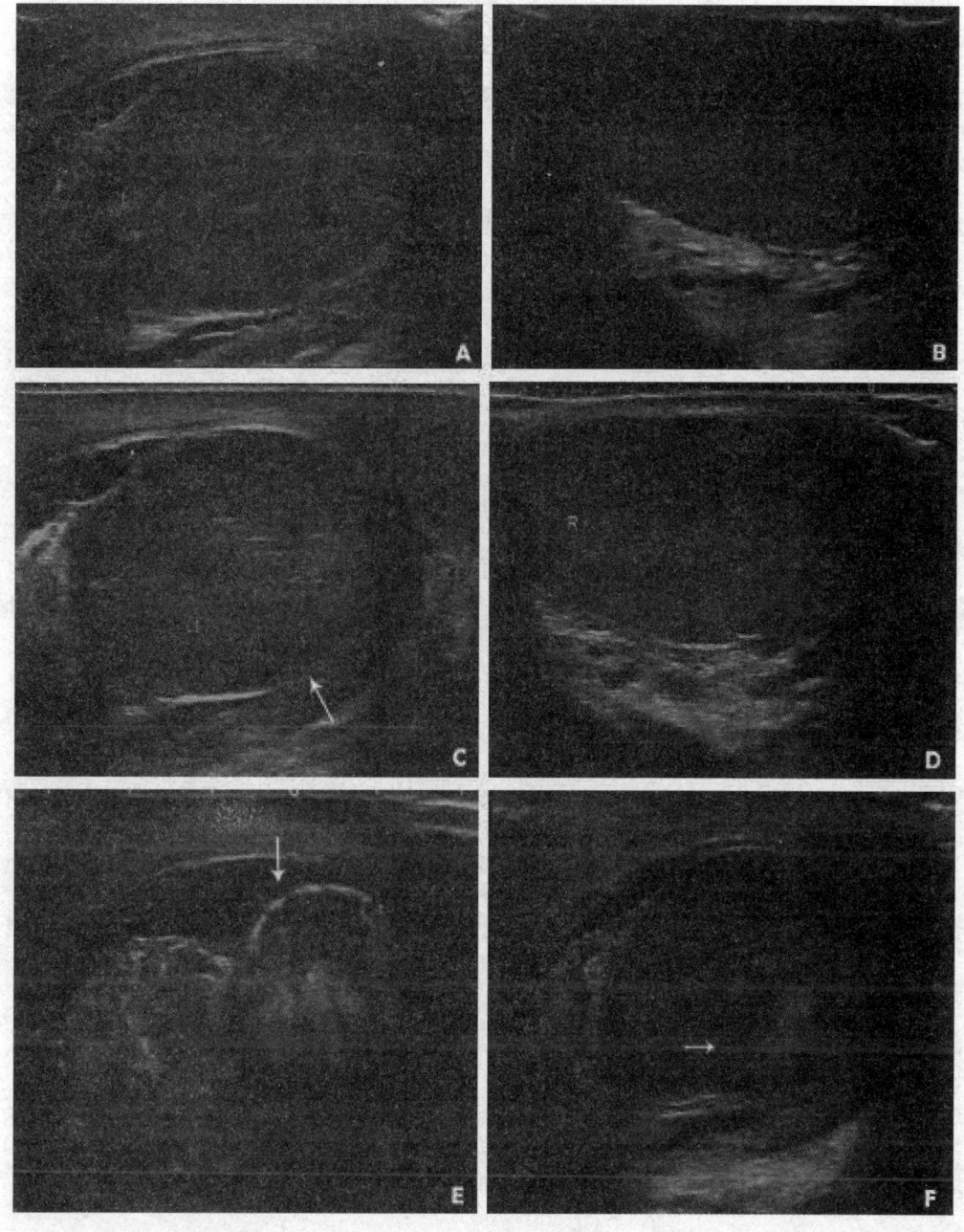

图 6-1 睾丸扭转坏死

阴囊彩超示：左阴囊皮下组织增厚，最厚处约 0.6cm，左侧睾丸大小约 3.9cm×3.4cm×2.7cm，形态尚规则，回声不均匀、减低，探及多个偏强回声，较大者 1.3cm×1.0cm，CDFI 及 ADF 示：睾丸内未探及明显血流信号。鞘膜腔内探及无回声区，内充满细密点状回声及分隔。阴囊内附睾旁探及范围约 4.4cm×3.7cm×3.0cm 不均质偏强回声团，与附睾及睾丸分界不清。右睾丸大小、形态正常，包膜完整，回声均匀，彩色血流信号显示正常。超声提示：不除外左侧睾丸扭转坏死、左侧睾丸内偏强回声，左侧鞘膜腔积液（透声差），左侧阴囊内偏强回声团，左侧阴囊皮下组织水肿（图 A 至图 E）。

4.超声造影

在显示急性睾丸扭转的血流灌注信息方面较常规超声更具优势，睾丸内造影剂增强，强度可精准反映其血供情况，干扰因素少，可避免假阳性或假阴性血流对诊断结果产生的影响，尤其在超声诊断不明确的急诊情况下推荐使用。经肘静脉注入微泡造影剂，完全性扭转时患侧睾丸内始终未见造影剂填充，不全扭转时睾丸内造影剂填充不均匀，可见片状高回声区及造影剂缺损区，睾丸实质及周边显影时间、达峰时间较对侧正常睾丸延长，峰值强度降低，造影剂消退缓慢。超声造影可提高不全扭转睾丸血流信号的检出率，诊断睾丸不完全扭转的准确率明显高于彩色多普勒超声。

六、其他检查

1.磁共振检查

其影像学特征是在精索鞘膜水平出现螺旋形扭转，扭转发生一段时间后可发现睾丸体积增大。但该检查受使用时间、条件及费用的限制，不作为急诊筛查的首选方法。

2.核素锝-99 睾丸扫描

急性睾丸扭转后血流明显减少而出现放射性稀疏或缺损，高度提示睾丸血管受损。双侧睾丸对比判断更为直观，目前核素锝-99 睾丸扫描是睾丸扭转术前诊断的金标准。但此项检查需要静脉注射且耗时较长，并不适合急诊诊断，且一般在大型医院开展，基层医院难以普及，因此临床上也不作为首选检查。

3.近红外光谱精索氧饱和度监测

利用经皮近红外光谱探针研究和比较双侧精索的血管氧饱和度，发生扭转侧的组织氧饱和度迅速而持续地减低。该新技术的可行性和准确性研究尚在进行中。

4.阴囊镜

对睾丸扭转的诊断具有一定意义，作为有创性检查可直观地评价睾丸情况比其他检查方法具有更高的准确性，但目前无法在急诊筛查中广泛应用。

七、诊断及鉴别诊断

1.急性附睾炎或急性附睾-睾丸炎

本病是最常见的造成阴囊疼痛的原因，是最易与睾丸扭转混淆的疾病。多发生于成年人，起病缓慢，常伴有发热和外周血白细胞增多。触诊患处疼痛明显，可触及肿大的睾丸或附睾。阴囊抬高试验是指附睾炎患者抬高患侧阴囊时疼痛减轻。超声声像图表现为睾丸和附睾位置正常，其炎性病变处体积明显增大，内部回声减低伴不均质改变，出现片状的低回声或无回声区，同侧精索增粗，多伴有少量鞘膜腔积液。彩色多普勒超声显示睾丸或附睾内血流明显增加且流速增快，血流阻力明显降低，该特征是其与睾丸扭转相鉴别的重要指标。

2.急性睾丸附件扭转

睾丸附件是胚胎时期米勒管发育过程中的残余。正常睾丸附件有蒂，大小为1～10mm，其超声图像特征是睾丸上极上方或睾丸上极与附睾头之间见类圆形结节，呈低-中等水平回声，内部回声不均匀，彩色多普勒血流成像示其内未见血流信号，伴有明显的阴囊壁水肿和睾丸鞘膜腔积液。而患侧睾丸位置、大小、内部回声和血流信号均未见异常。睾丸附件扭转发病较缓，疼痛轻，是一种自限性疾病，采取非手术治疗即可痊愈，因此结合超声检查确诊后可避免不必要的手术探查。

3.绞窄性腹内疝

腹腔内的睾丸扭转应与绞窄性腹内疝相鉴别。绞窄性腹内疝具有典型的肠梗阻的症状和体征；而腹腔内睾丸扭转不具有肠梗阻体征，而且疼痛点相对较固定，甚至在触诊下可触及腹腔内肿大的睾丸。

4.泌尿系结石

泌尿系结石导致的急性肾绞痛可放射到同侧睾丸，引起同侧睾丸疼痛但超声显示双侧睾丸附睾外形、大小、回声、血流均正常。结合患者存在腰痛、血尿的病史以及超声提示肾盂输尿管扩张及尿路结石，可明确诊断。

第二节 睾丸破裂

睾丸破裂的危急值分类为"红色"，需出具报告后10分钟内通报临床医生

一、概述

阴囊皮肤薄且缺乏皮下脂肪，因此睾丸组织受外力后抗损伤能力差。单纯通过病史、临床表现及透照法来评估阴囊内容物的外伤程度，很难确切判断有无睾丸损伤、是挫伤还是破裂。睾丸的损伤形式对于确定治疗方案具有重要意义，睾丸破裂如能早期诊断、早期手术探查，可以显著降低睾丸切除率，减少局部感染的形成，有效避免睾丸萎缩及生精障碍的发生。

阴囊睾丸损伤多由直接暴力冲撞、挤压所致，阴囊肿胀、淤血，睾丸肿大界限不清，临床很难通过病史、体征和触诊来准确判断是否存在睾丸损伤及损伤的程度，因此睾丸破裂常被漏诊或误诊为单纯性阴囊血肿、睾丸挫伤而采用非手术治疗，直接导致睾丸切除或睾丸萎缩等严重后果。睾丸破裂早

期手术探查的睾丸切除率仅为9%,而晚期手术的睾丸切除率为45%,非手术疗法治疗睾丸破裂的失败率为45%。

对阴囊外侧有血肿者应想到睾丸破裂的可能,应用超声行急诊检查可以早期做出诊断明确损伤类型、损伤的范围和程度,同时了解对侧睾丸是否正常,有无伴随其他病变。损伤早期临床征象不典型时,超声对睾丸破裂更具有诊断价值。检查过程中应对阴囊及内容物进行多切面扫查,主要观察阴囊壁层次结构,睾丸回声是否均匀,形态有无异常,内部有无肿块,睾丸周围有无积液与血肿,包膜有无中断,CDFI观察睾丸内部及周边血流情况。根据超声表现,睾丸破裂可分为血肿型、裂伤型和碎裂型,血肿型表现为患睾体积增大,外形尚规则,包膜完整,内部回声不均匀,可见不规则低回声区或无回声区,其内未见明显血流显示;裂伤型表现为患睾肿大、形态不规则,包膜回声中断,可见大小不等的裂口,阴囊内大量液性暗区,裂口处及异常回声内部可见少许动、静脉血流信号或未见明显血流显示;碎裂型表现为患睾形态严重失常,睾丸组织明显离断或破碎,睾丸实质回声强弱不均,结构紊乱,周围见大量液性暗区,无血流信号显示。

单纯睾丸内极小血肿可采取非手术治疗,但必须密切观察局部肿胀情况,必要时行超声复查。当睾丸破裂表现为大血肿、裂伤型和碎裂型时必须尽早施行手术探查,清除积血和坏死组织、修复白膜裂口和清除破裂的睾丸组织。超声可以作为监测手段评价患者治疗后恢复情况,对非手术治疗的患者进行动态观察,及时为临床提供有价值的诊断并指导治疗。

二、病因

外界直接暴力是造成睾丸破裂的最常见原因,包括踢伤、撞伤、挤压伤、骑跨伤、锐器伤和交通伤等,其损伤程度轻重不等,通常伴有阴囊、附睾、精索及鞘膜组织损伤,多发生于青壮年。

三、症状体征

患者主要临床表现为患侧阴囊壁发绀、肿胀,疼痛剧烈并向大腿根部或下腹部放射,部分病例伴有恶心呕吐,严重者出现休克。查体见阴囊淤血、肿胀,睾丸界限不清,触痛明显。

四、实验室检查

睾丸破裂后,血睾酮水平均有不同程度的下降,同时反馈性引起促卵泡生成素(FSH)、促黄体生成素(LH)的升高,血抗精子抗体(ASAB)升高、精子计数减少和质量下降。测定以上实验室数据,可了解睾丸的损伤程度,同时作为评估日后性功能和生育力的参考指标。

五、超声检查

检查时患者取仰卧位,两腿分开,充分显露会阴部,嘱患者用手提起阴茎以充分显露和固定阴囊,常规方法探查，注意睾丸大小、形态、包膜连续性、内部回声及鞘膜腔内变化，应双侧对比扫查。

1.二维

根据超声表现，睾丸破裂可分为3种类型：

（1）血肿型：患侧体积增大，但程度不同，形态正常或轻度失常，包膜未见明显中断，内部回声不均，睾丸内可见单个或多个不规则低回声区或无回声区，无回声内透声差，可有絮状物漂动；包膜下血肿表现为包膜下液性暗区，呈梭形。

（2）裂伤型：表现为患者睾体积明显增大，形态不规则，失去正常的椭圆形态，白膜连续性中断，并可见大小不等的裂口，睾丸内部回声不均匀，出现强弱不均、形态不一的团块，裂口周围可见大片液性暗区，或不规则高回声区，如裂口距离＞25mm则裂伤严重。

（3）碎裂型：睾丸形态严重失常，睾丸组织明显离断或破碎，睾丸实质回声强弱不均，结构紊乱，其内可见不规则分布的小片状及条状液性暗区，睾丸周围见大量液性暗区。

2. 彩色多普勒超声（CDFI）

（1）血肿型：低回声或无回声，无回声区内未见明显血流显示，周围睾丸组织血流信号增多。（2）裂伤型：裂口处及异常回声内部可见少许动、静脉血流信号或未见明显血流显示，正常睾丸组织内血流信号稍丰。

（3）碎裂型：睾丸破碎时实质内无明显血流。

3.超声造影

与传统的多普勒技术相比，超声造影技术能更好地显示感兴趣区的微血管和血流灌注状态，通过观察阴囊及睾丸内病灶的灌注过程和回声变化来辅助诊断，对睾丸内血肿、缺血、破裂和睾丸外血肿等睾丸损伤的诊断具有重要价值。由于睾丸组织内的血管少且细、造影时表现为周边包膜高增强，内部相对低增强。

不同类型睾丸破裂的超声造影表现如下：

（1）血肿型：包膜连续完整，睾丸内见一个或多个不规则的低或无强化。

（2）裂伤型：睾丸形态失常，包膜回声中断，经包膜破口处见低至无强化的睾丸组织突入鞘膜腔内，鞘膜腔内见无回声区。

（3）碎裂型：睾丸实质结构紊乱，无明显强化。超声造影对睾丸包膜是否完整及睾丸组织缺血区域的评估，明显优于常规超声。

六、其他检查

1. CT 检查

对睾丸破裂时睾丸形态和血肿情况的显示较为清晰。扫描见睾丸增大、内部密度不均，实质内血肿为低密度区；睾丸裂伤或碎裂时表现为睾丸形态失常，白膜不完整，睾丸组织突出或睾丸断片分离、破碎。当患者存在明显触痛或开放性损伤而难以完成超声检查时，CT 对于睾丸破裂的诊断和分类具有重要意义。但 CT 检查可导致生精功能受损，应尽量避免使用。

2. MRI 检查

对软组织显示能力强，对白膜的观察最具优势。通过多平面成像可准确判断睾丸损伤，且能精确显示睾丸内部出血及鉴别急性期、亚急性期或是陈旧性出血，在评估睾丸破裂预后方面具有较好的价值。但其价格昂贵，检查时间相对较长，目前临床较少应用于睾丸破裂的诊断。

3. 直接睾丸造影法和同位素扫描

即将造影剂直接注入外伤后的睾丸实质内行造影检查，可明确诊断睾丸破裂，有研究显示其诊断准确率为 100%。国外学者报告用同位素扫描也可发现睾丸破裂。但考虑到经济、检查时长及基层医院实际情况，这两种方法应用较少。

七、诊断及鉴别诊断

1. 睾丸挫伤

表现为患睾体积正常或较健侧稍增大饱满，形态无异常，包膜完整连续内部回声欠均或不均，可见线片状无回声区，睾丸周围无或有少量液性暗区，彩色多普勒超声（CDFI）示睾丸内血流信号正常或稍增加。

2. 睾丸破裂引起的鞘膜积血与阴囊壁血肿

前者表现为睾丸周围有大范围液性暗区，包绕睾丸包膜不连续或中断；后者表现为阴囊壁增厚，回声杂乱，血肿区无血流信号。

3. 睾丸破裂与睾丸扭转

二者睾丸均可表现为体积增大，但前者一般有明确外伤史，睾丸内可见不规则低-无回声区、实质回声强弱不均、包膜连续性中断等，其周边正常睾丸组织血流信号可增加；后者多夜间急性起病，睾丸实质回声弥漫性减低、不均，血流信号明显减少或消失。

4. 睾丸破裂与急性睾丸炎

二者睾丸均可不同程度增大，实质内出现不规则性低回声或无回声区。但 CDFI 显示前者的低回声或无回声区内无血流信号，而炎症时其内血流信号增加，血流速度加快。

5.睾丸血肿与睾丸肿瘤

二者睾丸均可明显肿大，实质内见团块回声，但前者有明确外伤史，团块多呈低回声或无回声，内部无血流信号，周边血流信号可增加，而后者实质性团块内血流信号一般较丰富，周边血流信号无明显变化。

第三节 坏死性筋膜炎

> 坏死性筋膜炎的危急值分类为"红色"，需出具报告后10分钟内通报临床医生

一、概述

坏死性筋膜炎（necrotizing fascitis，NF）是一种少见、起病隐匿、进展迅速、病情凶险致死率高的重症感染性疾病，属外科危重急症，其治疗原则是早期清创引流、应用广谱或敏感抗生素和全身支持治疗。早期诊断、及时手术并加强围手术期综合支持治疗是提高治愈率的关键。NF一经确诊，必须及早行广泛切开、彻底清创、通畅引流。研究表明，影响NF患者病死率的最重要因素是确诊后首次清创引流的时间和范围，若时间大于24小时，患者的死亡风险将增加9倍。

坏死性筋膜炎（NF）又称Fournier坏疽、坏死性丹毒和急性皮肤坏疽，是一种多种细菌混合感染导致，以皮下组织和筋膜坏死为特征的爆发性重症感染性疾病。该病属于少见疾病，主要侵犯皮肤、皮下组织和筋膜，不累及肌肉是其重要特征。NF起病隐匿，进展迅速，病情凶险，早期症状不典型，容易误诊，延误治疗可导致严重后果，甚至危及生命，有较高的病死率。

选择正确的影像学检查对于NF的早期诊断具有重要价值，超声检查具有无创、快速床边及动态实时等独特优势，在早期NF诊断中具有较高的敏感度和特异度，文献报道可达88%~93%，当超声医生发现符合NF的特征性超声表现时，尚需结合临床表现和实验室检查进行综合思考，如NF的诊断成立，应按危急值制度及时向临床医生汇报结果，有助于让患者在第一时间得到有效的临床救治，提高抢救成功率和治愈率，减少不良结局及后期潜在的医疗纠纷。

二、病因病理

NF可发生于任何年龄，50岁以上居多，男多于女，全身均可发病，以肛周会阴生殖区和四肢居多。NF多发于糖尿病、肛瘘、免疫抑制状态、肝硬化、慢性肾衰竭和肿瘤等人群，其中糖尿病是NF最常见的伴发疾病。NF发病机制尚不完全明确，发病前通常有病变部位的感染和损伤。

NF由需氧菌和厌氧菌混合感染所致，主要的需氧菌为金黄色葡萄球菌和大肠埃希菌，厌氧菌大多数是消化链球菌。该病的主要病理改变是细菌感染沿皮下组织迅速蔓延，皮下组织充血和水肿，继而堵塞皮下血管，导致供应区域的皮下组织缺血性坏死和化脓性感染，可有局部皮肤坏疽，多不侵犯肌肉。厌氧菌产生大量硫化氢气体，导致皮下积气。

三、症状体征

NF早期临床表现不典型，多以病变处疼痛和肿胀为首发症状，病变局部表现为皮肤红、肿、热、痛，常被误诊为蜂窝织炎、肛周脓肿等肛周感染性疾病，但疼痛强度与病变区局部外观不成比例，此时应怀疑NF的可能。

NF病情进展迅速，中晚期时病变处胀痛呈进行性加重，并迅速向周围蔓延，可累及外生殖器、双下肢和腹壁。由于血管栓塞，皮肤呈暗红色或黑色，水肿明显者呈橘皮样外观，可出现皮肤水疱和破溃，破溃后的血性渗液伴有明显臭味。触诊病变处僵硬无波动感，多可触及捻发音。

NF的全身症状在早期即可出现，如寒战、高热、恶心、呕吐、腹泻等，伴有水和电解质紊乱、酸碱失衡、贫血及低蛋白血症，若得不到及时有效的治疗，患者可出现感染性休克多器官功能衰竭等表现。

四、超声检查

1.二维超声显示

（1）皮肤层和皮下组织肿胀、增厚

（2）皮下组织积液，透声不良。

（3）皮下组织积气，表现为皮下组织内大量气体样强回声。

皮下组织的积液即脓液，当皮下组织积气较多时，可通过挤压后有无液体流动来确定有无脓液。皮下的气体即厌氧菌产生的硫化氢气体。上述声像图表现在NF早期即可出现，其中以皮下气体强回声最具特征性，依据此征象，可在超声引导下标记病变范围，为手术清创范围的设定提供重要依据。

2. 彩色多普勒超声（CDFI）

病变区由于缺血坏死无血流信号显示，而邻近的肌层或皮肤层由于炎症反应血供多丰富，无特异性。发生于阴囊区域的NF，超声诊断NF的同时，还可以评估睾丸的血供情况，为临床手术方案的制订提供重要信息。

此外，以肛周脓肿和肛瘘为基础的NF应用经直肠超声检查肛管和直肠及周围间隙，诊断NF的同时，还可以确定有无瘘管和内口，以期一次治愈。

五、其他检查

1. 实验室检查

白细胞计数明显增多,可达(20~40)×10 9/L,核左移。随病情进展可出现电解质紊乱、酸碱失衡,贫血,低蛋白血症、弥散性血管内凝血等。

2. CT、MRI 检查

均可显示皮下组织肿胀和皮下积气,对液体的判定有一定困难,其中 MRI 较 CT 敏感度更高,但成像时间长,检查时需要患者配合,多不适用于病情危重者。

六、诊断及鉴别诊断

伤口探查和清创时软组织活检是 NF 诊断的金标准。NF 主要需要与以下疾病相鉴别:

1. 丹毒

局部为片状红斑水肿,边界清晰,伴有淋巴管炎和淋巴结病变,有发热但全身症状较轻,无脓液和皮下积气。

2. 蜂窝织炎

为皮肤和皮下组织的化脓性感染,无皮下积气。

3. 肛周脓肿

多为腺源性感染,多有瘘管和内口。病变深浅不定,可累及肌肉,多无严重的全身中毒症状,且脓肿处无气体(或少量气体)。

4. 气性坏疽

主要继发于火器伤,病变处亦出现皮下积气,可侵犯肌肉是其与坏死性筋膜炎的鉴别要点。

第四节 横纹肌溶解综合征

> 横纹肌溶解综合征的危急值分类为"红色",需出具报告后 10 分钟内通报临床医生

一、概述

横纹肌溶解综合征(rhabdo myolysis,RM)是指机体横纹肌广泛急性破坏和溶解,肌内容物释放进入全身血液循环而导致的多个组织器官损伤的临床症候群。RM 的死亡率为 8%~10%,并发急性肾衰竭时死亡率高达 42%~51%。早期诊断是避免严重并发症、提高

RM抢救成功率的关键。

RM是指各种原因引起的广泛横纹肌细胞坏死、细胞膜完整性破坏、细胞内毒性物质释放至细胞外液及全身血液循环，进而导致体内代谢紊乱、急性肾衰竭及多器官功能障碍的一组临床综合征。RM是一种少见但具有致命性的疾病，其病因复杂、早期临床症状不典型且病情轻重不等，常被临床医生忽视而延误治疗，造成严重不可逆的后果。因此如何及早发现并正确诊治该疾病是减少并发症、改善RM预后的关键因素。

导致RM误诊漏诊的原因主要包括以下4个方面：病因复杂、临床少见、症状不典型和医生诊断思维局限。目前，临床上主要通过追问病史并结合临床表现及相关实验室、影像学检查从病因诊断、横纹肌溶解的诊断及并发症的诊断3个方面进行综合判断。作为超声科医生应该建立对RM病因、疾病本身和并发症的系统性认知，当患者有引起RM的病因及临床表现时如肌肉肿胀疼痛、肌无力、茶色尿或其他并发症症状等，须详细问诊、扩大扫查范围并结合实验室检查，有利于及时准确地做出诊断。

超声检查可以快速、实时且动态地显示病变肌肉的范围、肿胀程度、与周围软组织的关系，观察肌纹理回声变化及局部血运情况，根据RM的声像图特征进行诊断。对于局部积液过多时，可行超声引导下抽液治疗，少数病因不明确的病例可行超声引导下肌肉穿刺以确诊。此外，超声检查还可追踪观察疾病变化和治疗效果，对本病的诊断、疗效评价及鉴别诊断具有重要价值。 在实际临床工作中，超声声像图通常显示的是多种病变的复合伤，如过度运动引起的RM常伴有肌肉的撕裂伤，横纹肌溶解后坏死物质易形成局部血肿和积液，并发急性肾衰竭时肾出现相应的声像图改变，因此超声医生应该在准确诊断的基础上给予临床多角度提示，为RM的诊治提供更多有效的信息。RM的治疗原则是尽快明确并去除病因，及早给予液体治疗和血液净化治疗，防治危重并发症。

二、病因

RM的病因广泛而复杂，根据横纹肌损伤发生的原因，临床上将其分为创伤性RM和非创伤性RM。

创伤性RM是由挤压、创伤、运动等物理因素造成的大面积肌肉损伤或缺血，进而导致的横纹肌溶解，包括直接和间接损伤。

非创伤性RM的病因包括药物、毒物感染、大量饮酒、电解质和渗透压的改变、自身免疫性疾病、遗传学疾病、内分泌及代谢性疾病等非物理因素，非物理性因素主要从能量和代谢方面破坏了骨骼肌细胞的完整性。

虽然RM最早是在创伤患者中被发现，但目前非创伤性RM的发病率是创伤性RM的5倍以上。

以上病因的致病机制虽有不同或互相重叠，但最终结果均为肌细胞膜损伤和（或）细胞能量代谢障碍，引发细胞外钙离子、钠离子和水内流，钾、磷、嘌呤和肌红蛋白等渗漏到细胞外，钙依赖性蛋白酶及磷脂酶活化后分解肌原纤维、细胞骨架及膜蛋白，发生肌细胞溶解、细胞内毒素释放至细胞外液和血液循环中，从而导致多器官受损的一系列病理生理变化。

三、症状体征

创伤性 RM 可出现受伤部位的局部压痛、出血、水肿或开放性损伤等，而非创伤性 RM 存在导致横纹肌溶解的原发病表现。RM 本身的临床表现，因个体病因差异而症状不同，主要包括肌肉肿胀疼痛、肌无力、发热、恶心呕吐、茶色尿、心动过速、少尿或无尿，其中肌痛、肌无力和茶色尿为其典型三联征，但很少同时出现或最初的症状仅是尿液颜色的改变。

广泛性横纹肌坏死可导致一系列并发症，如急性肾衰竭、严重的电解质紊乱、代谢性酸中毒、休克、弥散性血管内凝血、心律失常和呼吸窘迫综合征等多器官功能障碍。但其临床表现都是非特异性的，症状复杂，必须结合病史及实验室检查做出判断。

四、实验室检查

实验室检查是诊断 RM 的重要依据。血清肌酸肌酶（CK）、血清肌红蛋白（Mb）增高和尿 Mb 是特征性改变。此外，谷丙转氨酶、谷草转氨酶、乳酸脱氢酶、醛缩酶等指标非特异性升高。血生化检查可发现电解质及肾功能异常，如高钾血症、低钙血症、高磷血症和代谢性酸中毒等，血肌酐、尿素氮及尿酸升高。血细胞分析、肝功能、血气分析及 pH 检查有助于监测病情变化。

五、诊断标准

目前国际上尚未制订统一的 RM 诊断标准，临床医生常以下列指标做出诊断：①有引起 RM 的病因及临床表现，如肌肉肿胀疼痛、肌无力、茶色尿等；②血清 CK 升高，大于或等于正常高值 5 倍（＞1000 U/L）；③血、尿肌红蛋白水平明显增高；④尿隐血实验阳性而镜下未见红细胞；⑤除外急性心肌损伤、脑血管意外和肝损害引起的 CK 及 Mb 升高。

六、超声检查

以横切和纵切结合的方式对受累肌肉进行扫查，并与健侧相同位置进行比较，二维超声观察病变肌肉的部位、形态、边界、范围以及肌纤维的连续性、肌肉纹理回声有无液性或液实性肿块；应用彩色多普勒探测病变肌组织内及周边有无血流信号。

1.二维超声

病灶较小者表现为正常肌肉内局限性梭形均匀低或无回声区，边界较清晰。病变范围较大时，受损肌肉弥漫性肿大、较健侧明显增厚，横纹肌连续性良好，肌纤维纹理模糊不清，回声增强或减低，呈云雾状或毛玻璃样改变，于肌肉内、肌间隙或肌肉与骨表面间见类梭形或不规则形的无回声区。皮下组织层可有水肿增厚。

2. 彩色多普勒超声（CDFI）

RM 急性期病变肌肉和无回声区内一般无血流信号，病灶周围有血流信号显示。经治疗后随病情减轻，血运逐渐恢复，彩色多普勒示病变区肌肉血流信号也随之显现和增多。

七、其他检查方法

1. X 线检查

X 线对软组织分辨率差，很难区分肌肉、肌腱、脂肪和韧带等部位病变的受累范围和程度，但对 RM 软组织的钙化、机化及合并骨骼损伤有较好的诊断价值。

2. CT 检查

多层螺旋 CT 及三维图像重建技术，可以较好地识别骨骼、肌肉、肌腱、韧带及气体和液体。RM 的 CT 图像显示筋膜增厚，受损肌肉肿胀，可见片状低密度坏死灶和水肿区及周围斑片状高密度钙化灶。但 CT 成像有辐射性且灵活性不如超声技术，因此不作为本病诊断的首选检查方法。

3. MRI 检查

可以进行多方位、多序列成像，其对软组织分辨率高，是评价骨骼肌异常的有效工具。MRI 检查可以清晰地显示肌肉受累范围和损伤程度，并指示可能需要活检的部位。典型的 MRI 表现为皮下脂肪和筋膜肿胀，受累横纹肌肿胀、肌束紊乱、肌间隙模糊，病灶内可见片絮状异常信号、在 T1WI 呈等信号或稍低信号，T2WI 呈高信号；T2WI 脂肪抑制序列上表现为高信号，可明确显示边界及累及范围。但是 MRI 扫描时间较长，大多数危重患者难以配合。

4. 核医学检查

核素显像可显示横纹肌病变的位置及累及范围，受累肌肉表现为放射性核素异常浓聚。其优势在于可观察全身范围的肌肉损伤，但空间分辨率差。

八、诊断及鉴别诊断

超声诊断 RM 应与以下疾病相鉴别。

1.急性骨筋膜室综合征

多累及小腿肌肉，声像图显示患侧肌肉体积增大，包绕肌肉的筋膜呈弓形凸出并明显移位，挤压周围软组织，肌肉内的纤维脂肪隔显示清晰呈强回声。当肌肉内缺血、坏死时肌肉内出现无回声区。

2.肌肉撕裂

声像图表现为肌纤维连续性部分或完全中断，肌肉收缩，断端呈强回声伴有液性无回声。

3.肌肉血肿

血肿区域通常呈圆形或梭形，长轴平行于肌束。位于肌腹之间的血肿多呈纺锤形，肌腹周围的血肿表现为无回声区包绕。新鲜血肿呈高回声或高-低混合回声，随血肿溶解逐渐转变为无回声

4.化脓性肌炎

患者存在发热、白细胞增高和金黄色葡萄球菌感染。声像图显示早期局部肌肉水肿、回声增强，纤维脂肪隔回声减低，病变区肌纹理回声消失，脓肿无液化时呈等或低回声，发生坏死后出现低-无回声脓腔，内见强回声碎屑或液平面。彩色多普勒超声显示脓腔内无血流信号，脓肿壁及周围软组织内见较丰富的血流信号。超声引导下穿刺可辅助诊断及治疗。

超声诊断专业医疗质量控制指标
（2022年版）

**国家卫生健康委办公厅
关于印发超声诊断等5个专业
医疗质量控制指标（2022年版）的通知**

国卫办医函〔2022〕161号

各省、自治区、直辖市及新疆生产建设兵团卫生健康委：

  为进一步加强医疗质量管理，规范临床诊疗行为，促进医疗服务的标准化、同质化，我委组织制定了超声诊断、康复医学、临床营养、麻醉及消化内镜诊疗技术5个专业医疗质量控制指标。现印发给你们，供各级卫生健康行政部门、相关专业质控中心和医疗机构在医疗质量管理与控制工作中使用。

  各级各类医疗机构要充分利用相关医疗质量控制指标开展质量管理工作，不断提升医疗质量管理的科学化和精细化水平。各省级卫生健康行政部门和相关专业质控中心要加强对辖区内医疗机构的培训和指导，采用信息化手段加强指标信息收集、分析和反馈，指导医疗机构持续改进医疗质量。

国家卫生健康委办公厅
2022年5月11日

附件：

1.超声诊断专业医疗质量控制指标（2022年版）

2.康复医学专业医疗质量控制指标（2022年版）

3.临床营养专业医疗质量控制指标（2022年版）

4.麻醉专业医疗质量控制指标（2022年版）

5.消化内镜诊疗技术医疗质量控制指标（2022年版）

超声诊断专业医疗质量控制指标
（2022年版）

一、超声医师月均工作量（US-HR-01）

定义：单位时间内，每名超声医师每月平均承担的工作量。

计算公式：

超声医师月均工作量=超声科年总工作量/超声医师数×12个月

说明：

1.超声科年总工作量是指超声科医师发出的超声报告单总数量。

2.超声医师是指取得《医师执业证书》，在本机构专职从事超声诊疗工作且每年工作天数不少于6个月的医师。

意义：反映超声医师的工作负荷水平。

二、超声仪器质检率（US-EQ-01）

定义：单位时间内，完成质检的超声仪器数占同期本机构在用超声仪器总数的比例。

计算公式：

超声仪器质检率=单位时间内完成质检的超声仪器数/同期本机构在用超声仪器总数×12个月

说明：超声仪器质检是指每年由国家认定的计量检测机构对超声仪器进行计量和成像质量质检。

意义：反映超声仪器质量安全的重要指标。

三、住院超声检查48小时内完成率（US-TL-01）

定义：单位时间内，在临床开具住院超声检查申请48小时内完成检查并出具超声检查报告的例数，占同期临床开具住院超声检查申请单总数的比例。

计算公式：

住院超声检查48小时内完成率

=单位时间内在临床开具住院超声检查申请48h内完成检查并出具超声检查报告的例数/同期临床开

具住院超声检查申请单总数×100%

意义：反映住院超声检查的及时性、合理性。

四、超声危急值 10 分钟内通报完成率（US-CV-01）

定义：单位时间内，10 分钟内完成通报的超声危急值例数占同期超声危急值总例数的比例。

计算公式：

超声危急值 10 分钟内通报完成率

= 单位时间内 10 分钟内完成通报的超声危急值例数/同期超声危急值总例数×100%

说明：

1.超声检查危急值是指超声检查影像提示以下超声诊断：疑似肝脏、脾脏、肾脏破裂出血；疑似宫外孕破裂并腹腔内出血；急性胆囊炎考虑胆囊化脓并急性穿孔；晚期妊娠出现羊水过少并胎儿心率过快（＞160 次/min）或过慢（＜110 次/min）；子宫破裂；胎盘早剥、前置胎盘并活动性出血；首次发现心功能减退（LVEF＜35%）；心包积液合并心脏压塞；主动脉夹层；主动脉瘤破裂；心脏破裂；心脏游离血栓；急性上下肢动脉栓塞；瓣膜置换术后卡瓣。

2.超声检查结束并出具报告后，需将危急值检查结果 10 分钟内通报给临床医生。

意义：反映超声危急值通报的及时性。

五、超声报告书写合格率（US-RE-01）

定义：单位时间内，超声检查报告书写合格的数量占同期超声检查报告总数的比例。

计算公式：

超声报告书写合格率= 单位时间内超声检查报告书写合格的数量/同期超声检查报告总数×100%

说明：

具有下列情况之一者视为不合格报告：

1.报告单无具有资质医生签名的；

2.未包含申请单开具项目检查的；

3.报告单中的描述与结论不一致的；

4.报告单存在明显错误的，包括：所查脏器缺如但报告为正常；报告描述检查器官、部位、病变的方位（左右、上下、前后）、单位、数据错误；未删除与超声报告有歧义的模板文字；报告单患者姓名、性别、住院号（就诊号）与实际不符或缺失。

意义：反映超声检查报告书写质量。

六、乳腺病变超声报告进行乳腺影像报告和数据系统（BI-RADS）分类率（US-RE-BR-01）

定义：单位时间内，进行 BI-RADS 分类的乳腺病变超声报告数，占同期乳腺病变超声报告总数的比例。

计算公式：

乳腺病变超声报告进行 BI-RADS 分类率=单位时间内进行 BI-RADS 分类的乳腺病变超声报告数/同期乳腺病变超声报告总数×100%

意义：反映乳腺超声报告规范性。

七、门急诊超声报告阳性率（US-DR-01）

定义：单位时间内，门急诊超声报告中有异常发现的报告数，占同期门急诊超声报告总数的比例。

计算公式：

门急诊超声报告阳性率=单位时间内门急诊超声报告中有异常发现的报告数/同期门急诊超声报告总数×100%

说明：

1.指标按照报告份数统计，如果一份报告中含有多个检查部位，有一项阳性或多项阳性结果，按 1 例阳性报告统计。

2.该指标不包括健康体检相关超声报告。

意义：反映临床医生开具超声检查的合理性和超声检查结果的准确性。

八、住院超声报告阳性率（US-DR-02）

定义：单位时间内，住院超声报告中有异常发现的报告数，占同期住院超声报告总数的比例。

计算公式：

住院超声报告阳性率= 单位时间内住院超声报告中有异常发现的报告数/同期住院超声报告总数×100%

说明：指标按照报告份数统计，如果一份报告中含有多个检查部位，有一项阳性或多项阳性结果，按 1 例阳性报告统计。

意义：反映临床医生开具超声检查的合理性和超声检查结果的准确性。

九、超声筛查中胎儿重大致死性畸形的检出率（US-DR-OB-01）

定义：单位时间内，在超声筛查中检出胎儿重大致死性畸形的孕妇人数，占同期超声产检的孕妇总人数的比例。

计算公式：

超声筛查中胎儿重大致死性畸形的检出率 = 单位时间内超声筛查中检出胎儿重大致死性畸形的孕妇人数/同期超声产检的孕妇总人数×100%

说明：

1.胎儿重大致死性畸形包括无脑儿、严重脑膨出、严重的开放性脊柱裂、严重的胸腹壁缺损内脏外翻、单腔心、致死性软骨发育不全。

2.该指标的统计按孕妇人数计算。 同一孕妇（含多胎）行多次超声检查，按1人次计算。 3.本指标仅适用于提供产检服务的医疗机构。 意义：反映胎儿重大致死性出生缺陷在超声筛查中的检出情况。

十、超声诊断符合率（US-DI-01）

定义：单位时间内，超声诊断与病理或临床诊断符合的例数，占同期超声诊断有对应病理或临床诊断总例数的比例。

计算公式：

超声诊断符合率= 单位时间内超声诊断与病理或临床诊断符合例数/同期超声诊断有对应病理或临床诊断总例数×100%

说明：

1.只统计超声诊断有对应病理诊断或临床最终诊断的例数。

2.以手术诊断或术后病理诊断、临床检验指标、动态随访结局、其它影像学检查佐证和病例讨论等确定，进行综合分析后作为诊断标准。

意义：反映超声诊断质量。

十一、乳腺占位超声诊断准确率（US-DI-BR-01）

定义：单位时间内，乳腺超声诊断为乳腺癌或非乳腺癌与病理检验结果相一致的例数，占同期行超声诊断为乳腺占位并送病理检验总例数的比例。

计算公式：

乳腺占位超声诊断准确率

=单位时间内乳腺超声诊断为乳腺癌或非乳腺癌与病理检验结果相一致的例数/同期行超声诊断为乳腺占位并送病理检验总例数×100%

说明：

1.采用 BI-RADS 分类，真阳性及真阴性参照 ACRBI-RADS®Ultrasound 2013。

超声＼活检结果	阳性（1年内组织学诊断为乳腺癌）	阴性（活检良性或1年内未发现恶性）
阳性（BI-RADS 4类、5类）	真阳性	假阳性
阴性（BI-RADS 1类、2类、3类）	假阴性	真阴性

2.纳入同期进行乳腺超声检查并通过穿刺或切除活检获得明确病理诊断结果的病例；排除超声无法定性或未定性的病例；排除无病理诊断或病理诊断不明确的病例。

3.以最终病理诊断为参考标准。

意义：反映乳腺超声诊断准确性。

十二、颈动脉狭窄（≥50%）超声诊断符合率（US-DI-VA-01）

定义：单位时间内，超声诊断为颈动脉狭窄（≥50%）与 DSA 或 CTA 等其他影像结果相符合的例数，占同期超声诊断颈动脉狭窄（≥50%）并可获得 DSA 或 CTA 等其他影像结果总例数的比例。

计算公式：

颈动脉狭窄（≥50%）超声诊断符合率

=单位时间内超声诊断为颈动脉狭窄（≥50%）与 DSA 或 CTA 等其他影像结果相符合的例数/同期超声诊断颈动脉狭窄（≥50%）并可获得 DSA 或 CTA 等其他影像结果的总例数×100%

说明：超声诊断颈动脉狭窄的侧别、狭窄血管名称及狭窄程度的分级与 DSA 或 CTA 等其他影像结果相符合才纳入符合例数。

意义：反映颈动脉超声诊断质量。

十三、超声介入相关主要并发症发生率（US-INCO-01）

定义：单位时间内，超声介入相关主要并发症发生的例数，占同期超声介入总例数的比例。

计算公式：

超声介入相关主要并发症发生率 = 单位时间内超声介入相关主要并发症发生的例数/同期超声介入总例数×100%

说明：

1.纳入统计的超声介入包括穿刺活检、抽吸、引流、插管、注药治疗、消融等超声引导下的穿刺与治疗。

2.主要并发症包括:出血、感染、邻近脏器损伤、神经损伤、针道种植等。

意义:反映医疗机构开展超声介入的医疗质量。

超声医学专业质量管理控制指标专家共识（2018年版）

国家超声医学质量控制中心（筹）

中华医学会超声医学分会

为加强超声医学专业医疗质量管理，进一步完善适合我国国情的医疗质量管理与质控体系，实现超声医学专业医疗质量和服务水平的持续改进，根据国家卫生计生委司（局）便函（国卫医质量便函〔2017〕237号），制定超声医学专业质量管理控制指标。医疗质量控制指标是反映医院医疗质量特征的科学概念，是对医疗质量进行定量评价的前提和基础[1]。

在参考国内外质量控制指标的基础之上[2-9]，结合我国超声医学专业的情况，制定了超声医学专业的质量控制指标（简称质量指标）。质量指标从结构、过程、结果三个方面，设置7个超声医学专业质量指标（见表1）。结构质量分析指标评估整个医疗服务环境的特征，包括平均门诊、急诊、体检、住院超声检查人次、超声科医患比、超声科医师数与超声诊断仪器数比。过程质量分析指标评估医疗服务过程中的表现，包括平均住院超声检查预约时间、危急值通报例数。结果质量分析指标评估医疗服务的结果[10]，包括超声报告阳性率、超声诊断符合率。超声医学专业质量指标适用于中国各省市自治区设有超声医学专业的各级医疗机构。医院类型包括综合/专科、公立/民营，其中专科医院包括肿瘤、儿童、妇产、妇幼、心血管等医院。

表1 质量控制指标的定义和计算公式

质量控制指标	定义	计算公式
1. 平均每日门诊、急诊、体检、住院超声检查人次	报告期内平均每天门诊、急诊、体检、住院超声检查人次	年门诊、体检、住院超声检查人次/同期工作日数，年急诊超声检查人次/同期日历日数
2. 超声科医患比	超声科医师总人数占同期超声科完成超声检查总人次的比例	超声科医师总人数/同期超声科完成超声检查总人次
3. 超声科医师数与超声诊断仪器数比	超声科医师总人数与超声诊断仪总数之比	超声科医师总人数/超声诊断仪总数
4. 平均住院超声检查预约时间	临床申请超声检查至患者接受检查的平均时间	无
5. 危急值通报例数	超声检查发现危急值并通报的例数	无
6. 超声报告阳性率	抽查的超声报告中阳性结果的例数占随机抽查超声报告总数的比重	超声报告中阳性结果的例数/随机抽查超声报告总数
7. 超声诊断符合率	报告期内超声诊断与病理或临床诊断符合例数占超声报告有对应病理或临床诊断总例数的比重	报告期内超声诊断与病理或临床诊断符合例数/超声报告有对应病理或临床诊断的总例数

结构质量分析指标

指标一：平均每日门诊、急诊、体检、住院超声检查人次

平均每日门诊、急诊、体检、住院超声检查人次是指报告期内平均每日门诊、急诊、体检、住院超声检查人次。

指标二：超声科医患比

超声科医患比是指超声科医师总人数占同期超声科完成超声检查总人次的比例。

指标三：超声科医师数与超声诊断仪器数比

超声科医师数与超声诊断仪器数比是指超声科医师总人数与超声诊断仪总数之比。

计算公式：

平均每日门诊超声检查人次=年门诊超声检查人次/同期工作日数

平均每日急诊超声检查人次=年急诊超声检查人次/同期工作日数

平均每日体检超声检查人次=年体检超声检查人次/同期工作日数

平均每日住院超声检查人次=年住院超声检查人次/同期工作日数

超声科医患比=超声科医师总人数/同期超声科完成超声检查总人次

超声科医师数与超声诊断仪数比=超声科医师总人数/超声诊断仪总台数

超声科医师最低必须具备医学专业的大专及以上学历，具备扎实的临床医学基础、超声理论基础与操作技能[11]。

（1）独立从事临床超声诊疗的医师应具备以下条件：①取得《医师资格证书》和《医师执业证书》（执业范围应为医学影像和核医学专业）；②具有临床医学基础、超声理论基础和操作技能，熟悉超声设备并经过国家卫生行政部门批准举办的超声继续教育专业学习班正规培训，通过考试或考核，获得合格证书。

（2）从事介入超声的医师应符合以下条件：①具备主治或主治医师以上超声影像专业技术职务任职资格；②有3年以上临床超声诊疗工作经验；③经2名具有临床介入超声技术资质、具有副主任医师或以上专业技术职务任职资格的医师推荐。

"年超声检查人次"根据患者来源（门诊、急诊、体检、住院来源）进行统计。公式中的日历日数、工作日数和节假日数均为国家法定标准[12]。

"同期超声科完成超声检查总人次"为指标一中"年门诊超声检查人次"、"年急诊超声检查人次"、"年体检超声检查人次"及"年住院超声检查人次"之和。

平均每日门诊、急诊、体检、住院超声检查人次、超声科医患比及超声科医师数与超声诊断仪器数比，是反映医疗机构超声医学专业医疗质量的重要结构性指标，反映医院超声科的工作负荷水平。适宜的工作量，合理分配工作时间，以更好的满足医疗服务需要。

过程质量分析指标

指标四：平均住院超声检查预约时间

平均住院超声检查预约时间是指临床申请超声检查至患者接受检查的平均时间。

"平均住院超声检查预约天数"，只统计住院患者的预约时间（在国家法定工作日数内计算）。如某一位患者的临床申请超声检查的时间2018年1月8日，当天完成检查，则预约时间为0个工作日；若完成检查的时间为2018年1月11日，则为3个工作日；若完成检查的时间为1月16日，原则上应减去周六、日两天，则为6个工作日。

在一定的时间内出具诊断性超声结果报告，以满足患者和临床医师的需要。若预约时间较长，患者可能无法进行及时的医疗诊治。

指标五：危急值通报例数

危急值通报例数是指超声检查发现危急值并通报的例数。

危急值指当出现某种结果时，患者有可能正处于危险的临界状态，如此时临床医师能准确获知信息快速为患者进行有效干预或治疗，就有可能使患者生命得到挽救，否则会因错过宝贵治疗时机而危及患者医疗安全[13]。

超声检查危急值包含[14]：

（1）外伤见腹腔积液，疑似肝脏、脾、肾等内脏器官破裂出血的危重患者；

（2）急性胆囊炎考虑胆囊化脓并急性穿孔；

（3）考虑急性坏死性胰腺炎；

（4）怀疑宫外孕破裂并腹腔内出血；

（5）晚期妊娠出现羊水过少并胎儿心率过快（>160次/min）或过慢（<110次/min）；

（6）子宫破裂；

（7）胎盘早剥、前置胎盘并活动性出血；

（8）心脏普大合并急性心衰；

（9）首次发现心功能减退（LVEF<45%）；

（10）大量心包积液合并心包填塞；

（11）主动脉夹层动脉瘤；

（12）心脏破裂；

（13）室间隔穿孔；

（14）心脏游离血栓；

（15）急性上下肢动脉栓塞；

（16）瓣膜换瓣后卡瓣。

及时告知临床医生患者的危急状况，帮助临床医师更快速且有效地进行诊断并及时处置，增加患者尽快治疗的时机，减少医疗纠纷，确保患者的医疗安全；希望增加临床医师对于危急值或重大异常报告及时处置率以降低患者因疾病未及时诊治而造成的危险性[15]。

结果质量分析指标

指标六：超声报告阳性率

超声报告阳性率是指抽查的超声报告中，阳性结果的例数占随机抽查超声报告总数（300份）的比重。

计算公式：

超声报告阳性率=超声报告中阳性结果的例数/（随机抽查超声报告总数=300）×100%

超声报告中有疾病诊断，如囊肿、占位等，纳入阳性结果。超声报告为"未见异常"，不能纳入阳性结果。随机抽查当年12月300份超声报告，其中包括门诊、急诊及住院超声报告各100份。若无急诊/住院患者或急诊/住院患者报告数不足100份时，可抽取门诊报告补足。

指标七：超声诊断符合率

超声诊断符合率是指报告期内超声诊断与病理或临床诊断符合例数，占超声报告有对应病理或临床诊断总例数的比重。

计算公式：

超声诊断符合率=报告期内超声诊断与病理或临床诊断符合例数/超声报告有对应病理或临床诊断的总例数×100%

随机抽查住院患者超声报告，抽查的报告份数人均不少于20份，如本院有20名超声诊断医师，抽查报告份数不少于400份，不要求每位医师均不少于20份。病理或临床诊断中所描述的器官部位，需与超声报告中所描述的器官部位一致，方可纳入"超声报告有对应病理或临床诊断的例数"中。

超声报告阳性率和超声诊断符合率，是评价超声诊断质量的重要指标。超声诊断符合率，基本上能反映在一定时期内超声科室诊断和治疗水平的高低。超声科医师应根据实际情况，为患者、临床医生提供具有较高的判读准确性的报告[16]。

在医疗质量的定性与定量评价中，指标体系已经成为评价方法中的重要组成部分[17]。指标的选择应考虑指标的重要性、科学性、可行性及可比性等多个方面[18]。为保证数据的可溯源性，此次部分指标只对住院患者进行统计。通过医疗质量的评价，可以帮助医院了解自身医疗质量的现状、变化趋势。超声医学专业质量管理控制指标的建立，进一步加强了超声医学专业的医疗质量管理，有助于超声医学专业医疗质量和服务水平的持续改进。

共识专家组名单（以姓氏笔画为序）

组长：姜玉新（北京协和医院）

专家组成员：

王文平（复旦大学附属中山医院）

王红燕（北京协和医院）

王辉（吉林大学中日联谊医院）

尹立雪（四川省医学科学院四川省人民医院）

邓又斌（华中科技大学同济医学院附属同济医院）

叶军（赣南医学院第一附属医院）

田家玮（哈尔滨医科大学附属第二医院）

冉海涛（重庆医科大学附属第二医院）

朱梅（昆明医科大学第一附属医院）

任卫东（中国医科大学附属盛京医院）

许迪（南京医科大学第一附属医院）

严昆（北京大学肿瘤医院）

李建初（北京协和医院）

杨斌（南京军区南京总医院）

张玉英（青海省人民医院）

张梅（山东大学齐鲁医院）

陈武（山西医科大学第一医院）

罗葆明（中山大学孙逸仙纪念医院）

周平（中南大学湘雅三医院）

周青（武汉大学人民医院）

周琦（西安交通大学第二附属医院）

项明慧（沈阳医学院附属中心医院）

姜凡（安徽医科大学第二附属医院）

袁建军（河南省人民医院）

聂芳（兰州大学第二医院）

贾立群（首都医科大学附属北京儿童医院）

郭盛兰（广西医科大学第一附属医院）

唐杰（解放军总医院）

黄品同（浙江大学医学院附属第二医院）

常才（复旦大学附属肿瘤医院）

康春松（山西医学科学院山西大医院）

梁萍（解放军总医院）

景香香（海南省人民医院）

焦彤（天津市人民医院）

谢晓燕（中山大学附属第一医院）

薛红元（河北省人民医院）

薛恩生（福建医科大学附属协和医院）

穆玉明（新疆医科大学第一附属医院）

学术秘书：谷杨（北京协和医院）

参 考 文 献

[1] 王冬，张罗漫.医疗质量评价指标的回题与分析［J］.中华医院管理杂志.2001，17（2）：90-92.

[2] 国家卫生和计划生育委员会.2016年国家医疗服务与质量安会报告［J］.北京：人民卫生出版社.2017.

[3] 马丽平.中外医院评审：研究与实践［M］.人民军医出版社，2014.

[4] SarwarA，Boland G，Monks A，et al.Metries for radiologists in the era of value-based health care delivery［J］.Radiographics，2015.35（3）：866-876.DOI：10.1148/rg.2015140221.

[5]Abujudeh HH，Kaewlai R，Asfaw BA，et al.Quality Initiatives：key performance indicators for measuring and improving radiology department performance［J］.RadioGraphies，2010，30（3）：571-580.DOI：10.1148/rg.303095761.

[6] Walker EA，Pelscavage-Thomas JM，Fotos JS，et al.Quality metrics currently used in academic radiology departments：results of the QUALMET survey［J］.Br J Radiol，2017，90（1071）：20160827 DOI：

10.1259/bjr.20160827.

[7] Kelly AM, Cronin P.Practical approaches to quality improvement for radiologists [J].Radiographics, 2015, 35 (6): 1630-1642.DOI: 10.1148/rg.2015150057.

[8] Harvey HB, Hassanzadeh E, AranS, et al.Key performance indicators in radiology: you can't manage what you can't measure [J] .Curr Probl Diagn Radiol.2016.45 (2): 115-121.DOI: 10.1067/j.cpradiol.2015.07.014.

[9] Karami M.Development of key performance indicators for academic radiology departments[J].Jntern J Healthcare Manag, 2017, 10 (4): 275-280.

[10] Wani S, Wallace MB, Cohen J, et al.Quality indicators for EUS [J].Gastrointest Endosc, 2015, 81（1）: 67-80 .DOI: 10.1016/j.gie.2014.07.054.

[11] 黄洁夫.中国医院协会医院管理指南（2016版）[M].北京: 人民卫生出版社, 2016.

[12] 刘爱民.病案信息学[M].第2版.北京: 人民卫生出版社, 2016.

[13] 林智敏.危急值报告在医院安全管理中的应用[J].医院管理论坛.2016, 33（10）: 17-18, 62.

[14] 许玉华.医院医疗质量标准化管理手册[M].北京: 人民卫生出版社, 2017.

[15] 左伟, 章雪莲.医院评审评价下质量改进理论与实践案例集[M].杭州: 浙江大学出版社, 2017.

[16] Lee JK.Quality-a radiology imperative: interprelation accuracy and pertinence [J].J Am Coll Radiol.2007.4（3）: 162-165.

[17] 尹爱田, 李曙光, 张兴旭.对医疗质量评价指标体系的评析[J].中华医院管理杂志.2005, 21（3）: 169-172.

[18] 马谢民.国际医疗质量指标体系及其特点[J].中国医院管理.2007, 27（11）: 22-24.

超声医学常用术语

回声

回声是超声检查中常用的描述术语，回声的形成是由于组织器官和肿块的内部结构界面、微细结构的反射而形成的。人体组织超声回程强度分级由强到弱分为五个等级，分别是强回声、高回声、等回声、低回声和无回声。

强回声

强回声是反射系数大于50%以上，后方常伴声影，如结石和各种钙化灶等，比如肝内胆管结石，胆囊结石，肝内钙化灶，肾结石，肾内钙化灶，前列腺内钙化灶，输尿管结石，甲状腺内钙化，肿瘤组织内钙化，乳腺内钙化灶都呈强回声。

高回声

强度高于周围正常组织的回声，用来描述比周围邻近组织更明亮的组织，如骨骼、肾周脂肪。

等回声

强度与周围正常组织大体相等的回声。对提示等回声病灶，一般建议需要进一步检查，常常建议行增强CT或者增强核磁检查，从而明确病灶的性质。

低回声

强度低于周围正常组织的回声，用来描述周围邻近组织更暗淡的组织，如淋巴结、某些肿瘤和液体，需要强调的是液体并非是唯一低回声的物质。

无回声

没有回声，在声像图上呈一片黑色暗区的影像，如正常尿液和胆汁为无回声，即内部没有回声。

内部回声 来自器官内部不同密度组织的超声反射。如内部回声可由胆囊内结石脓肿内坏死碎屑产生，是超声报告重点描述的内容，包括回声强度及其分布是否均匀、有无钙化强回声或液性无回声等。

后方回声

后方回声有无增强或减弱（衰减）；还可引自超声伪像的常用术语，如"声影""后方回声增强"

等。

点状回声（回声点）

又可再分为细点状回声和粗点状（直径 2~3mm）回声。因为过小，不能分辨其内部是否均质，强度可高可低。描述时前面冠以分布特征，如弥漫分布的（或密集的）细点状强回声，部分见"彗星尾征"；又如"胆汁内显示密集细点状弱回声，随体位改变移动"。

斑片状回声（回声斑）

斑片状回声代表稍大的结构。可以分别其内部结构是否均匀，要说明是单发抑或多发，其回声强度和分布特征。如"颈动脉窦后壁约 3mm×5mm 高回声斑，突入颈动脉腔，表面不光滑，内部有不规则低回声"。

团块状回声（回声团）

常用来形容较大的肿瘤、结石等结构。要写明大小和形状（圆形、分叶状、不规则）。如子宫右侧附件区直径 6cm 圆形无回声团块，左肾后段 3.5cm×3.0cm×3.0cm 大高回声团块。

结节状回声（回声结节）

常指直径<3cm 的小团块状回声。如"膀胱三角区直径 2.0cm 的低回声结节，有窄蒂，表面不光滑，不随体位改变移动"。

线条状回声（回声线）

细线状或较粗线状、条带状回声，平滑或不规则，均匀或不均匀，连续或不连续。常用来形容脏器表面的包膜、囊肿内的分隔。

弧形回声、环状回声（回声环）

多用来形容较大的结石表面、胎儿颅骨、钙化的囊壁、宫内节育环、血管和空腔器官的横断面等。

回声的强度

声像图是组织界面反射和散射回声共同组成，回声强度是介质内界面声阻抗差大小与界面密集程度的反映。因此，对其确认的表述术语应限于声学范畴，不可用"光点""光团"等描述。

回声的分布

通常按回声分布均匀程度来描述，是组织内部结构是否均一的反应。如"均匀"反映组织结构均一，界面较少而小，以散射回声为主，如肝、脾；"不均匀"反映组织内部组成复杂，界面多而大，如肾窦、乳腺等。对某一特征的回声分布，还可以用"密集""稀疏""散在"等来形容。例如乳腺肿块内的微钙化强回声点，可以用"散在""密集"或"簇状"来描述，后者对诊断乳腺癌具有较高特异性。在肿块内的血流信号，可用稀疏散在的彩色信号表述，代表血管稀少。

声束

由探头发出的超声波束。可呈扩散、汇聚或平行状态传播。

声阻抗

组织对超声质点运动所产生的阻力。它等于组织密度和组织内超声传播速度的乘积。正是由于组织具有不同的阻抗，超声扫查后才能获得不同部位的图像。

声影

超声波衰减明显的后方，回声降低。与声影相对的是后方回声增强。

声窗

不阻碍超声传播，通过它可以获得深部结构图像的组织或结构。如膀胱充盈时可构成极好的声窗，通过它可以显示盆腔结构的图像。同样，通过肝脏比通过背部较厚的肌肉可更清晰的显示右肾的图像，因此肝脏就是声窗。

伪像

在超声图像中，方向、形态、距离与真实的解剖或病理结构不一致的表现征如混响。某些伪像有助于理解图像，但是某些伪像则很难识别，易导致误诊。

图像翻转

指图像方位改变，图像的左边出现在荧光屏的右边，头部和足反向，图像翻转可通过旋转探头来矫正，有时图像翻转意为改变背景灰度，如正常为黑色的图像可显示为白色。

干扰图形

由其他组织或散射递质中邻近的反射体的子波引起的超声回声的形变如肝实质。其结果是伪像叠加在正常的图像上。这类干扰通常可通过调整扫查的角度避免。

界面

超声传播特性不同的两种组织的交界线，它由界面回声显示出来。

冠状面

从头到脚的方向，沿人体长轴垂直于正中平面的切面。在冠状面扫查时探头置于人体的侧边并指向对侧，沿长轴平行移动。仰卧、俯卧、站立和侧卧时均可获得冠状面的扫查。

衰减

当声波穿过组织时强度降低，常用"db/cm"表示。吸收、反射、散射和声束扩散丢失，都可引起衰减。对绝大多数组织、衰减与超声频率呈线性反比例关系。

后壁效应

囊肿后壁的增强回声，是因囊肿内液体对声束的衰减小及囊肿后壁对声束的反射所致。相反，衰减也是一种后壁效应。

耦合剂

耦合剂是充填在皮肤和超声探头之间缝隙的液体和胶体，这样就无空气干扰超声的传播。

囊肿

壁薄且内充满液体的结构和肿块。典型的单纯性囊肿含无回声内容物，后壁回声极强，后方回声增强，组织学上囊肿有良性或恶性。

碎屑

含液性肿块内不同大小、形状、轮廓的不规则实性强回声斑片。随患者体位变动或运动，碎片可移动。

临床超声多普勒效应

声源与观察对象之间的相对运动所产生的声波频率的变化频率的变化与运动速度成正比。

聚焦

调节声束使之于某一深度会聚以便改善分辨力。聚焦可以是电子式的或是透镜式的。

频率

每秒钟所发出的完整的超声波的数量。对诊断超声来讲，频率用兆赫兹表示 $1MHz = 10^°Hz$，即每秒钟 10 次波振动。

增益

超声仪器对反射声波的放大增强。来自深部组织的回声较浅部的需要更大的放射增强，因此，超声仪有不同增益控制。近场增益控制中场以内的反射回声放大，远场增益则控制中场以远的反射回声放大。这些调节可使不同水平的回声形成合理的对照。

透镜效应

超声波通过一定的组织时引起的声束缩窄，有时这一效应可引起图像分离。

纵向扫查

沿身体长轴的垂直扫查。天状扫查通常指的是过中线扫查，尤其在大脑部位更是如此。过中线纵断扫查的体表标志包括鼻、脊柱和耻骨联合，如果不过中线可称谓旁中线或旁矢状面扫查。纵向扫查更常用于腹、颈部的扫查。获取纵向扫查时患者可取仰卧、俯卧、站立、侧卧位。

混合性肿块

含有实质性、液体部分的肿块，超声表现为有回声和无回声两部分图像为不均匀回声和无回声区域并存，也可以是高回声和低回声并存。

镜像效应

镜像面反射某些组织或界面引起的超声波全反射或接近全反射。如肌和肺的截面即是如此，有时镜像效应产生镜像伪像，即明显的图像复制。

人体模块

用于调试超声仪器的实验装置，它与人体的组织密度相同。通常超声模块的内部在已知部位含有反射特性已知的物体。

反射　　在组织的界面处超声波的传播方向发生改变，声束不进入第二种组织。反射也叫回声，见镜面反射体。

混响

两种强反射的界面处超声波发生平行或近似于平行的来回反射。当混响现象发生时返回探头的超声波延迟，造成显示的图像比真实的图像位置深，也可引起二次三次反射。如在充盈的膀胱，前壁可见混响效应，与腹壁平行的肌肉间也可发生混响。

扫查平面

扫查时超声通过的组织切面，该切面将显示在荧光屏。

散射

在多个方向上超声波同时发生反射和折射，这是因为反射体的宽度比超声波的波长要小所造成的，仅有少部分发射能量返回探头。

实性

是对不含液体或空腔的组织的一种描述，如实性肿瘤、肝脏、肌肉、肾皮质实性内部的声波呈中度衰减。

镜面反射体

与超声波的波长相比，为即大而又平滑的反射组织。如血管壁和组织筋膜。超声遇到镜面反射体时，依据不同角度可发生全反射或部分反射。

换能器

与患者连接的超声仪器的一个部件。它将电能变成超声波，后者穿过患者的组织。它也接受返回的超声波并使之再转换成电能。换能器通常叫探头，与超声仪器的监视器以电缆相连。换能器即昂贵又易损坏，必须小心拿稳。

横向扫查(轴向扫查)

垂直于人体长轴的一个超声扫查切面。轴向扫查常指的是脑部扫查，横向扫查的是腹部和颈部扫查。扫查声束可垂直或向头侧、足侧稍微倾斜，仰卧、俯卧、站立或侧卧位均可获得横向扫查。

波长

超声波单个周期的长度、波长与频率成反比，它决定着探头的分辨力。

边界

边界通常指病变（特别是肿瘤）与正常组织的分界是否清晰可见或模糊不清。

边缘

边缘是指如脏器的包膜、囊肿壁、病变的外缘回声特征，是否整齐、平滑，是否有"侧边声影"，是否成角、呈"毛刺"状等，有无增强抑或减低的晕环等。如右乳外上象限 2 点距乳头约 4cm 处腺体内可见约 3.3cm×2.5cm 低回声团块，纵径大于横径，边界欠清楚，边缘呈毛刺状，周边有较厚的不均匀高回声包绕，内部无明显微钙化征象，后方回声衰减明显。

病变内血流信号

病变有无血流信号，血管来源，进入病变的部位，血流多少及分布，阻力指数等。如颈部肿大淋巴结，血流从门部进入抑或从周边进入。病变血供的特征可能为疾病诊断的重要信息。

对毗邻组织的影响

有无挤压、浸润、包绕等。

质地评估

探头加压是否变形，即质地的软硬。必要时使用弹性成像功能评价其弹性特征。后者目前主要用于乳腺、甲状腺等表浅器官肿瘤的评价。

活动性

探头或用手推压有无移动，有无随体位改变的运动。

功能评价

如脂餐试验、残余尿量测定等。

超声造影

规范的描述术语为"增强"和"消退",应以时相分别描述其增强模式、程度和持续时间。增强方式有"均匀性增强""不均匀性增强""自周边向中央增强""自中央向外周增强"等;增强程度的分级应与器官自身为参照,分为"高增强""等增强""低增强""无增强"。如动脉期自周边向中央呈不均匀高增强,晚于延迟期缓慢消退。

靶环征或牛眼征

指声像图表现为中央高回声周围低回声的肿物,形似"靶环"或"牛眼"多见于转移性肝肿瘤。

假肾征

是胃肠肿瘤的特征性声像图表现。增厚的胃肠壁包绕肠内容物,表现为周围较厚的低回声包绕中央强回声区,酷似肾的横断面声像图,谓之"假肾征"。

彗星尾征

为内部混响所致。多见于胆囊壁内胆固醇结晶或微小结石,甲状腺胶样囊肿内的结晶体、体内金属异物、宫内节育器、胆管内或脓腔内的微气泡等,在声束的激励下产生强烈的"内部混响",表现为自反射体向深方延伸的强回声带,逐渐衰减消失,酷似彗星尾,具有特征性。

套袖征

肠套叠时套入部肠管纵断面特异性声像图表现,形状似套袖。其横断面似同心圆,称"同心圆征"。

飞鸟征

肾上腺肿瘤与肝和肾构成的声像图,似飞鸟展开的双翅,也称"海鸥征"。

越峰征

腹膜后肿瘤患者做呼吸动作时,肠管在肿瘤前方滑过的征象。对鉴别肿瘤的位置有帮助。

低回声征

肝肿瘤周围的薄层低回声带,可能为组织水肿的表现。是恶性肿瘤的征象。

脂液分层征

囊腔内脂肪液与水质囊液分层的声像图表现。是畸胎瘤的特异性征象。

双泡征

胎儿十二指肠闭锁的声像图征象。类似的形象特征的描述还有很多,是公认的惯用术语,简洁、形象而实用。但是,不可随意杜撰。

超声诊断的思维方法

超声检查所获得的形态学、组织声学特征和功能信息,只是超声诊断的影像学依据。而超声诊断必须结合患者的病史（包括既往史、症状、体征）和其他检查结果进行综合分析。这是一个复杂的逻辑思维过程。这一过程需要融入超声医师相关的宽泛基础理论（声学、医学）、临床知识和丰富的经验积累。通过与超声信息的关联、比对、甄别、排除和萃取，对超声表现给予客观的合理解释，得出最可能的诊断印象。这一思维过程是否正确，取决于多种因素，而最终将直接影响到超声诊断的正确性。如一个 45 岁女性，超声检查在肝 S8 段发现一个直径 2cm 的低回声结节，边界清楚，边缘欠光整，无侧壁回声失落，周围无低回声晕，内部回声均匀，后方回声不衰减。CDFI 未显示内部血流信号。超声造影结节在动脉期快速高增强，实质期缓慢消退。对此超声表现，若没有临床病史，我们很难提出最可能的诊断意见。因为不同的病史，首先需要考虑的疾病完全不同。就此病例而言，若患者有乙型肝炎病史，HCC 的可能性在 95%以上，如果过去肝正常，良性病变的可能性在 80%以上；在良性病变中，如果患者长期服用避孕药，腺瘤的可能性较大；当然炎性病变也不能排除。

超声诊断结论

超声诊断属于医学影像学诊断，它不同于病理组织学诊断。超声诊断的结论，应当根据综合分析印象的可信程度，对结论进行较肯定、可能、不确定等不同层面的分级，并按照加以描述。

定位诊断 即病变的解剖部位或器官、组织的定位，确定某一器官的哪一部位有异常。如心脏的二尖瓣、肝的外叶上段、肾的上极/下极或皮质/肾窦等。超声对于病变的解剖部位或器官、组织的定位诊断具有高度准确性，因而容易肯定诊断。当遇到不能确定的情况时，可进行大概描述。如肾上腺区、左/右附件区、肝门部等。

病变特征的诊断

应区分为弥漫性或局限性，囊性（或含液性）、实性，或混合性。超声对病变物理性质的判断通常也是准确的。

良性或恶性的诊断

只有在具有高度特异性超声表现的情况下，通过综合判断，超声才可提示肯定而明确的诊断。例如胆囊结石、死胎、肝囊肿、肾囊肿等。必须强调，超声影像诊断不是病理组织学诊断。由于大多数疾病的超声表现是非特异的，只能结合病史综合分析，提示某一或某些疾病的可能性。对此，也要特别慎重。因而，在提示病理诊断时，可以是肯定的，也可以是不确定的。如"胆囊颈部结石""右肾下段实性团块，恶性可能性大""甲状腺左叶低回声结节，性质不确定"。还可以描述为"疑似"或"可疑"的。如"肝右叶上段实性病变，可疑血管瘤，局限性脂肪肝不除外"。必要时，可以提出进一步的诊断建议，如穿刺活检、CT 检查、甲状腺功能检查等，也可以提出随访建议。

常用超声正常值

一、颅脑

成人第三脑室宽：（2.3±0.6）mm。

二、眼部

1. 成人眼球

（1）轴长：（23.97±0.29）（23.0～24.0）mm。

（2）角膜厚度：（0.98±0.16）（0.5～1.0）mm。

（3）前房深度：（2.38±0.48）（2.0～3.0）mm。

（4）晶体厚度：（4.00±0.22）（3.5～5.5）mm。

（5）玻璃体长度：（16.5±0.26）（16～17）mm。

（6）球壁厚度：（2.01±0.17）（2.0～2.2）mm。

2. 成人眼肌厚度及眶内段视神经正常值

（1）外直肌、上直肌、下直肌：1.0～3.0mm。

（2）内直肌：2.0～4.0mm。

（3）视神经宽度（眶内段）：（4.02±0.23）mm。

3. 成人眼球后间隙

（1）球后间隙宽度：（26.51±2.86）mm。

（2）球后间隙长度：（20.04±2.73）mm。

4. 正常眼部血管

（1）眼动脉直径：1～2mm。

（2）成人眼动脉最大血流速度：30～40cm/s，RI：0.75。

（3）成人视网膜中央动脉最大血流速度：9.7～16.32cm/s，RI：0.63。

（4）成人睫状后动脉最大血流速度：12.4～22.8cm/s，RI：0.65。

三、颌面部

1. 腮腺厚度　1.0cm。

2. 颌下腺　3.4cm×2.0cm。

3.舌下腺　1.7cm×0.6cm。

四、颈部

1.甲状腺　长径：4～5cm；左右径：2～2.5cm；前后径：1～1.5cm。峡部前后径：0.4cm。

2.甲状旁腺　5mm×3mm×1mm。

五、心脏大血管

1.心脏

（1）成人左室内径、室壁厚度、主动脉内径

舒张末期左室内径：男性：45～55mm，女性：35～50mm。

舒张末室间隔厚度：男性：9～11mm，女性：7～10mm。

舒张末左室后壁厚度：男性：8～12mm，女性：7～11mm。

主动脉内径：男性：23～33mm，女性：23～31mm。

正常人左房内径与主动脉内径大致相等。

（2）心脏泵功能

每搏输出量：35～90ml。

每分输出量：3～6L/min。

每分心排指数：2～3L/(min·m2)（体表面积）。

射血分数：45%～75%。

2.大血管

主动脉根部：男性：23～36mm，女性：21～30mm。

肺动脉干：（22.7±3.8）mm。

腹主动脉：近端：平均20mm，远端：平均15mm。

下腔静脉：吸气时：（11.34±3.94）mm，呼气时：（18.75±3.92）mm。

六、腹部脏器

1.肝脏

（1）肝右锁骨中线肋缘下长度：正常人肝脏在平稳呼吸时，超声在肋缘下扫查不到或稍触及。

（2）肝右叶最大斜径：12～14cm。

（3）肝右叶前后径：8～10cm。

（4）左半肝厚度及长度：分别为5～6cm、5～9cm。

(5) 门静脉内径：不超过 1.4cm；血流速度范围：13～25cm/s；血流量：（900±217）ml/min。

(6) 肝动脉峰值速度范围：65～85cm/s，阻力指数：0.6～0.75。

2.胆囊与胆道

胆囊最大纵切面长径：7～9cm，前后径：多不超过 3cm。

胆囊壁厚：2～3mm。

左右肝管内径：约 2mm，总肝管内径：3～4mm，总胆管内径：6～8mm。

胆囊动脉血流峰值速度：45～65cm/s，阻力指数：0.5～0.67。

脂餐 1 小时后收缩≥1/2。

3.脾脏

(1) 脾脏厚度：不超过 4cm。

(2) 脾脏长度：范围 8～12cm。

(3) 脾的宽度：范围 5～7cm。

4.胰腺　胰头前后径：小于 3cm，胰体前后径：小于 2.5cm，胰尾前后径：小于 2cm，胰管内径：小于 2mm。

七、泌尿、男性生殖系统

1.肾脏

(1) 肾脏：长径 10～12cm，宽径 4～5cm，厚径 3～5cm。

(2) 肾实质厚度 1～2cm，通常约 1.5cm；肾皮质厚度 8～10mm。

(3) 肾静脉内径：约 1cm，立位或坐位增宽；肾动脉内径：5～6mm。

2.输尿管与膀胱

(1) 输尿管内径：2～4mm。

(2) 膀胱容量：350～500ml。

(3) 排尿后残余尿：小于 50ml。

(4) 膀胱壁厚度：1～3mm。

3.前列腺与精囊

(1) 前列腺：长径 3cm，宽径：4cm，厚径：2cm。

(2) 内腺宽/全腺宽<0.4。

(3) 厚径/宽径＝0.5。

（4）假定圆面积比（PCAR）：为0.65。

4.阴囊与睾丸

（1）阴囊壁厚：2～8mm。

（2）睾丸：长径约4cm，宽径约3cm，前后径约2cm。

（3）附睾头厚：0.8～1.2cm。

（4）精索静脉内径：小于2mm。

（5）睾丸动脉和睾丸内动脉峰值血流速度分别为：8～28cm/s和4～19cm/s。

5.肾上腺与腹膜后

（1）肾上腺

1）肾上腺：直径<30mm，前后径<10mm。

2）新生儿肾上腺为肾脏的1/3，成人肾上腺为肾脏的1/13。

（2）后腹膜

1）下腔静脉测值

近心段：2.0～2.4cm，中段：1.9～2.1cm，远心段：1.7～1.9cm。

2）肿块距腹前壁距离

腹膜后肿块一般：>4cm，前腹腔肿块：>1.5cm，腹壁肿块：<1.5cm。

八、妇产科

（一）妇科

子宫纵径：5.5～7.5cm，前后径：3.0～4.0cm，横径：4.5～5.5cm。

宫颈长：2.5～3.0cm。

宫体/宫颈＝2∶1。

卵巢：4cm×3cm×1cm。

输卵管内径：<0.5cm。

绝经期子宫内膜厚度：<0.3cm。

（二）产科

1.妊娠囊（GS）　胎囊一般在5～6周可见。

（1）测量切面：在膀胱适度充盈下，取子宫纵切面测量妊娠囊最大纵径及前后径，在子宫横切面测量最大横径。

（2）测量位置：各条径线均应测量其内径。

2.双顶径（BPD）测量

（1）测量切面：于胎头横切面图，使两侧颅骨板厚度回声一致时，需清晰显示居中的脑中线、丘脑及第三脑室切面时进行测量。

（2）测量位置：通过并垂直于脑中线，测量近侧颅骨板外缘至远侧颅骨板外缘内缘之间的最大距离，即胎头最大横径。

（3）正常值：此径线适用于中期妊娠至足月妊娠，即12周至足月。双顶径在孕31周前平均每周增加3mm，孕31~36周平均增长1.5mm，孕36周后平均每周增长1mm。

3.胎儿脊柱

（1）观察切面：沿胎头从颈椎开始纵行观察颈椎、胸椎、腰椎及骶椎。

（2）观察内容：纵切面时，胎儿脊柱为两条平行排列整齐念珠状较亮光点至尾椎合拢。侧动探头可见三条光带，中间为椎体回声。中期妊娠时可显示脊柱全貌及生理弧度，晚期妊娠时需分段进行观察。横切面可见由两个椎弓一个椎体的骨化中心形成的呈倒三角形的三个强光点。

4.胎心 观察切面：目前多采用四心腔、左室长和大动脉短轴平面。

5.羊水量的测量 羊水量能反映胎儿在宫内的生长状态，早中期，胎儿漂浮在羊水中，孕晚期羊水在胎儿的四周。

（1）测量切面：探头垂直于腹壁平行移动，测量羊水量大深度。

（2）测量位置：一般测量时，多采用垂直测量羊水的最大深度；羊水量较少时应以脐为中心将孕妇腹部分为右上、右下、左上、左下四个象限，测量每个区域羊水最大深度（测量区域内不能包含胎体及四肢），取其平均值。

（3）正常值：无必要精确计算羊水的量，检查时只是以多、中、少来估计。≥8cm为羊水过多，3~8cm为正常量，≤3cm为羊水过少。

6.胎盘

（1）观察切面：将探头垂直于腹壁移动，妊娠早期时，可探及一附着于某一侧子宫内壁的半月形弥散细小光点，直至妊娠足月时，回声逐渐增强，并于其间可探及散在或密集的线状、片状、环状强回声或无回声区。

（2）观察内容及正常范围

1）胎盘厚度：正常厚度为2~4cm，一般不超过5cm。

2）胎盘位置：胎盘可位于子宫壁的任何一侧。

3）胎盘成熟度：超声检查以绒毛膜、胎盘实质及基底层回声变化来判断胎盘的成熟度，胎盘成熟度常被分为四级（见附表）。

附表　胎盘成熟度分级标准度

级别	绒毛膜板	胎盘实质	基底
0	平直光滑线状回声	均匀分布的点状回声	无增强回声
I	稍有波浪样线状回声	散在分布的点状回声	无增强回声
II	明显波浪状，切迹伸入胎盘实质，未达基底层	散在不均匀点状强回声	线状强回声
III	显著切迹伸入胎盘实质，达基底层 环状强回声，散在无回声区	大面融合的强回声	正常妊娠中胎儿眼眶与晶状体的生长

九、其他部位检查

1.周围血管　动脉内径：股动脉：7.6mm，腘动脉：5.9mm，胫后动脉：2.5mm，足背动脉：2.3mm。

2.骨关节

（1）皮肤厚度：1.1～4.3mm。

（2）肌腱厚度：

髌腱：3～6mm（宽20～25mm）。

跟腱：4～6mm（宽12～16mm）。

冈上肌腱：5～10mm。

肱二头肌长腱：（5.5±7）mm。

小圆肌腱：（7.0±0.5）mm。

肩胛下肌腱：（7.0±0.7）mm。

（3）关节间隙宽度

指关节：0.3～0.4mm。

髋关节：2mm。

髋关节前间隙：4.5～6.3mm。

（4）椎管宽度（L 2～L 3及L 3～S 4斜矢状径）：

男性：14mm。

女性：14～15mm。

超声术语缩略语中英文对照表

超声术语	英文缩略语
颈总动脉	CCA
颈外动脉	ECA
颈内动脉	ICA
颈内静脉	IJV
颈外静脉	EJV
椎动脉	VA
椎静脉	VV
基底动脉	BA
锁骨下动脉	SCA
上肢动脉	UEA
无名动脉	INA
腋动脉	AxA
肱动脉	BA
桡动脉	RA
尺动脉	UA
上肢静脉	UEA
无名静脉	INA
锁骨下静脉	SCV
腋静脉	AxV
肱静脉	BV
桡静脉	RV
髂总动脉	CIA
髂内动脉	IIA
髂外动脉	EIA

续表

超声术语	英文缩略语
股总动脉	CIA
股浅动脉	SFA
股深动脉	DFA
腘动脉	POA
胫前动脉	ATA
腓动脉	PEA
胫后动脉	PTA
足背动脉	DPA
下肢静脉	LEV
髂总静脉	CTV
髂内静脉	IIV
髂外静脉	EIV
股总静脉	CFV
股浅静脉	SFV
股深静脉	DFV
腘静脉	POV
胫前静脉	ATV
腓静脉	PEV
胫后静脉	PTV
大隐静脉	GSV
小隐静脉	SSV
主动脉弓	AOAR
腹主动脉	AA
肠系膜上动脉	SMA
肠系膜上静脉	SMV
门静脉	PV
肝动脉	HA
胃左动脉	LGA
胃十二指肠动脉	GDA
脾动脉	SPA
肾动脉	RA

续表

超声术语	英文缩略语
腹腔动脉	CA
卵巢动脉	OA
乳房内动脉	IMA
上腔静脉	SVC
下腔静脉	IVC
精索静脉	SV
肾静脉	RV
肝静脉	HV
脾静脉	SPV
奇静脉	AzV
血管瘤	ANG
血栓	TH
彩色多普勒血流图像	CDFI
彩色血流成像	CFI
连续波	CW
彩色血流流速成像	CVI
脉冲波	PW
脉冲重复周期	PRI
阻力指数	RI
收缩期、舒张期比值	S/D
肝左叶	LL
肝右叶	RL
尾状叶	CL
方叶	QL
胆囊	GB
胆囊管	CD
肝管叶	HD
胆总管	CBD
肝总管	CD
胰腺叶	Pa/P
胰管	PD

续表

超声术语	英文缩略语
副胰管	SD
胰头叶	PaH
胰颈	PaN
胰体	PaB
胰尾叶	PaT
脾	SP
肾	K
肾盂叶	RP
肾盏	RC
椎体	Py
肾柱叶	Rco
肾上腺	AG
输尿管	Ur
膀胱叶	BL
睾丸	Ts
附睾	Ep
输精管叶	DD
精囊	SV
射精管	ED
阴囊叶	SS/Sc
前列腺	Pro
子宫	UT
卵巢	Ov
子宫颈	C
子宫内膜	En
卵黄囊	Ys
羊膜	Am
羊膜腔	AmC
胎盘	PL
胎儿	F
胎心	FHt

续表

超声术语	英文缩略语
胎头	FH
胎儿脊柱	Fsp
胎儿胃泡	Fsto
胎儿肢体	Fib
股骨	FL
脐带	UC
脐动脉	UA
脐静脉	UV
羊水	AF
宫内节育器	IUD
妊娠囊	GS
顶臀径	CRl
枕额径	OFD
头围	HC
胸围	ThC
腹围	AC
胃	STO
贲门	C/Ca
胃底	SF
胃体	SB
角区	AR
幽门	Py
肠	Bo
十二指肠	DU
阑尾	Ap
结肠	Co
升结肠	AsC
横结肠	TrC
降结肠	DeC
腰大肌	Ps
脓肿	Abs

续表

超声术语	英文缩略语
积液	Eff
腹水	Asc
钙化	Cal
结石	ST
肿瘤	T
血肿	HMA
肌瘤	Myo
血栓	TH
血管瘤	Ang
囊肿	Cy
肝细胞癌	HCC
异物	FB
淋巴结	LYN
结核	TB
肿块	M
大脑锻	FC/FL
小脑	Ce; Cb
小脑蕃	TC
丘脑	Th
延髓	MO
侧脑室	LV
第三脑室	V 3
第四脑室	V 4
透明隔	SP
透明隔腔	CSP
脉络丛	CHP
额叶	FL
顶叶	PL
枕叶	OL
颖叶	TL
大脑前动脉	ACA

续表

超声术语	英文缩略语
大脑中动脉	MCA
大脑后动脉	PCA
胸壁	CW
左房	LA
左心耳	LAA
肺静脉	PV
房间隔	IAS
左室	LV
室间隔	IVS
左室前壁	LVAW
左室后壁	LVPW
左室侧壁	LVLW
左室下壁	LVIW
左室流出道	LVOT
左室流入道	LVIT
二尖瓣	MV
二尖瓣前叶	AML
二尖瓣后叶	PML
前外侧联合	ALC
后内侧联合	PIC
二尖瓣环	MVA
腱索	CT
乳头肌	PM
左室前外侧乳头肌	LVALPM
左室后内侧乳头肌	LVPIPM
主动脉	A; AO
主动脉根部	AOR
升主动脉	AA
降主动脉	DA; DAO
主动脉弓	AOA
主动脉瓣	AV

超声术语	英文缩略语
主动脉瓣环	AVA
主动脉窦	AS
右冠瓣	RCC
左冠瓣	LCC
后（无）冠瓣	NCC
左主冠状动脉	LMGA
左室假腱索	LVEFCT
右房	RA
卵圆窝	FO
冠状静脉窦	GS
右室	RV
右室前壁	RVAW
右室流出道	RVOT
右室流入道	RVIT
三尖瓣	TV
三尖瓣隔叶	STL
三尖瓣前叶	ATL
三尖瓣后叶	PTL
三尖瓣环	TVA
右室前乳头肌	RVAPM
右室后乳头肌	PVPPM
右室圆锥乳头肌	RVAPM
主动脉	MPV
肺动脉	PA
右肺动脉	RPA
左肺动脉	LPA
肺动脉瓣	PV
肺动脉右瓣	RPV
肺动脉左瓣	LPV
肺动脉后瓣	PPV
肺动脉瓣环	PVA

续表

超声术语	英文缩略语
心包	P
壁层心包	PP
脏层心包	VP
心内膜	EN
心外膜	EP
室上嵴	SVC
心尖	AP
动脉	A
静脉	V
超声心动图	UCG
M型超声心动图	ME
二维超声心动图	2DE
三维超声心动图	3DE
脉冲波多普勒超声心动图	PWDE
连续多普勒超声心动图	CWDE
彩色多普勒血流显像	CDFI
经胸超声心动图	TTE
经食管超声心动图	TEE
介入性超声心动图	IE
造影超声心动图（声学造影）	CE
血管内超声显像（血管内超声）	IVUI
心尖	AP
剑突下	SC
胸骨上窝	SS
锁骨上窝	SCL
左房内径	LAD
右房内径	RAD
左室舒张末期内径	LVDd
左室收缩末期内径	LVDs
右室舒张末期内径	RVDd
右室收缩末期内径	RVDs

续表

超声术语	英文缩略语
主动脉内径	AoD
主动脉环内径	AoAD
右室流出道内径	RVOTD
左室流出道内径	LVOTD
二尖瓣室间隔间距	EPSS
二尖瓣舒张早期关闭斜率	MVEF
左室舒末容积	EDV
左室舒末容积指数	EDVI
左室收末容积	ESV
左室收末容积指数	ESVI
右室收末容积	RVEDV
右室收末容积指数	RVEDVI
左室短轴缩短率	FS
右室短轴缩短率	RVFS

参 考 文 献

[1] 姜玉欣，李建初，王红燕.超声危急值管理手册.北京：人民卫生出版社，2022

[2] 李泉水，李建国，熊奕.现代超声显像诊断学.北京：科技文献出版社，2011

[3] 刘兰芬，张素阁.急诊超声指南（第2版）.北京：人民军医出版社，2011

[4] Karen S.Cosby，John L.Kendall，主编.张茂，译.急诊超声实用指南.北京：人民卫生出版社，2009

[5] 戴九龙.基层医院急诊超声诊断实用手册.北京：人民卫生出版社，2011

[6] 李旭霞.临床超声诊断学精要.西安：西安交通大学出版社，2015

[7] 穆玉明.临床超声医学实践.北京：人民卫生出版社，2015

[8] 姜玉新，张运.超声医学高级教程.北京：人民军医出版社，2014

[9] 吴长君等.超声危急值判读与处理.北京：科学出版社，2023

[10] Wortsman X.Ultrasound in dermatology: why, how, and when？Semin Ultrasound CT and MR，2013，34（3）：177-195

[11] 杨斌，孙红光，张丽娟.超声危急值.北京：科学技术文献出版社，2019

[12] 徐菊兰.临床实用超声诊断学.西安：西安交通大学出版社，2014

[13] Kim YS，Park JG，Kim BS，et al.Diagnostic value of elastography using acoustic radiation force impulse imaging and strain ratio for breast tumors.J Breast Cancer，2014，17：76-82

[14] 张小红，张超，李虹，等.腹部常见疾病超声诊断分册.太原：山西科学技术出版社，2014

[15] Arciero CA，Shiue ZS，Gates JD，et al.Preoperative thyroid ultrasound is indicated in patients undergoing parathyroidectomy for primary hyperparathyroidism.J Cancer，2012，3：1-6

[16] 池肇春，邹全明，高峰玉.实用临床胃肠病学（第2版）.北京：军事医学科学出版社，2015

[17] （美）皮特·M.道比莱特，卡罗尔·B.本森.唐红，康骢，孔令秋，主译.妇产科超声图谱（第2版）.天津：天津科技翻译出版有限公司，2015

[18] Cooper ML，Kaefer M，Fan R，et al.Testicular microlithiasis in children and associated testicular cancer.Radiology，2014，270（3）：857-863

[19] 曹德林，仇永贵，赵建美.我国危急值管理现状与思考.中国医疗管理科学9月第5卷第5期，2015，5（5）：13-16

[20] 郭俏俏，赵君芳，王运来.超声危急值报告在临床医疗安全中的作用.中医药管理杂志，2015，23（8）：57-58

[21] 秦梦媛，陈小琴，谭艳娟.信息化在超声危急值报告精准管理中的应用.中医药管理杂志，2021，29（14）：

171-173

[22] Vassilatou E, Economopoulos T, Tzanela M, et al.Coexistence of differentiated thyroid carcinoma with primary thyroid lymphoma in a background of Hashimoto's thyroiditis.J Clin Oncol, 2011, 29 (25): 709-712

[23] 曹铁生.多普勒超声诊断学.北京：人民卫生出版社, 2014

[24] 李泉水.浅表器官超声医学.北京：人民军医出版社, 2013

[25] Zhang X, Mao Y, Zheng R, et al.The contribution of qualitative CEUS to the determination of malignancy in adnexal masses, indeterminate on conventional US-a multicenter study.PLoS One, 2014, 9 (4): e93843

[26] 陈曦,陈定章,郑敏娟,等.实时超声弹性成像评估外周神经损伤.中国医学影像技术, 2013, 29 (12): 2028-2031

[27] Gough J, Scott-coombes D, Palazzo FF.Thyroid incidentaloma: an evidence-based assessment of management strategy.World J Surg, 2008, 32 (7): 1264-1268

[28] Winter J, Pantelis A, Kraus D, et al.Humanoc-defensin（DEFA） gene expression helps to charncterise benign and malignant salivary gland tumours.BMC Cance, 2012, 12: 465

[29] 苟加梅,陈琴.涎腺Warthin瘤超声特征与病理对照分析.华西口腔医学杂志, 2013, 31 (3): 24-45

[30] 徐秋华,周辉红,张蔚蒨.颌面颈部超声动态图鉴.上海：上海交通大学出版社, 2011

[31] 陆林国,徐秋华,等.腮腺腺淋巴瘤超声诊断与病理、临床对照分析.中国超声医学杂志, 2005, 21: 815-817

[32] Fischer T, Paschen CF, Sloinski T, et al.Differentiation of Parotid Gland Tumors with Contrsat-Enhaneed Ultrasound Rofo, 2010, 182: 155-162

[33] Bartolotta TV, Midiri M, Galia M, et al.Qualitgative and quantitative evaluation of solitary thyroid nodules with contrast-enhanced ultrasound: Initial results.Eur Radiol, 2006, 16 (10): 2234-2241

[34] 张蔚韡,林俊岭,罗克文.超声诊断咽食管憩室的初步探讨.中华医学超声杂志（电子版）, 2010, 7 (1): 103-105

[35] 杨高怡.临床结核病超声诊断.北京：人民卫生出版社, 2016, 109-110

[36] 王知力,唐杰,李俊来,等.乳腺非肿块型病变的超声诊断.中国医学影像学杂志, 2012, 21 (1): 13-15

[37] Surov A, Holzhausen HJ, Wienke A, et al.Primary and second-ary breast lymphoma: prevalence, clinical signs and radiological features.Br J Radiol, 2012, 85 (1014): e195-205

[38] 李梅,雷虹,邹晓娟,等.子宫输卵管超声造影和X线碘油造影的西北国防医学杂志, 2010, 31 (5): 348-350

[39] Sconfienza LM, Perrone N, Delnevo A, et al.Diagnostic value of contrast-enhanced ultrasonography in the characterization of ovarian tumors.J Ultrasound, 2010, 13 (1): 9-15

[40] 增雪艳,刘蜻蜻.超声造影技术的临床应用进展.山东医药, 2013, 53 (27): 101-103

[41] 刘光清,张建辉,关营,等.超声造影对肝局灶性病变的诊断价值.海南医学, 2012, 23 (10): 87-90

[42] 蒋映丰,周启昌,朱才义.超声造影在肝脏良恶性肿瘤鉴别诊断中的价值.中南大学学报, 2012, 37 (1): 53-56

[43] 李泉水.浅表器官超声医学（第2版）.北京：科学出版社, 2017

[44] 任卫东.超声诊断学（第3版）.北京：人民卫生出版社, 2013

[45] 王忠周，李爱银，王新怡，等.实用医学影像学.北京：科学技术文献出版社，2013

[46] 卢洪涛.实用临床超声诊断学.北京：科学技术文献出版社，2012

[47] 《生物测试技术原理与方法》编写组.生物测试技术原理与方法.北京：北京体育大学出版社，2016

[48] 富京山，富玮，左文莉，等.心血管疾病超声诊断.北京：人民军医出版社，2013

[49] 富京山，富玮.泌尿系统疾病超声诊断.北京：人民军医出版社，2012

[50] 曹守冬，孔令煜，付利彦，等.床旁超声检查在急诊科的应用.中华临床医师杂志（电子版），2012，6（18）：5621-5624

[51] 王明，张力，刘兴会，等.中央性前置胎盘并发胎盘植入59例临床分析.现代妇产科进展，2011，20（4）：249-252

[52] Miller DA，Chollet JA，Goodwin TM.Clinical risk factors for placenta previa-placenta accreta.Am J Obstet Gynecol，1997，177（1）：210-214

[53] Wortman AC，Alexander JM.Placenta accreta，increta，and percreta.Obstet Gynecol Clin North Am，2013，40（1）：137-154

[54] 杨延冬，杨慧霞.前置胎盘并胎盘植入诊断和处理策略.中国实用妇科与产科杂志，2011，27（6）：416-419

[55] 郭万学.超声医学（第6版）.北京：人民军医出版社，2014，238

[56] 陈丽英，蔡爱露.胎儿影像诊断学.北京：人民卫生出版社，2014，220

[57] 张珏华，朱世亮.妇科与产科超声图谱.北京：科学技术文献出版社，2008

[58] 谢幸，苟文丽.妇产科学（第8版）.北京：人民卫生出版社，2013

[59] 李胜利.胎儿畸形产前超声诊断学.北京：人民军医出版社，2011

[60] 姜玉新.中国胎儿产前超声检查规范.北京：人民卫生出版社，2016

[61] Chitty LS，GOODMAN，Seller M，Maxwell D.Oesophageal and duodenal ateresia in a fetus with Down's syndrome.Ultrasound Obstet Gynecol，1996，7：22：85-88

[62] Tsukerman GL，Krapiva GP，Kirillova IA.First trimester diagnosis of duodenal stenosis associated with oesophageal atresia.Prenat Diagn，1993，3：290-370